元華文創
頂尖文庫 EA025

西醫來華十記

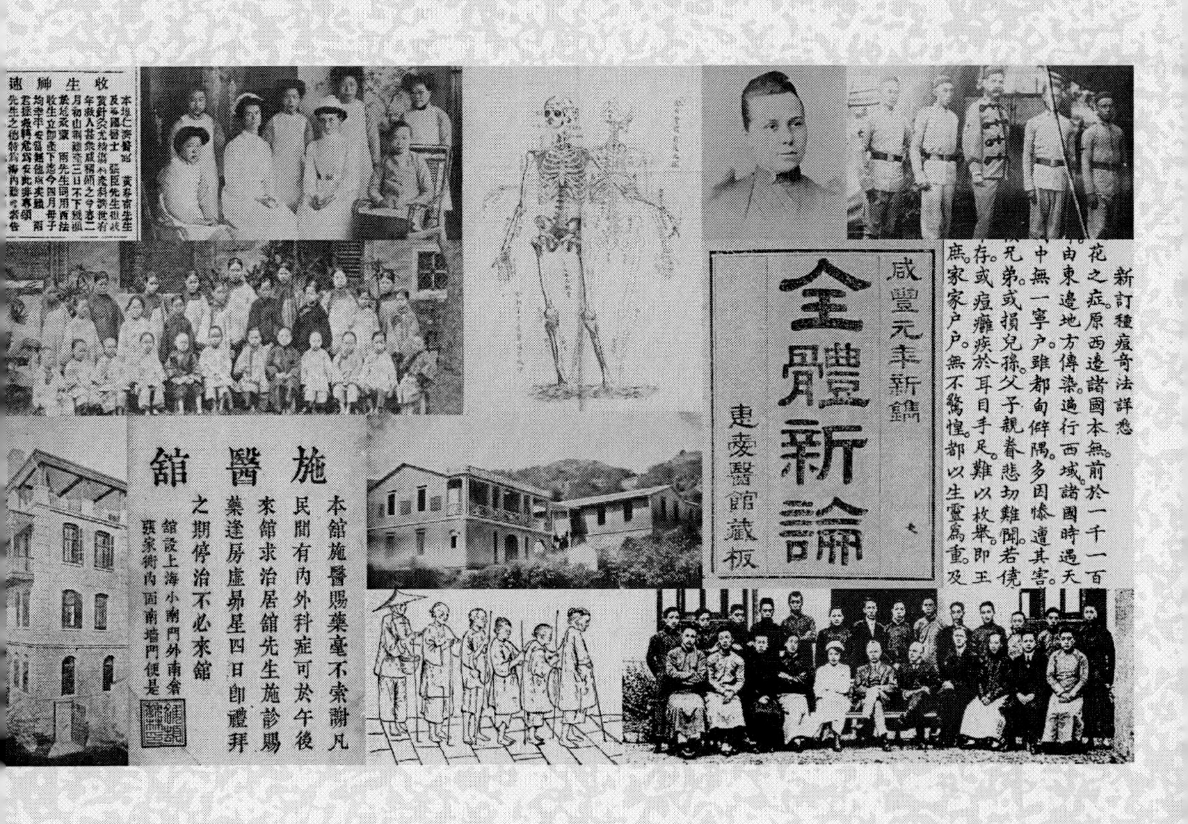

蘇精 著

自序

近年每有朋友聽到我在寫一些西醫來華歷史的文章，幾乎都會難以置信地問:「你懂醫學嗎？」我承認的確不懂醫學，那麼又如何寫起醫學史的雜文呢？原來，二十多年來我關注以基督教傳教士為中心的中西文化交流史，尤其是他們在印刷出版、翻譯和學校教育方面的各種活動，我因此抄錄了頗多傳教士的相關檔案作為基本的史料，也旁及英國東印度公司的檔案。由於醫療工作和印刷出版、學校教育都是傳教士輔助傳教的重要工具，所以我在抄錄的過程中，經常會見到有關他們醫學活動的記載，覺得很有意思，尤其遇到以往的論者不知或可以糾正前說錯誤的史料，實在捨不得棄而不顧，而且傳教士檔案數量龐大，汗牛充棟都不足以形容，一旦放過這些有意思而珍貴的史料，回頭再找極不容易，於是就順便抄錄下來，日積月累的結果數量不少，只因自己另有更為關注的印刷出版等課題而擱置未用。

到 2009 年時，我從這些檔案中選擇一部份內容，撰寫「英國東印度公司與西醫來華」一文發表，成為我關於醫學史的第一篇雜記。此後偶爾有機會參加相關的研討會，我陸續又寫成兩三篇報名與會。但直到 2016 年才起心動念，覺得篋存史料還有不少，似乎可以多寫幾篇，原因是上海的仁濟醫院預定於 2017 年舉辦第一屆院史論壇，由於復旦大學高晞教授的推薦而邀我參加，榮幸之餘，又因自己並未耕耘醫學史，也沒有這個領域的作品，徒然濫竽充數而感到汗顏，於是近兩年來便以較多的精神與時間在此，寫成了這本《西醫來華十記》。

本書的十篇文章，都是十九至二十世紀初年西醫來華過程中相關的人與事。由於基督教的傳教醫生(即醫藥傳教士)是在華傳播西醫人數最多、作用也最大的群體，同時我抄錄的史料本來就以他們的檔案為主，所以十記中多的是傳教醫生的活動，但本書也涉及東印度公司的醫生和海關醫生。除了這些傳教、公司與海關等三種外國醫生的活動以外，我深深感到興趣的是中國人的反應如何，對此我嘗試兩種寫法：一是記載十九世紀學習西醫的中國人，包含到愛丁堡求學的黃寬、在上海擔任學徒的黃春甫，以及一些學徒出身的中國西醫，希望能瞭解他們習醫經過、學成後的生涯，和面臨的各種難題；另一種寫法是在記載外國西醫的活動中，儘量留意當時的中國人對西醫的態度與行為，儘管這些態度與行為大多只能從外國西醫的記載中得知，但多少應該還能反映出中國人對西醫的觀感。只是，雖然我希望能同時從施與受雙方的視角，觀照西醫來華過程中人與事交織而成的各種現象與意涵，但自己是醫學史外行，沒有能力進行比較全面而深入的論述，也沒有預先系統性規劃各篇的主題，只能就我經眼和抄錄的檔案中，隨機而籠統雜記自己覺得有意思的人與事，但求這十記近於實記，則於願已足。

在撰寫這些雜記的過程中，復旦大學歷史系高晞教授不以我為醫學史門外漢而見棄，經常指點我高見，又邀我到復旦演講和參加研討會，盛情高誼著實可感。中原大學皮國立教授兩度接受我報名參加他主辦的醫學史研討會，廣州暨南大學吳青教授也兩次邀我演講相關的題目，上海仁濟醫院袁蕙芸老師約我在第一、二屆院史論壇報告，都讓我有難得的機會和醫學史學界師生和醫學界切磋請益。中興大學游博清教授利用暑假前往倫敦研究期間，撥冗代我蒐集當地所藏珍貴醫學史料，以及中研院賴芊卉小姐不厭其煩幫忙解決電腦工具的各種問題，都是我能完成本書各文寫作的可貴助力，謹在此敬致謝忱。

從 2009 年我撰寫第一篇醫學史雜文，至今已經十年，其間由於自己另有研究面向，又非醫學史專業背景，以致所得鮮少，加以各篇並非連接寫成，章法筆調有別，實在難登大雅之堂，如今竟敢以本書十記出版，無非敝帚自珍、野人獻曝之類，還請專家學者指教為幸。

蘇精

2018 年 12 月於臺北斯福齋

目次

圖片目次

1

英國東印度公司與西醫來華

緒 言

明末清初來華的天主教傳教士，已將西醫傳入中國，並在澳門設立西醫醫院[1]。但一般認為他們傳入的是近代以前的傳統醫學[2]，直到十九世紀初年牛痘疫苗接種技術的傳入，才是近代西方醫學來華的開始，同時也在中國社會產生重要的影響力[3]。

---

* 本文原載於珠海市委宣傳部、澳門基金會、中山大學近代中國研究中心編，《珠海、澳門與近代中西文化交流—首屆珠澳文化論壇論文集》(北京：社會科學文獻出版社，2010)，頁 44-76。修訂後收入本書。

[1] 關於天主教傳教士傳入西醫的研究，參見董少新，《形神之間——早期西洋醫學入華史稿》(上海：上海古籍出版社，2008)一書各章。

[2] 范行准，《明季西洋傳入之醫學》，引自何小蓮，《西醫東漸與文化調適》(上海：上海古籍出版社，2006)，頁 38。

[3] 張大慶，《醫學史十五講》(北京：北京大學出版社，2007)，頁 139, 153；董少新，《形神之間》，頁 7。

牛痘疫苗的傳入與接種和英國東印度公司(East India Company)有直接密切的關係。該公司雖是商業機構，在存續的兩百餘年間，卻也從事了一些文化、科學或慈善活動。以該公司的廣州商館(Canton Factory)為例，進行過學習中國語文、採購中文圖書、印刷出版書刊、採集中國植物，以及引介西方醫學等事，這些活動都在澳門與廣州兩地進行，並對中英兩國社會產生大小不等的影響，因而在近代中外文化交流史上有其意義。

本文以十九世紀初年東印度公司在華進行的近代西方醫學活動為內容，先討論廣州商館的醫生這一群體，再依序探究他們在華引介牛痘、籌建船員醫院與診治華人眼疾三項活動。歷來涉及這三項事功的論著，從二十世紀初期陳垣的「牛痘入中國考略」[4]、王吉民與伍連德的英文本《中國醫史》(*History of Chinese Medicine*)[5]，累計至今數量極多[6]，卻沒有人利用過東印度公司的檔案進行研究，最多只是如王吉民與伍連德兩人自馬士(Hosea B. Morse)的《東印度公司對華貿易編年史》(*The Chronicles of the East India Company Trading to China 1635-1834*)一書中取材[7]。但是，馬士的資料雖來自東印度公司的檔案，重點在於商貿，涉及醫藥的篇幅相當有限，而且其書內容只是摘錄，不能不捨棄了許多有價值的史料，也就無法

---

[4] 陳垣，《陳垣早年文集》(臺北：中央研究院中國文哲研究所籌備處，1992)，頁 217-224。

[5] K. Chimin Wong and Wu Lien-The, *History of Chinese Medicine*. Shanghai: National Quarantine Service, 1936, 2nd edition. New York: AMS Press, 1973, reprint.

[6] 近年的相關論著如：張嘉鳳，「十九世紀初牛痘的在地化—以《英吉利國新出種痘奇書》、《西洋種痘論》與《引痘略》為討論中心」，《中央研究院歷史語言研究所集刊》78:4(2007.12)，頁 755-812；董少新，「牛痘入華：一項由多國多人共同完成的技術交流」，《文化雜誌》65(2007冬)，頁 67-78；Angela Ki Che Leung, 'The Business of Vaccination in Nineteenth-Century Canton,' *Late Imperial China*, 29:1(June 2008), pp. 7-39。

[7] Hosea Ballou Morse, *The Chronicles of the East India Company Trading to China 1635-1834*. Cambridge: Harvard University Press, 1926.

比較清楚完整地呈現該公司傳播西方醫學來華的面貌。為彌補上述缺憾，本文即以東印度公司廣州商館檔案為主要的史料來源，輔以《廣州記事報》(*The Canton Register*)與《中華叢論》(*The Chinese Repository*)等報導論述，嘗試勾勒該公司、廣州商館及其醫生引介近代西醫來華的態度、經過與結果等。

一、東印度公司來華醫生

東印度公司有三類醫生：船醫、商館醫生與印度等殖民地才有的軍醫，後者與中國無關，不在本文論述之內。從一開始，公司在每一艘貿易船上都派駐有船醫及其助手，照料船長以至水手的健康問題。王、伍兩人的《中國醫史》根據馬士書中所載，推斷最早來華的船醫是在 1685 年 [8]。其實早在將近半世紀以前的 1637 年，魏德爾(John Weddell)率領船隊來華尋求建立貿易關係時，其船上即駐有醫生，並曾在中英雙方發生衝突時醫治一名受傷半死的被俘華人 [9]。此後來華的每艘公司船也都有船醫與助手各一名，有時候還發揮關鍵性的作用，例如 1740 年一艘「溫契斯特號」(Winchester)來華前，公司訓令不得轉往巴達維亞(Batavia)，但該船行至蘇門答臘與爪哇島之間的巽他海峽(Strait of Sunda)，竟有二十六名水手相繼得敗血症，船首斜桅也產生問題，經船醫威爾森(John Wilson)與助手楊格(Andrew Young)以書面說明情況的嚴重性，由押船的四名貨監(supra

---

[8] Wong and Wu, *History of Chinese Medicine*, p. 302.

[9] EIC/G/12/16, pp. 44-65, 'Extract of a Letter from Captain Thomas Weddall dated on Board Ship Dragon off Cananore, 29 January 1638.'

cargoes)討論後決定權宜變通，下令船長轉往巴達維亞先解決問題再繼續來華航程 [10]。

到十八世紀中葉為止，船醫的資格和任用都缺乏制度性，有如一位作者說的：「許多不同國籍的船醫經由各種奇怪的途徑進人公司服務」[11]。從十八世紀後期開始，規定較嚴，必須擁有「皇家外科醫生協會」(Royal College of Surgeons)發給的醫生證書，再通過東印度公司的考試，以醫生助手身份上船服務一個航次後才能擔任船醫 [12]。如果船隻來華前或抵達後船醫病故或出缺，則由船長報請廣州商館派人遞補，通常就是從當時在華的其他公司船的醫生助手中遴選補用 [13]；罕見的一次例外是商館與船長對於遞補人選發生歧見，雙方爭議僵持不下，商館表示不再理會此事，而船長竟然將船上病患送上岸後，即在沒有隨船醫生的情況下啟航離華 [14]。

歷年來華的船醫人數合計雖多，他們卻只在貿易季期間在華，第二年以後也未必再來，而且他們的工作既無關貿易，只是偶爾在船員和華人發生衝突而傷及後者時予以救助而已，此外與華人無涉。相形之下，很晚才出現而人數也少得多的商館醫生，儘管其分內職責也與華人無關，卻因常駐中國而和華人有較多接觸的機會，因而在引介西醫來華上產生積極的作用。

---

[10] EIC/G/12/48, pp. 2-4, '15 June 1840.'

[11] Malcolm C. C. Seton, *The India Office* (London: G. P. Putnam's Sons, 1926), p. 213.

[12] EIC/G/12/290, 'Terms and Conditions for Hiring, for One Voyage to and from China, Ships of the Burthen of 950 Tons and upwards built for the Company's Service [...], ' no. 13; Charles Hardy, *A Register of Ships Employed in the Service of the Honorable the United East India Company, from the Year 1760 to 1810* (London: Black, Parry and Kingsbury, 1811), Appendix, p. 118, 'Regulations, Respecting the Qualifications of Surgeons and Surgeon's Mates.'

[13] 此種實例參見 EIC/G/12/82, pp. 928-929, '25 November 1786'; G/12/103, pp. 133, 162-164, '22 & 29 November 1792.'

[14] EIC/G/12/131, pp. 20-42, '9-18 August 1800.'

1770 年代初，東印度公司對華貿易制度有一項重要的變革，即來華人員從每年更迭輪調改為常任派駐方式，從此廣州商館具有常態性的組織，在固定配置的員額中包含商館醫生在內，除了負責商館上下人員的健康問題，公司又規定商館人員若要回英，須由商館醫生開具診斷書證明確有必要方可，因此在現存的商館檔案中可見到許多此種診斷書的抄本。

筆者從為數龐雜的廣州商館檔案中爬搜後發現，從最早有商館醫生資料的 1775 年起，至 1834 年東印度公司廣州商館被英國駐華商務監督取代為止的五十九年間，商館醫生與助理醫生共計十三人[15]：

英國東印度公司廣州商館醫生名錄

	姓　名	任職起迄	備　註
1	哈同 (Thomas Hutton)	1775-1776	
2	布倫斐 (Charles Bromfield)	1776-1777	
3	雷斯利 (Abraham Leslie)	1777-1778	以助理醫生名義代理
4	狄沃 (James Dewar)	1779-1782	
5	摩根 (John Morgan)	1782-1783	
6	約翰鄧侃 (John Duncan)	1783-1788	
7	亞力山大鄧侃 (Alexander Duncan)	1788-1796	

[15] 商館醫生有時稱為首席醫生(first surgeon)，助理醫生有時稱為第二醫生(second surgeon)。在一份《1801 年東印度新手冊》(Robert Hudson, *The New East India Calendar for 1801* (London: Printed for J. Deerett, 1801))的廣州商館名錄中，醫生欄內有 J. Campbell，但本文作者在商館檔案及相關名錄中，均未能找到其人資料，暫不計入。

	姓　名	任職起迄	備　註
8	柯理契頓 (James Crichton)	1793-1806	1793-96 為助理醫生
9	麥金農 (Charles MacKinnon)	1799-1805	助理醫生
10	皮爾遜 (Alexander Pearson)	1805-1832	1805-06 為助理醫生
11	李文斯頓 (John Livingstone)	1808-1826	助理醫生
12	郭雷樞 (Thomas Richardson Colledge)	1826-1834	1826-32 為助理醫生，1832-34 為商館醫生，1834 後為駐華商務監督醫生。
13	柯克斯 (Richard Henry Cox)	1832-1834	助理醫生

在 1793 年以前廣州商館只有醫生一人，從這年起增加一名助理醫生。公司任命助理醫生時，都註明是預備未來接任商館醫生，但其中的麥金農、李文斯頓兩人，以及兼任性質的柯克斯 [16]，直到離職為止仍未能升任商館醫生。

[16] 廣州商館呈報雇用柯克斯的信函中，說明他是當時在廣州開業的醫生，將只在每年貿易季廣州商館人員在當地期間擔任助理醫生職務，因此薪水也只是正式助理醫生一半的五百英鎊(EIC/G/12/282, no page, '15 December 1832: Letter to the Honorable Court of the Directors, para. 5')。但董事會對柯克斯不太滿意，因為他原來是獲准經中國到印度，不料卻在中國定居並和美國人合夥開業，後來董事會因為他只支領半薪而予同意(EIC/R/10/62, '6 March 1833;' '15 May 1833')。

商館醫生與助理醫生的任命權，都操之於倫敦的公司董事會而非廣州本地的商館，但確實由董事會主動任命並自英國出發來華的商館醫生只有四人（狄沃、麥金農、皮爾遜與李文斯頓），這是因為當時中英間交通來往非常緩慢不便，商館在醫生出缺後呈報消息至倫敦，到繼任的醫生抵華，前後總要一年以上的時間，因此商館基於實際需要往往先行就地補用，但都只是暫時代理性質，董事會或同意或另派人並不一定，以致偶爾出現尷尬的情況，例如 1782 年狄沃在職病故，商館約請一名船醫摩根留華改任商館醫生，不料呈報後遭到批駁，董事會並另派約翰鄧侃來華，而摩根在船醫與商館醫生兩邊落空之下只得怏怏離華，尷尬不已的商館大班雖極力婉言向董事會說明，摩根從狄沃患病無法工作開始至病故後的兩年期間，非常用心照料商館人員的健康，建議董事會優給待遇，卻無法挽回董事會的成命 [17]。

不論是廣州商館就地補用或董事會主動派來，商館醫生的主要來源是有來華經驗的船醫，至少有八名船醫因此補用為商館醫生；但也有兩名商館醫生卸任後改任船醫，此外一名原為孟加拉的助理醫生，一名原為獲得公司同意來華在廣州開業的醫生，一名情況不明。可能是商館醫生的生活比較安定，不必常冒風浪之險，因此船醫有機會都願意改任商館醫生，例如第一任商館醫生哈同辭職後，共有四名在華船醫競爭其遺缺，經商館的八名貨監熱烈討論，布倫斐得到最多支持脫穎而出，但贊成與反對的貨監各半；贊成者認為他接受過正規的醫學教育，也持有倫敦性病醫院(Lock Hospital)核發的資格證書，並且在廣州救助過被狂犬咬過的商館僕人，事發當時哈同尚未辭職，人也不在廣州，這顯示布倫斐見義勇為之心；但反

[17] EIC/G/12/73, p. 143, '22 January 1783;' G/12/76, p. 180, '17 December 1782;' G/12/77, p. 153, '24 November 1783.'

對者的理由是他來華前曾被董事會拒絕任命為孟加拉的醫生，因此覺得還不如補用他們熟識多年的其他候選人[18]。此外，亞力山大鄧侃原是孟加拉殖民地政府的助理醫生[19]，因健康因素來華休養期間，適逢其兄弟約翰鄧侃因病辭職返英，即由亞力山大代理，他為求真除，還動用倫敦的人事關係，請英國皇家學會(Royal Society)會長班克斯(Joseph Banks)向董事會關說[20]。

最初幾名商館醫生在職期間很短，都不到兩年，頻頻因病或死亡換人，第三位醫生雷斯利從設置商館醫生開始便屢次爭取這項職務未成，到 1777 年布倫斐辭職後、狄沃到任前，雷斯利自請以助理醫生的名義代理，狄沃來華後公司董事會任命雷斯利繼續擔任助理醫生，準備將來接替狄沃的職位，不料雷斯利卻以薪水過低與工作不相稱而謝絕[21]。從第六位的約翰鄧侃開始，商館醫生的任職情況才比較穩定，在他以後的六人任職都在八年以上，其中以皮爾遜的二十八年最為長久，其次李文斯頓也有十八年，他在 1826 年回英後，於 1829 年再度來華復職，不幸半途死於海上[22]，否則年資更長。

最值得注意卻令人驚訝的一件事，是直到十八、九世紀之交麥金農為止的九名商館醫生和助理醫生，都可以在本職外又經營商業，自己兼為散商或做為印度商行在華的代理人。因此在商館檔案中呈現一種相當奇特的

---

[18] EIC/G/12/59, pp. 183, 188, 189, ‘20, 21 & 24 November 1776.’

[19] EIC/G/12/88, p. 874, ‘14 January 1788.’

[20] Warren R. Dawson, ed., *The Banks Letters* (London: The British Museum, 1958), pp. 280-283.

[21] EIC/G/12/60, Canton Letter Book, nos. 34, 35, 52; G/12/66, p. 21, ‘14 October 1779;’ p. 188, ’15 January 1780.’

[22] EIC/G/12/242, p. 171, ‘31 August 1829.’

現象，即他們時而以醫生身份為商館同僚出具診斷書或相關文件，時而改以散商或代理人身份和商館進行商業性的往返交涉，例如雷斯利強悍地率眾長期佔據欠錢不還的華人行商陳科官(Coqua)的店面，一再拒絕廣州商館要他退讓的勸導[23]；而約翰鄧侃代理的商行行東則在一封致印度大總督的信函中，清楚地說明運華108箱鴉片、每箱四百銀元，出售後得款將由「我的代理人、廣州商館醫生鄧侃」交給商館，以抵銷該商行對廣州商館的未付款項[24]；而麥金農也公開表示：「我在公司的同意下，受雇於人在廣州進行龐大的商業交易，這對於我個人的利益至關重要。[25]」

東印度公司同意商館醫生兼做生意的原因，應該和醫生在商館的地位與待遇有關。他們不屬於可以分紅或從事定量個人貿易的貨監或書記(writer)之類，而是和牧師、翻譯、驗茶員等同屬商館中的技術人員(technical staff)之一，他們的待遇都只是固定的薪水。前文已提及雷斯利以薪水過低拒絕擔任助理醫生一職，而約翰鄧侃也曾於1784年以書面陳請，表示商館醫生的年薪僅有300英鎊，不足以應付生活開銷，和公司在印度的同樣醫生職位也相去甚遠，自己還得依賴做生意的佣金過活，要求商館大班向董事會爭取提高待遇，大班也同意照辦[26]。

---

[23] EIC/G/12/66, p. 16, '9 October 1779.' 在此後數年的商館檔案中，還有大量的雷斯利和華商之間金錢糾紛的文件。關於這些金錢糾紛的簡要描述，參見 Paul A. Van Dyke, *The Canton Trade: Life and Enterprise on the China Coast, 1700-1845* (Hong Kong: Hong Kong University Press, 2005), pp. 97-98.

[24] EIC/G/12/86, p. 53, '29 August 1787, Letter from William Bruce to the Right Honorable Charles Earl Cornwallis, Governor General in Council, dated Fort William, 16 April 1787.'

[25] Charles Mackinnon, *Mr. Mackinnon's Memorial to the Honorable Court of Directors of the Hon. East-India Company* (London: Printed by Lewis and Roden, no date), p. 11.

[26] EIC/G/12/79, p. 171, '12 January 1784.'

進入十九世紀以後，東印度公司董事會態度改變，決定商館醫生應專注於醫學本業，不能再兼做生意。改變的原因在於 1803 年麥金農和中國行商達成行倪秉發(Ponqua)及一些英商之間發生交易糾紛，麥金農不滿商館大班多林文(James Drummond)的處理方式，又與多林文及其他商館人員有嚴重的衝突，持續至 1805 年麥金農被調回英國為止[27]。在糾紛與衝突未解決前，董事會已決定廣州商館醫生不得再做生意，以免重蹈麥金農的覆轍，於是在 1804 年任命皮爾遜為助理醫生時，將他的薪水從原來每年 700 英鎊提高為 1,000 英鎊，未來繼任為商館醫生後，又將提高至 1,200 英鎊，但同時要求他簽下限制極為嚴格的契約書，不准從事私人貿易或擔任代理人，若違反規定將遭受嚴厲懲罰[28]。

皮爾遜來華八年後，曾在 1812 年以書面抗議這項規定，理由是何以所有他的前任都可以兼營商業，卻從他開始嚴格禁止；何況公司對於同時派在印度各地的所有醫生並沒有同樣的禁令，何以竟獨薄在華的醫生[29]。廣州商館將皮爾遜的抗議函轉陳給董事會，並推崇他多年來確實善盡職責，期望董事會能重視他的訴求[30]。不過，董事會仍堅持原議而予以駁回[31]。皮爾遜以後的商館醫生與助理醫生同樣受到這項禁令的限制，也曾為此提出陳情，助理醫生李文斯頓於 1816 年 12 月連寫了兩封信給大班，第一封信說他的年薪（1,000 英鎊）迫使他和家人必須過最儉樸的生活，才能免

---

[27] 關於麥金農發生的糾紛與衝突，在 EIC/G/12/147 和 148 兩部分有連篇累牘的記載與函件；他調回英國後也印行一部為自己辯護的書 *Mr. Mackinnon's Memorial to the Honorable Court of Directors of the Hon. East-India Company*，多達一百七十六頁。

[28] EIC/G/12/150, p. 11, '3 March 1805;' G/12/181, p. 66, '17 December 1812.'

[29] EIC/G/12/181, pp. 66-69, '17 December 1812.'

[30] Ibid., p. 69.

[31] EIC/G/12/193, pp. 14-16, '23 January 1815.'

於借錢度日，又說自己連同先前擔任船醫在內，已為公司服務二十七年，也已達到難以另謀工作的年紀，希望公司能改善他的收入[32]。第二封信說他從到職後，即遵照大班指示常駐澳門，商館移往廣州的貿易季期間，將貼補他在澳門自理伙食費用每天兩銀元，結果七年多來分文未付，李文斯頓要求扣除已由買辦支付的一部分外，商館應補償積欠他的 12,540 銀元伙食費[33]。

當時的商館大班覓加府(T. Metcalfe)很同情李文斯頓的處境，代他向董事建議提高薪水，或者讓商館醫生兼任公司代理人以增加收入，也答應結清 12,000 元伙食費[34]。不料兩者都遭到董事會拒絕，董事會宣稱商館醫生的薪水已經相當寬裕，不必提高，也不同意醫生兼做生意，還特地重申維持 1804 年以來的限制；至於積欠的伙食費，董事會不承認有其事，只願迂迴地同意從當年(1816)開始，為照料商館人員家屬，新增加醫生常駐澳門費用每年 2,000 銀元，至達到 12,000 元為止[35]。換句話說，董事會不承認舊欠，只同意新增開支，而且開支的名義是照顧在澳商館人員家庭，而非醫生伙食補貼。

除了薪水不理想以外，商館醫生與助理醫生至少還有一項待遇不如船醫。船醫每航次可獲得一定配額的噸位(tonnage)，採購中國商品隨船運回英國出售得利，1807 年時的配額是船醫 6 噸、助手 3 噸[36]，這是船醫願意上船工作的一項重要誘因；但是商館醫生卻因不得營利的限制而沒有噸位

---

[32] EIC/G/12/205, p. 74, '11 December 1816.'

[33] Ibid., pp. 100, '19 December 1816.'

[34] Ibid., pp. 75-77, '11 December 1816;' pp. 101-102, '19 December 1816.'

[35] EIC/R/10/59, Company's Letter to China, 8 April 1818.

[36] EIC/G/12/160, pp. 46-47, '1 December 1807.'

配額，因此 1823 年皮爾遜受已返英的廣州商館前大班之託，代法國與德國漢學家雷慕沙(Jean-Pierre Abel Rémusat)與柯拉普柔(Julius H. Klaproth)購買一批中文圖書，還得向現任大班提出書面申請，說明來龍去脈及這批書所佔空間後才得上船 [37]。

遲至 1820 年，公司董事會才為在華醫生訂定了比照在印度的公司醫生退休年金辦法，服務滿七年者可領上尉年金的半數，即 91.5 英鎊；滿十年者可領少校年金的半數，即 136 英鎊多；滿十八年者可獲三年帶薪休假與 200 英鎊年金；助理醫生服務滿二十年而未升任商館醫生者，可領取 150 英鎊退休年金 [38]。這項辦法的訂定，距 1834 年廣州商館撤銷相去只有十四年，也只有皮爾遜和李文斯頓兩人依此退休。

十九世紀的商館醫生與助理醫生不得從事商業活動，對於個人金錢財富當然極為不利，受限的皮爾遜、李文斯頓和郭雷樞三人對此都有所抱怨，但他們的時間和心力也因而得以轉向其他方面，這和促成他們關注華人的健康福祉，推廣種牛痘、診治華人眼疾等事業，有十分密切的關係。以廣州商館檔案為主的相關史料都顯示，十八世紀和十九世紀的商館醫生（含助理醫生）之間最大的差別，在於前者除了本分的醫生職責，亟亟關切的是自己兼營或代理的商業利潤損益，此外頂多是屢次接受英國或印度方面的委託，代為採集運送植物種苗 [39]，但這往往也成為他們結交權貴謀求名

---

[37] EIC/G/12/229, pp. 146-147, '16 December 1823.'

[38] EIC/R/10/59, Court's General Letter, 12 April 1820.

[39] 委託的個人或機構包含英國皇家學會會長班克斯、印度政府新建的加爾各答植物園(Botanical Garden in Calcutta)，及孟買(Bombay)和馬德拉斯(Madras)政府等。

利的工具[40]；至於十九世紀的醫生，既無從營利，而照料商館僅十幾至二十餘人的健康，再加上這些人的眷屬也不到百人，兩名醫生可說是綽綽有餘，在行有餘力之下，也易於擴展目光及於華人社會，尤其是和他們自己專業相關的健康與疾病問題，結果在商館與董事會的同意與贊助下，得以在引介近代西方醫學來華方面有所貢獻。

二、傳入與接種牛痘

1798 年英國醫生占拿(Edward Jenner)完成接種牛痘的發明公諸於世後，英國東印度公司在各地的職員及醫生，在這項重要新發明的傳播上承擔了意義重大的責任。在他們的努力下，牛痘疫苗於 1802 年採取沿途換人接種以延續效力的方式，從倫敦出發陸續經維也納、君士坦丁堡、巴格達、巴斯拉等地，輾轉在 1802 年 6 月成功傳入英國屬地印度西岸的孟買省(Presidency of Bombay)；而東印度公司職員與醫生繼續接力傳播，再將疫苗繞經東岸的馬德拉斯省(Presidency of Madras)，最終在 1802 年 11 月傳抵孟加拉省(Presidency of Bengal)的首府加爾各答(Calcutta)，這也是印度大總督的駐地[41]。

僅僅半年後，印度大總督衛斯理(Lord Wellesley)又宣示，要將這項造

---

[40] 最明顯的是鄧侃兄弟兩人，他們經常為班克斯蒐集中國植物花卉運往倫敦，卻也先後請班克斯向公司董事會關說，提高他們的薪水與任用為商館醫生，結果也都如願。參見 W. R. Dawson, ed., *The Banks Letters,* pp. 282-284.

[41] O. P. Jaggi, *Medicine in India: Modern Period* (Oxford: Oxford University Press, 2000), pp. 144-146.

福人類的新發明傳播至更東方的地區，包含英國各殖民地與中國等地。1803年6月8日，衛斯理和印度管理委員會兩名成員共同署名，發函給廣州商館的大班多林文說明其意，但唯恐中國官府誤解英方此舉帶有惡意，因此要求多林文考慮是否先和廣州當局溝通，一旦確定中國官方願意接受疫苗傳入與接種，衛斯理即下令所屬醫藥委員會(Medical Board)設法將痘苗運至廣州[42]。

多林文在1803年8月2日收到印度大總督來函後，覺得沒有痘苗在手，不易和中方溝通這件似乎不夠具體的事，決定延後再辦。同一時間在印度卻有人比衛斯理更積極地採取了行動。孟買省的總督鄧肯(Jonathan Duncan)下令將牛痘疫苗運至中國，於是當地負責牛痘接種的醫生嵇爾(George Keir)於同年8月4日採得一批痘苗後，分別使用不同方式包裝以提高痘苗存活的機會，隨即託交即將啟航來華的公司船「孟買城堡號」(Bombay Castle)醫生布來登(James Brydon)妥為保管[43]；同時孟買省政府秘書葛蘭特(James Grant)也致函多林文，附寄嵇爾關於牛痘傳入印度的著作六冊[44]，作為在華推動牛痘接種的參考。

1803年10月1日孟買城堡號抵華。痘苗既已到達，多林文立即積極進行，分別找來各行商說明其事，並徵求志願嘗試接種的人選，打算接種成功後再和官方接洽進一步的事宜。各行商對於這項新發明都感到興趣，也瞭解可能為中國人帶來莫大的好處，卻反對自己的家人店夥首先接種，好不容易才有東生行行商劉德章(Chunqua 章官)之弟芝官(Cheequa)，同意

---

[42] EIC/G/12/144, p. 121-122, '2 August 1803.'

[43] Ibid., pp. 217-219, '2 October 1803.'

[44] 葛蘭特未提書名，應該就是 *An Account of the Introduction of the Cow Pox into India* (Bombay: Moraba Damotherjee, 1803)，有110頁篇幅。

讓女兒接受試驗，多林文因此形容芝官「不像一般華人那樣迷信而更有勇氣」[45]，但由於其女兒身體不適，推遲幾天到 10 月 9 日接種，結果到時又多了幾名孩童一起接受試驗。

這次歷史性的華人接種牛痘創舉失敗了。多林文等人在同年 11 月 16 日寫信給衛斯理報告其事。說明失敗的原因在於印度到中國距離遙遠，航程曠日廢時，導致痘苗失效；但參與其事的華人經詳予說明後，都已瞭解接種牛痘不致危害身體，因此都願意協助推廣，多林文因此建請衛斯理大總督下令改善運輸方式，送來更多痘苗，以造福深受天花之害的中國[46]。

衛斯理對於華人的反應感到滿意，也交待印度政府的醫藥委員會考慮選派一批人上船後，讓他們沿途逐一接種痘苗，直到傳至中國的可行性。衛斯理相信，推動此事將有助於改善中英兩國的交流，這樣對於東印度公司和英國都是重要的正面利益[47]。

在接下來的 1804 年內，載運牛痘疫苗到中國的行動持續進行。既然印度到中國航程太遠，於是改從馬六甲海峽北端、距中國相對較近的英國屬地檳榔嶼出發，抵華後由廣州商館醫生接種到華人身上，結果又不成功；此外，一些受託帶痘苗來華的東印度公司船醫，也嘗試以不同的方法改善痘苗的包裝，卻依舊失敗[48]。多林文等人於 1804 年 12 月 15 日致函衛斯理表示：

---

[45] EIC/G/12/144, p. 225, '5 October 1803.'

[46] EIC/G/12/145, pp. 47-48, '16 November 1803.'

[47] EIC/G/12/147, pp. 25-26, '2 July 1804.'

[48] Ibid., p. 207, '15 December 1804;' p. 240, '26 December 1804.'

「由於這些再三失敗的經驗，我們相信唯一可靠的運送方法，是沿途逐一在活人身上接種痘苗，而且我們認為若從檳榔嶼或馬六甲啟程，實現其事將不致有太大困難。[49]」

多林文呼籲衛斯理大總督下令實施此法。

就在從印度大總督以下大費周章，從 1803 年中起經過一年半功夫，還未能成功將牛痘疫苗傳至中國之際，廣州商館卻意外從其他的管道獲得了痘苗。1805 年 5 月 17 日，澳門的葡人船隻「希望號」(Esperanza)從菲律賓的馬尼拉抵達澳門，船上的人在離開馬尼拉前都接種了上個月才傳入當地的痘苗，這是由西班牙醫生巴米斯(Francisco X. Balmis)奉其國王之命帶往西班牙各屬地的，而巴米斯得以成功地越洋傳播痘苗，用的正是上述英國人考慮過而尚未實施的沿途逐一在活人身上種痘的方法[50]。

當「希望號」抵達澳門時，英國東印度公司的人員已結束當年在廣州的貿易季，正前往澳門避暑，也即時獲悉葡人帶來牛痘疫苗一事。他們覺得這和從英國的屬地直接帶來的意義相同，都符合將這項無價的新發明貢獻給中國的人道目標，於是就在「希望號」抵達的當天，大班等人立即要求才到職不久的商館助理醫生皮爾遜，設法保存痘苗並延展其效力，以便大班伺機說服中國當局廣為傳播[51]。這顯示他們在歷經引入痘苗的失敗經驗後，確已深刻體會痘苗的時效性而必須迅赴事機。

---

[49] Ibid., '15 December 1804.'

[50] 關於巴米斯，參見 Thomas B. Colvin, 'Arms Around the World: The Introduction of Smallpox Vaccine into the Philippines and Macao in 1805,' in *Review of Culture*, no. 18 (2006), pp. 71-88; Isabel Morais, 'Smallpox Vaccinations and the Portuguese in Macao,' ibid., pp. 113-124.

[51] EIC/G/12/150, p. 36, '17 May 1805.' 皮爾遜於 1805 年 1 月 13 日搭船抵達中國(EIC/G/12/148, p. 73, '13 January 1813')。

1805 年 5 月 27 日，也就是「希望號」帶進痘苗的十天後，廣州商館的檔案簿上記載著如下的一段文字，標題是「皮爾遜先生展開痘苗接種」：

「今天皮爾遜先生以痘苗開始接種。我們認為超越中國人反對引入這項寶貴發現的最有效方法 — 他們以各樣理由反對所有的創新 — 應當是準備一份說明其發現、好處和接種方法的簡短論述，於是由皮爾遜先生擬成一篇短文，說明各項最重要的事實，正由斯當東爵士(Sir George T. Staunton)在一名華人醫生的協助下譯為中文。同時，鑑於在中國的印刷費用非常低廉，我們計畫印刷數百份廣為流通。顯而易見的是如果無知的中國人愚蠢偏見有可能袪除的話，最可能而簡單的方法就是印刷流通。正巧在澳門的會隆行行商鄭崇謙(Gnewqua)也肯定此種看法，他還承諾協助翻譯並附上其名，這將有利於流通本書，因為在中國印書最好是由公眾性的人物印刷或贊助。[52]」

馬士編纂《東印度公司對華貿易編年史》時，可能覺得開始接種痘苗不具重要意義，因此他的書中並沒有收錄這件事。不過，這段文字雖然明白記載皮爾遜第一次接種的日期，卻沒有說明其對象與詳情，而是討論了向華人宣傳接種牛痘的策略與手法，決定出版一部中文的小冊在華人中流通，並特地找來一名專業的華人醫生協助翻譯，也請行商鄭崇謙具名背書，提高華人讀者接受這本小冊的意願。

1805 年 8 月初，名為《英吉利國新出種痘奇書》的中文小冊印成，將近 1,500 字的篇幅，內容包括天花疾病概述、牛痘疫苗發現過程與效果、

---

[52] EIC/G/12/150, p.37, '27 May 1805.'

痘苗傳至西班牙、菲律賓與澳門經過，以及佔最多篇幅的接種方法等，文末共同具名的四人為策劃者廣州商館大班多林文（敬輯）、原著者皷臣（即皮爾遜）（敬訂）、翻譯者斯當東（翻譯），與寫字上板者鄭崇謙（敬書），最後一行則為出版時間「嘉慶十年六月新刊」。廣州商館預定將印本送請行商首領潘有度(Puan Khequa)轉呈兩廣總督與粵海關監督，不料負責將書交印的商館華人買辦邱熺(Ahe)，卻擔心總督和監督追究未經許可擅自印刷的罪責，大班只好另外請人繕寫抄本，連同一封甚長的稟帖同時送呈[53]。

稟帖中首先說明英國醫生新發現的珍貴牛痘疫苗，流傳至各國治療天花的效果；其次表達印度大總督亟欲將痘苗傳送來華的心意，以及過去兩年一再嘗試卻接連失敗的遺憾；接著又說，如今商館因「偶然的機遇」掌握了痘苗，也已成功地為將近一百人實施接種，為期能在「英國人受惠已久」的中國宣傳種痘，由商館醫生撰成一書，經斯當東譯成中文，期盼總督和監督閱後能予接受並推廣至全國，商館醫生十分願意教導華人傳習接種技術等等[54]。這份稟帖中只說「偶然的機遇」掌握痘苗，不提輾轉得自西班牙與葡萄牙人，這當然是不欲他人掩蓋自己的心態，這和澳門葡萄牙人法官發佈命令，宣稱痘苗因偶然的機緣被帶到澳門的說法如出一轍[55]。稟帖也只說斯當東譯成中文，省略了華人醫生協助，以迴避中國民人不得私自與外人來往的限制；還委婉地表達是為了感謝中方長年保護英人利益與安全而思有所回報。這些說法再加上特地以抄本取代印本送呈的作法，都顯示英方大班的用心與期待。不過英方的期待並沒有落實，稟帖與小冊送出廣州商館後就沒了下文，據馬士的說法，當時總督正對於行商與英國皇

---

[53] Ibid., pp. 75-76, '8 August 1805;'*CRW*, 12 July 1828, p. 107, 'Vaccination in China.'

[54] EIC/G/12/150, pp. 76-77, '8 August 1805.'

[55] 董少新，「牛痘入華」，頁 68。

嘆咭唎國新出
種痘奇書

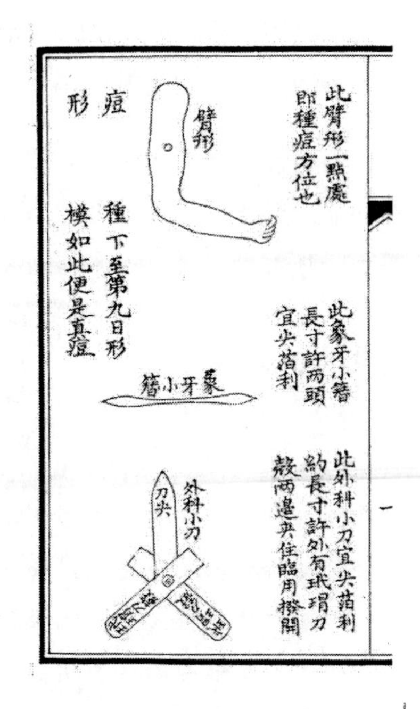

嘆咭唎國公班衙命來廣統攝大班貿易事務哆啉呅敬輯
嘆咭唎國公班衙命來廣醫學啵臣敬訂
嘆咭唎國世襲男爵前乾隆五十八年隨本國使臣入京朝
覲現理公班衙事務嘶噹東繙譯與外洋會隆行商人鄭崇謙敬書
嘉慶十年六月新刊

七

新訂種痘奇法詳悉
天花之症。原西邊諸國本無。前於一千一百餘
年。由東邊地方傳染。遍行西域。諸國時遇天行。
國中無一寧戶。雖都甸僻隅。多因慘遭其害。或
損兄弟。或損兒孫。父子親眷悲切難聞。若僥倖
命存。或痘癰疾於耳目手足。難以枚舉。即王侯
士庶。家家戶戶。無不驚惶。都以生靈爲重。及至

二

圖 1-1 《英吉利國新出種痘奇書》

家海軍船隻「費敦號」(Phaeton)船長伍德(John Wood)擅闖禁止泊船水域事件大為惱火，以致稟帖與小冊根本沒有上呈給總督[56]。

雖然無緣獲得大吏的青睞，皮爾遜仍繼續接種，並以澳門當地最為窮苦的華人貧民為主要對象，在這(1805)年 11 月初商館人員前往廣州貿易前，已在澳門華人中贏得相當程度的信賴[57]，而商館人員到達廣州幾天後，也在發給新任印度大總督康華利侯爵(Marquis Cornwallis)的公函中，報導接種痘苗的情形：

> 「我們很滿意地說，由於西班牙國王採取措施運送痘苗到馬尼拉，再從那裡引入中國，華人也超乎我們合理預期地非常願意接受，對於一個總是反對任何新事物的民族而言，只要商館醫生的影響力持續擴大，我們樂觀期待痘苗接種將會成功地進行下去，而且只要中國的醫生受到吸引而開始接種，其利益無疑就會傳遍此廣大的帝國。[58]」

皮爾遜在第一年內接種的華人已達數以千計[59]，遠多於葡澳政府大力

[56] Morse, *The Chronicles of the East India Company Trading to China 1635-1834*, vol. 3, p. 17. 本文作者未能在商館檔案中查得馬士此說的出處。

[57] Alexander Pearson, 'Report Submitted to the Board of the National Vaccine Establishment, Respecting the Introduction of the Practice of Vaccine Inoculation into China, A. D. 1805: Its Progress since that period, and its actual state, dated Canton, February 18th 1816,' in *CRM*, 2:1 (May 1833), pp. 36-39.

[58] EIC/G/12/150, pp. 137-141, '13 November 1805.'

[59] Pearson, 'Report Submitted to the Board of the National Vaccine Establishment,' p. 37.

支持下的接種人數 [60]。同時皮爾遜開始教導數名華人種痘的技術，他們學成後即在廣州和其他地區以此為業，皮爾遜說自己是完全免費為華人接種，但不反對他教導的華人藉此名利雙收，而廣州商館的買辦邱熺學會此道後，自 1806 年起改行專門為人接種，他的判斷能力和技術都是上乘，加以堅持不懈的工作，在華人中享有盛名，當地政府高級官員也稱譽有加 [61]。

皮爾遜的牛痘接種事業獲得華人行商熱心協助，有些行商捐款在他們議事的「公所」設立種洋痘局，每隔九日痘苗成熟時，為十五至四十人接種，凡有窮人家在習俗認為不宜的時節仍攜子女來種者，給予津貼表示鼓勵；種痘工作開始時由皮爾遜親自而為，後來則由學會其術的華人接手，但皮爾遜仍在現場監督指導 [62]。

上述種種情形顯示，牛痘疫苗引入中國後的最初十年間，華人頗能接受，但仍不免發生幾次痘苗斷絕的現象，其中兩次幸而在距離廣州、澳門遙遠的鄉下，意外發現已經傳至當地的痘苗，得以回傳到廣州；還有兩次則確實斷絕，不得不再度設法運自外國 [63]。廣州商館的檔案裡有其中一次的相關文獻：1813 年 2 月初，皮爾遜向廣州商館報告，他認為運來痘苗的最有效方法，是派一批人上船後沿途逐一種痘來華的模式。商館接受他的意見，立即分別寫信給印度大總督與馬德拉斯省總督，希望他們能同意採

---

[60] 董少新引據葡文資料，謂至 1806 年 1 月 5 日止，澳門有三百一十四人接種；從 1806 年 2 月初至 1807 年 1 月 12 日，又有各國三百七十七人接種(董少新，「牛痘入華」，頁 70)。

[61] Pearson, 'Report Submitted to the Board of the National Vaccine Establishment,' pp. 40-41; *CRW*, 12 July 1828, p. 107, 'Vaccination in China.' 關於邱熺及其他向皮爾遜學習種痘的華人，參見張嘉鳳「十九世紀初牛痘的在地化」與董少新「牛痘入華」兩文的詳細內容。

[62] Pearson, 'Report Submitted to the Board of the National Vaccine Establishment,' p. 38.

[63] Ibid., p. 37.

取行動，廣州商館將支付所有必要的費用 [64]。

印度方面收到信後，孟加拉的醫藥委員會認為不可能找到足夠數量的孩童登船來華，建議不如由大總督下令不久前英國新得的殖民地爪哇與安汶(Amboyna)兩地官員，就近安排以同樣的模式將痘苗傳至中國 [65]。而馬德拉斯的官員非常積極，照估計需要的人數加倍招募志願者，關於其待遇、安家方式、沿途食宿飲水，以及陪伴的種痘師等等，都已詳細準備妥當，即可出發來華 [66]。結果一艘葡萄牙人船隻(St. Joa de Deos)在 1813 年 5 月 12 日從馬尼拉抵達澳門，又帶來皮爾遜殷殷期盼的痘苗，他趕緊請廣州商館寫信到印度中止原先的計畫 [67]。

從此以後，廣州商館的檔案中雖然幾度推崇皮爾遜在華推廣痘苗的功績，卻再也沒有出現關於痘苗問題或種痘實務的記載。從 1805 年痘苗在華成功接種，到 1813 年時已經過八年，雖然有過痘苗斷絕的情形，也多少遇到有些華人的反對，但是在東印度公司廣州商館的支持和皮爾遜的熱忱工作下，訓練培養了一些華人種痘師，也獲得部分行商的贊助建立起專司其事的慈善機構 [68]，儘管仍未獲得官方挹注的資源或大吏個人的贊助 [69]，但

---

[64] EIC/G/12/184, p. 131, '4 February 1813.'

[65] EIC/G/12/185, pp. 191-193, '4 September 1813.' 廣州商館檔案中未見有爪哇與安汶兩地送來痘苗的資料。

[66] EIC/G/12/186, pp. 93-97, '22 October 1813.'

[67] EIC/G/12/185, p. 37, '12 May 1813.'

[68] 行商公所種洋痘局成立的時間，據《廣州府志》（瑞麟等修、史澄等纂，光緒五年刊本，臺北成文出版公司影印本）所載，為 1811 年英人傳入痘苗後，行商潘有度等人捐款所設(卷 163、葉 40)，但未確指成立年代。王吉民與伍連德則說是成立於 1815 年，但這也許是本於皮爾遜在其 1816 年的 'Report Submitted to the Board of the National Vaccine Establishment' 報告中，提到行商已捐款設立種洋痘局的緣故。

種痘事業在西醫的技術、行商的資金以及華人種痘師的養成三項因素結合後，已經有了不錯的開始與還算穩定的基礎。東印度公司從 1803 年著手嘗試引介痘苗來華，經過十年努力，可說已完成引入初期的任務，接下來是痘苗與種痘事業進一步推廣與深入的在地化發展階段，華人也從此取代英人扮演重要的角色，行商公所種洋痘局成立一段時間後，皮爾遜從親自接種轉交給華人接手，可視為是極富於傳承的象徵。在這種情形下，廣州商館的檔案中不再有關於牛痘的記載，是很自然合理的結果。

皮爾遜是牛痘疫苗來華初期最重要的推動人物，但他的生平並不為人熟知。他早年經學徒階段成為合格醫生後，投身東印度公司擔任船醫，在 1,200 噸的大船雅尼斯頓號(Arniston)上服務，1795 年第一次來華，此後在 1797、1799 及 1801 年又來過三次[70]，因此他對中國本來就不陌生。1804 年 5 月，皮爾遜經公司董事會任命為廣州商館助理醫生，並如前文所述年薪增加，但不得和以前的醫生一樣從事私人貿易[71]。1805 年 1 月 13 日，皮爾遜搭乘雅尼斯頓號到達中國履新[72]，四個月後葡萄牙人將牛痘疫苗從菲律賓帶到澳門，皮爾遜可說是因緣際會、正逢其時，得以開創影響華人健康巨大的種痘事業。他到職後九個月內，原任的商館醫生與助理醫生先後離去，他順理成章在 1806 年 2 月升任商館醫生，從此一直在華，直到 1832 年才離華返英，連續工作長達二十七年。皮爾遜是第一位被禁止私人貿易的商館醫生，但他任職時間之久遠超過所有前任，而且接種牛痘嘉惠

---

[69] 斯當東於 1811 年以《英吉利國新出種痘奇書》一冊，當面送給新任兩廣總督松筠，斯當東說松筠對此十分歡迎(EIC/G/12/176, p. 129, ‘28 May 1811.’)，但未見松筠有進一步的表示或行動。

[70] Hardy, *A Register of Ships Employed in the Service of the Honorable the United East India Company*, pp. 168, 186, 200, 215.

[71] EIC/G/12/150, p. 11, ‘3 March 1805.’

[72] EIC/G/12/148, p. 73, ‘13 January 1805.’

華人健康性命的貢獻之鉅，更是所有以前的商館醫生無法相提並論的。

皮爾遜在照料商館人員的健康以外，也關懷商館以外的人，而且不只醫藥問題而已。以 1807 年來華的第一位基督教傳教士馬禮遜(Robert Morrison)為例，來華第一年絕大多時間侷處於斗室內拚命學習中文，還決心編纂一部漢英與英漢字典；皮爾遜對馬禮遜頗為關心，當 1808 年 4 月貿易季結束，商館人員前往澳門避暑前，皮爾遜將自己一些編纂字典可用的參考書，借給留在廣州的馬禮遜，並祝他心想事成[73]。皮爾遜到澳門後，不放心酷暑在廣州十三行不良環境中學習工作的馬禮遜，除了主動從澳門寄給他一些藥品備用，特地為他向大班說項，並透露他編纂字典的空前之舉，結果說動大班願意在經費上助一臂之力，並邀請馬禮遜到澳門避暑，還表示不會讓他受到葡澳政府或天主教會的困擾。果然在馬禮遜到後，皮爾遜帶著他拜會澳門總督等官員，也陪同尋覓交涉租屋等等，幫助初到中國不久而身心都極為緊繃的馬禮遜，獲得較好的生活條件[74]。等到 1809 年 2 月，馬禮遜的中文已達相當程度，而廣州商館因為中文翻譯斯當東休假回英，大班有意雇用馬禮遜擔任商館翻譯，即是透過皮爾遜和馬禮遜商量而成[75]，兩人也從此在廣州商館共事二十餘年。

皮爾遜頗有語言能力，至少曾經兩度為商館翻譯文件。一次在 1812 年，商館收到一位澳門天主教士譯成西班牙文的嘉慶皇帝禁教上諭，商館

[73] Eliza A. Morrison, *Memoirs of the Life and Labours of Robert Morrison* (London: Longman, 1839), vol. 1, pp. 206-207; LMS/CH/SC, 1.1.B., Robert Morrison to Joseph Hardcastle, Canton, 29 May 1808.

[74] Morrison, *Memoirs of the Life and Labours of Robert Morrison*, vol. 1, pp. 212, 226; LMS/CH/SC, 1.1.B., R. Morrison to J. Hardcastle, Canton, 29 May & 31 August 1808.

[75] LMS/CH/GE/PE, box 2, Copy of a letter from Alexander Pearson, Esq., of the Committee of Supercargoes at Canton to Mr. Morrison dated Canton February 19th 1809.

請皮爾遜譯成英文後寄請公司董事會參考[76]。另一次在 1821 年，一名澳門的法國天主教士寫信給商館大班，說自己接到北京來函，謂英國的基督教傳教士大量印刷中文圖書散發，其內容極易被中國人誤認為和秘密宗教白蓮教有關，因此特別通知大班此事[77]。言下之意當然是要大班注意擔任商館翻譯的馬禮遜所作所為，此信也由皮爾遜從法文譯成英文。皮爾遜在華期間又向馬禮遜學習中文，到 1816 年英國派來阿美士德(Lord Amherst)使節團時，皮爾遜還因「學習中文多年並有顯著成果」及醫藥專業的雙重理由，被商館選派加入使節團隨同前往天津北京[78]，當時擔任大班的是通曉中文的斯當東，有他的認可，皮爾遜的中文應該是具有相當的程度。

皮爾遜由於盡忠職守，熱忱服務商館內外西人並為華人接種牛痘，幾次獲得大班等人讚譽[79]。到 1831 年時，商館鑒於他的年紀日增，可能隨時退休，於是主動先為他爭取較好的退休待遇，並特別強調他的努力與貢獻：

> 「我們相當肯定地說，我們相信東印度公司各部門人員中，再沒有比他更為忠實而良善的職員。在其醫藥專業之外，他在這個國家的中外社會各階層中建立的不朽而完整的聲譽，超出我們所能品評之上。」
> 「他總是不論貧富隨時提供免費的協助，而且他引介的牛痘接種目前已經推廣至中國各地，他或許足可稱為中國最大的恩人之

[76] LMS/CH/SC, 1.2.B., R. Morrison to George Burder, Canton, 2 & 4 April 1812.

[77] LMS/CH/SC, 2.2.A., R. Morrison to Alex Hankey, Canton, 11 October 1821.

[78] EIC/G/12/271, p. 72, '27 May 1816.'

[79] EIC/G/12/175, p. 50, '31 January 1811;' G/12/181, pp. 68-69, '17 December 1812;' G/12/193, p. 16, '23 January 1815;' G/12/238, p. 411, '14 January 1828.'

一。如果皮爾遜先生藉此作為私人事業的話，就如我們相信大多數人都會這麼做，那麼他早已坐擁財富了。[80]」

廣州商館因此建議，提高皮爾遜的退休年金以示崇功報德，可是公司董事會沒有同意[81]，而他也在 1832 年 1 月 2 日提出返英的請求[82]，獲准後在同年 12 月 18 日乘船離開了中國，而澳門的葡人檢察官佩雷拉(Antonia Pereira)等十四名葡人，也在廣州的兩種西人報紙上刊登英文與葡文的聯名公開信，對皮爾遜多年來關照他們的健康表達去思[83]，這也可見得他受人歡迎的程度。皮爾遜回到英國後將近四年，於 1836 年 10 月 25 日卒於倫敦，年約七十歲[84]。

三、籌建船員醫院

十九世紀初，英國東印度公司來華船隻的噸數增大，船員也增多。按公司規定，每艘 950 至 1,200 噸的船，自船長至水手共 102 人，1,200 噸以上者為 115 人，這些船隻若繞道印度等地，則船員人數還要多一些[85]。這

---

[80] EIC/G/12/281, no page, '10 January 1831.'

[81] EIC/G/12/290, p. 146-147, '11 April 1832.'

[82] EIC/G/12/246, p. 596, '2 January 1832;' G/12/282, no page, '15 December 1832.'

[83] *CRW*, 10 January 1833, pp. 1-2; *The Chinese Courier*, 12 January 1833, pp. 1-2.

[84] *The Gentleman's Magazine*, February 1837, p. 218; *CRW*, 30 May 1837, p. 92.

[85] EIC/G/12/290, 'Terms and Conditions for Hiring, for One Voyage to and from China, Ships of the Burthen of 950 Tons and upwards built for the Company's Service [...], ' p. 8, 'List of the Number of Officers and Seamen required to navigate each Ship.'

些船員經四、五個月航程後，於每年八、九月間抵達中國，至翌年二、三月間貿易季結束後離去。在漫長的越洋途中與在華泊靠黃埔期間，難免會有各種病痛、受傷以及死亡的情形。

較早關注來華船員問題的人是傳教士馬禮遜。他在 1822 年估計，每年英國東印度公司總有 15 到 20 艘大型船隻來華，此外還有 20 到 40 艘較小的美國船隻，合計英美兩國水手約有 2,000 到 3,000 人之間，他們都極需要醫藥與宗教兩方面的協助，因此馬禮遜主張設立一所浮動醫院(floating hospital)治療船員的身體，同時設立一間浮動教堂(floating chapel)撫慰船員的心靈 [86]。馬禮遜自己曾兩度前往黃埔上船公開講道 [87]，並促成美國船員之友協會(American Seamen's Friend Society)自 1829 年起派來一名牧師常駐黃埔，照料船員的宗教需要 [88]。

1825 年時，在東印度公司董事會的指示下，廣州商館也關切起在華船員的健康問題。原來是這年 9 月來華的船隻帶來董事會訓令，要求廣州商館依照公司負責考試船醫的醫官錢伯斯(William F. Chambers)的建議，來華的公司船隻在九月底秋涼前都應停泊於虎門外的寬廣水域，禁止進入珠江

---

[86] Robert Morrison, *A Parting Memorial* (London: W. Simpkin and R. Marshall, 1826), pp. 367-371, 'Proposal for Bettering the Morals and Condition of Sailors in China.'

[87] 第一次是 1822 年 9 月 22 日(R. Morrison, *A Parting Memorial*, pp. 372-378, 'Tract, Addressed to Sailors.')，另一次是 1833 年 12 月 2 日(*Admonitions, Addressed to a Mixed Congregation from Various Nations.-Being a Sermon Preached on Board the American Ship Morrison: at Whampoa, in China, December, 2, 1833.* Macao: Albion Press, 1833.)。

[88] 最早派來的是雅裨理(David Abeel)，於 1830 年 2 月間和美部會(American Board of Commissioners for Foreign Missions)派來對華人傳教的裨治文(Elijah C. Bridgman)一起抵達中國。

泊靠黃埔，以免溽暑天候引起兩岸稻田的瘴厲之氣危害船員的身體[89]。

廣州商館雖然承認船員健康是存在多年的嚴重問題，卻沒有依照董事會訓令要求已在黃埔的船隻退出，因為一者帶來訓令的英國直航中國船隻到得較遲，先來的公司船隻都已泊靠黃埔卸貨，再要退出會形成混亂；二者商館人員依據實地經驗，懷疑危害船員身體的不只是天候引起的稻田瘴厲之氣這項因素，他們覺得華人銷售給船員的劣酒、船上缺乏遮陽設備以致船員過度曝曬、不良的生活條件如飲水不潔等等，都可能是導致每年有二十至三十名船員生病死亡的原因[90]。何況同時在黃埔毗鄰靠泊的船隻，有時一艘有許多傷患，另艘卻完全沒事，顯示所謂的瘴厲之氣即使致病，也不會是唯一的因素。於是廣州商館決定進行調查。

商館組織了一個由商館秘書馬治平(Charles Marjoribanks)、三名船長、兩名船醫和商館助理醫生李文斯頓等共八人的委員會，並從當時病患人數較多的四艘公司船中，選定情況最嚴重的「孟買號」(Bombay)，於 1825 年 10 月 27 日登船深入調查。當時該船已有五人死亡，還有多達四十二名的病號，約當全船人數五分之二，連船長自己都因病前往澳門療養，不克陪同調查[91]。調查結果發現，1,200 噸級的「孟買號」從英國出航後，直到穿越巽他海峽時在安吉爾(Anjier)暫停後才陸續有人不適，原因就出在安吉爾當地補充的淡水污染不潔的緣故，其次是抵達中國後船員不能適應氣候急遽變化，使得情況快速惡化，而船上各處甲板缺乏遮陽設備也是原因

[89] EIC/G/12/233, p. 143, '10 September 1825.'

[90] Ibid., pp. 145-149, '10 September 1825.'

[91] Ibid., p. 318, '26 October 1825.'

之一[92]。

調查委員會提出幾項改善建議，其中他們認為最有效的是設立醫院船，以便病患和健康的船員都能蒙受其利。事實廣州商館在調查前已考慮及此，希望能購買一艘舊船後改裝成醫院，停泊在黃埔旁邊的長洲島(Danes Island)，由公司船隊的船醫們輪流值班，另派人管理行政，防止華人偷賣劣酒給病患[93]。調查後廣州商館更進一步希望在島上建蓋房舍做為醫院，商館大班為此特地拜訪行商首領伍秉鑑(Howqua)，商量由行商蓋屋後租給商館做為醫院，試圖以房屋仍屬行商財產為由，消弭中國官方反對設立醫院[94]。

伍秉鑑轉達英人之意後，遭到官方以嚴重違背律例予以批駁[95]。商館大班未就此放棄，認為兩廣總督阮元一向願意接受公平正義的訴求，因此仍抱希望，並於 1825 年 10 月 25 日寫呈一份稟帖。其內容是先動之以情，說是多年來東印度公司船員深受病痛之苦，甚至有時一船死亡達三十人之多，其原因常是由於在不適於歐洲人的水土氣候中，船上活動範圍極受限制，又不堪忍受裝卸貨物的吵雜，而且和未患病者混居一處，對彼此都相當不利。其次又說之以理，說是儘管公司董事會要求船隻自黃埔改為停泊於更下游的寬廣水域，但商館人員無意改變行之有年的貿易慣例，因此期望總督准許在長洲島上撥地建造醫院，房屋產權仍屬行商，商館願意照付適當的租金，並任命適當人員負責管理，商館保證醫院僅供治療病患，他人不得闌入，總督可命人隨時入院檢查。最後並稱如果此議准行，每年有

[92] Ibid., pp. 318-322, '26 October 1825.'

[93] Ibid., pp. 150-151, '10 September 1825.'

[94] Ibid., p. 287, '18 October 1825.'

[95] Ibid., p. 302, '23 October 1825.' 商館檔案未說明由哪位官員批駁。

五十至一百名船員生命可保，英人將隨時感懷總督之德 [96]。

1825 年 11 月 6 日，廣州商館收到總督和粵海關監督會銜的批覆。其內容重點在強調一切依慣例舊制而行，不可輕言變更，外國貿易船隻停泊黃埔已逾百年，難免有水手傷病，卻從未有上岸暫住者；本年公司欲令船隻泊於伶仃以待秋涼，但伶仃已在大洋，風浪可畏，蔬食日用不易取得，勢難久待；英人又要行商於黃埔建屋，由其租用，其事更不可行，雖澳門奉皇帝之命租於外人，其例不可援用於黃埔之地，況且黃埔並無常駐官員，一旦華人行偷盜之事，實難防止；但廣州既已設夷館，如有人患病，自可陳請移入其中暫住療養，此為可行之事；至於秋涼以後，則不妨留在船上醫治；總之，外國來華貿易須嚴格遵守定制，不許妄言改變 [97]。

阮元的上述答覆不脫中方因循舊制的堅持，英人對此雖然感到失望，但覺得阮元一向較為溫和，因此不必再為此事橫生枝節，在岸上建立醫院的想法既然行不通，接下來只能考慮不必佔用土地與房舍，似乎比較可行的水上醫院船，廣州商館請董事會決定 [98]，但此後直到 1834 年商館撤銷再也沒有下文。

出人意外的是 1825 年未能實現的船員醫院之議，經過十年之後竟然成為事實。1834 年 7 月，英國對華體制改變，代表政府的商務監督取代東印度公司大班，第一任監督律勞卑(Lord Napier)到職後請屬下提出建言。從廣州商館醫生改任商務監督醫生的郭雷樞，建議監督的兩名醫生之一應常駐黃埔，獲得律勞卑首肯後，郭雷樞又於 1834 年 8 月 8 日以書面獻策，主

[96] Ibid., pp. 302-304, '24 October 1825.'

[97] Ibid., pp. 348-350, '6 November 1825.'

[98] Ibid., p. 350, '6 November 1825.'

張在黃埔建立一所浮動醫院，即由商務監督的醫生為當地的英國船員提供服務 [99]。

由於郭雷樞是 1826 年才進入廣州商館擔任助理醫生，因此他很可能不知 1825 年之議，只是憑著自身的專業經驗與信念提出這項建議。他認為英國對華商業既已開放，大量來華的非東印度公司船隻如無法律規定即不會配置船醫，加上原來停泊於伶仃而不進入珠江的散商船隻，更無一配置船醫，因此英國船員對於醫療的需要非常急切。當時刊登郭雷樞這項建議的《中華叢論》主編、美國傳教士裨治文(Elijah C. Bridgman)也補充說明，資料顯示到 1834 年 6 月底止的一年中，西方各國來華船隻共 264 艘（含英國 101 一艘、美國 81 艘），其中至少五分之三（158 艘）進入虎門泊靠黃埔，平均每艘以 40 名船員計，則當年度在黃埔的船員不下 6,320 人，儘管傷病死亡者所在多有，但是除了屬於英國東印度公司的 24 艘船，每艘配置醫生及助手各一名外，所有各國船隻合計不過二、三名醫生而已，可說是遠不敷需要 [100]。

醫院船的計畫雖是郭雷樞發起，主要的推動者卻是駐華商務監督。律勞卑接受郭雷樞的建議後，決定以 800 銀元和華人造船商訂約，打造一艘小型的醫院船，同時律勞卑的助理醫生安德森(Alexander Anderson)也準備前往黃埔常駐 [101]。不料律勞卑到廣州後很快就因要求與廣東當局平等往來而大起爭執，被迫回到澳門後不久病卒，打造醫院船的計畫暫時擱淺；

---

[99] A Philanthropist, *A Brief Account of an Ophthalmic Institution, during the years 1827, 28, 29, 30, 31 and 1832, at Macao* (Canton: 1834), p. 53, 'Letter to Lord Napier;' *CRM*, 3: 8 (December 1834), p. 373, 'Hospitals for Seamen: A Plan for a Floating Hospital at Whampoa.'

[100] *CRM*, 3: 8 (December 1834), p. 376, 'Hospitals for Seamen.'

[101] Ibid., p. 375.

但很快地在 1835 年初又有了絕處逢生的機會，原來是有些英商不負責任，竟然將一些傷病船員棄之不顧即揚帆離去，造成商務監督善後處理的極大困擾，接任商務監督的羅賓遜(George B. Robinson)除了公開警告英商，再有此種惡行將繩之於法，並決定引用英國國會於 1825 年制定的「英國駐外領事薪金與駐地公共支出法案」(An Act to Regulate the Payment of Salaries to British Consuls at Foreign Ports and the Disbursements at Such Ports for Certain Public Purposes)在華設立醫院船，這項法案規定凡英國旅外僑民募款建造教堂或醫院時，英國領事得以公款補助相當於僑民募款所得的金額，也就是英國政府得負擔興建教堂或醫院所需的半數經費 [102]。

羅賓遜主動商請英商馬地臣(James Matheson)出面，邀集英商於 1835 年 2 月 23 日在廣州開會，推舉五人組成醫院委員會，由查甸(William Jardine)擔任主席，具體推動醫院船事宜並擬訂章程 [103]。同年 6 月 12 日英商再度集會，由委員會報告章程已擬妥，也經商務監督批准，並考慮從三艘適於改造成醫院的船隻中購買其一，只是價格都高出委員會預定的 4,000 銀元，因此尚未下手；至於收到的捐款共四十二筆，累計 9,028 銀元，除商務監督代表政府支付的 4,510 銀元外，捐款最多的是一名巴斯人(Parsee)裴斯通吉(Framjee Pestonjee)的 1,000 銀元，與怡和洋行(Jardine, Matheson and Co.)的 2,000 銀元 [104]。儘管醫院船尚待實現，對英國船員的醫療服務

---

[102] *CRW*, 17 February 1835, pp. 19-20; *CRM*, 3: 8 (December 1834), pp. 472-478, 'British Authorities in China.' 這項法案的全文，參見 *Reports from Committees, Session 19 February – 10 September 1835*, vol. 6 (1835), pp. 132-137, 'Report from the Select Committee on Consular Establishment, Appendix 8, An Act to Regulate the Payment of Salaries to British Consuls at Foreign Ports and the Disbursements at Such Ports for Certain Public Purposes.'

[103] *CRW*, 17 February 1835, p. 19.

[104] *CRW*, 16 June 1835, p. 93; 23 June 1835, p. 98; 27 September 1836, pp. 160-162, 'British Seaman's Hospital Society: First Report of the Committee of the Seaman's Hospital in China;' *CRM*, 5:6

卻已展開行動，安德森常駐伶仃與金星門兩地，曾一度同時照料多達七十二名病患人；郭雷樞也於 1835 年的 5 至 7 月在澳門醫治了一百二十人；此外，委員會約請當時在黃埔的一名年輕熱忱的船醫莊士頓(Christopher Johnstone)，訪問所有當地的英國船隻，為需要的船員進行診治[105]。

1836 年 10 月間，一艘丹麥船「貝克士號」(Baker's)運米到華，由「天寶行」行商梁綸樞承保。貝克士號的白米交易完成後，於 1837 年中由上述醫院委員會購下，裝修成醫院船，改名為「希望號」(Hope)，足可容納至少一百名病患，停泊在黃埔為英國船員服務[106]。1837 年 11 月，莊士頓不幸病死，委員會又從船醫中雇用一名侯格特(Henry Holgate)，常駐「希望號」看診[107]。

英人籌議多年的醫院船好不容易終告實現，但「希望號」卻只經營了很短一段時間，因為當時中國官府一切講究「定制」與不可「違例」，不可能任其存在，廣東當局和英人之間展開一陣曲折不愉快的交涉。貝克士號在出售後，由行商代為呈報粵海關，藉口船殼損壞必須修補，實則進行改裝成醫院，並且另由商務監督義律(Charles Elliot)具名向兩廣總督鄧廷楨申請成立醫院船[108]。幾個月後粵海關發現該船既未運貨上船，也不準備離港，即請總督勒令該船離去，而總督也認為義律所請成立醫院船並無必要，因為澳門已有醫院設施，病患儘可送往澳門就診，於是總督在接獲粵海關

(October 1836), pp. 274-278, 'Hospital for Seamen: First Report of the British Seaman's Hospital Society in China; with the General Rules of the Institution.' 其中捐款名單只見於 *CRW*。

105 *CRW*, 27 September 1836, p. 161; *CRM*, 5:6 (October 1836), p. 275.

106 *CRM*, 6:8 (December 1837), p. 400, 'Hospital Ship at Whampoa;' 7:9 (January 1839), pp. 480-484, 'The British Seamen's Hospital in China.'

107 *CRW*, 29 November 1836, pp. 95, 98.

108 佐佐木正哉編，《鴉片戰爭前中英交涉文書》(臺北：文海出版社，1984，影印本)，頁 105-106。

文後，限期五天要該船啟航[109]。當時因行商稟稱船已破舊，有意出售拆毀，總督也同意此舉。不料英人又節外生枝，以買船經費有英國政府公款在內為由，聲稱該船係屬英王財產，未獲英王指示前無法加以處分。總督為之大怒，認為此說不過藉辭拖延而已，且「即使傳為該國主之物，而國主向稱恭順，其能以一船之故，梗天朝之法令否？據稟妄誕已極。[110]」

另一方面，泊靠在黃埔的「希望號」經營情況遠不如預期，約 900 噸的偌大船上經常只有不到五名的病患，而周圍又佈滿鴉片船，此種情形不但遭到外人批評[111]，更難避免中國官府的懷疑，粵海關指控該船藉口損壞，實際則涉及鴉片買賣，成為鴉片販子轉運的媒介，因此兩廣總督一再嚴令立即啟航離埠或予以拆解[112]。在中國官府的強烈壓力下，英人不得不放棄大費周章才建立的「希望號」，經營了大約只有一年，便在 1838 年 6 月經捐款人開會決議，以八千銀元代價售予行商，隨即遭到拆解的下場[113]。

---

[109] 佐佐木正哉編，《鴉片戰爭前中英交涉文書》，頁 114-115。

[110] 佐佐木正哉編，《鴉片戰爭前中英交涉文書》，頁 133-134。中英雙方關於「希望號」（中方則依 Baker's 音譯為「北架船」或「北駕船」）的往返交涉經過，中文文獻參見《鴉片戰爭前中英交涉文書》，頁 105-106, 111-112, 114-115, 129-135, 143-146；英文文獻參見 *CRW*, 2 January 1838, pp. 3-4, 'British Hospital Ship at Whampoa;' 'Letter from the Hong Merchants;' *CRM*, 6:8 (December 1837), p. 400, 'Hospital Ship at Whampoa;' 7:1 (May 1838), p. 56, 'The Hospital Ship at Whampoa;' 7: 3 (July 1838), p. 151, 'The Approach of a British Admiral;' 7:9 (January 1839), pp. 480-484, 'The British Seamen's Hospital in China.'

[111] *The Canton Press*, 19 May 1838, p. 2, 'The British Sailor's Hospital at Whampoa;' 9 June 1838, p. 2, 'To the Editor of the Canton Press;' 'The Hospital Ship at Whampoa;' 16 June 1838, p. 2, 'To the Editor of the Canton Press;' 23 June 1838, p. 2.

[112] 佐佐木正哉編，《鴉片戰爭前中英交涉文書》，頁 135, 145-146; *CRW*, 10 April 1838, pp. 58-59, 'Hospital Ship;' 17 April 1838, p. 64, 'Hospital Ship;' 15 May 1838, p. 82.

[113] *CRW*, 26 June 1838, p. 102, 'Whampoa Hospital Ship;' *The Canton Press*, 7 July 1838, p. 2.

四、設立華人眼科醫院

以英國船員為對象的醫院船，歷經十餘年籌劃，並由廣州商館大班與駐華商務監督先後主導，官方性質濃厚，也高調進行其事，卻在開設不久後就告結束。相形之下，由商館醫生郭雷樞個人在澳門設立的醫院，以貧苦華人為對象，廣州商館則扮演贊助的角色，雖然較為低調卻進行順利，還贏得華人的歡迎與感謝。

在郭雷樞之前，擔任廣州商館翻譯的傳教士馬禮遜已設過診所為華人治病。1820 年貿易季結束，馬禮遜隨商館人員到澳門後，以個人之力在當地開設一家診所，也是免費為貧苦華人治病，還特地雇用一名中國醫生。這間診所相當受到華人歡迎，馬禮遜自己每天在診所照料一兩個小時，商館助理醫生李文斯頓也經常協助看診並觀摩中醫的治療方式 [114]，只是馬禮遜的時間與經費都不充裕，因此只在當年夏季辦了幾個月就結束了 [115]。

郭雷樞於 1797 年 6 月 11 日出生在英國北桑普敦郡(Northampton)的其樂斯比(Kilsby)[116]，1809 年就讀拉格比文法學校(Rugby School)[117]，1812 年

---

[114] 《中華叢論》的主編說，經常到這間診所協助還寫文章報導的是皮爾遜(*CRM,* 10:1 (January 1841), p. 22)。這種說法是錯誤的，卻被後人再三引用至今。正確的應該是李文斯頓才對(*The Indo-Chinese Gleaner*, no. 15 (January 1821), pp. 5-8, John Livingstone, 'Treatment of Certain Diseases by Chinese Doctors.')，馬禮遜自己也只提到李文斯頓的協助，而無皮爾遜(LMS/CH/SC, 2.1.D., R. Morrison to G. Burder, Canton, 14 November 1820)。

[115] LMS/CH/SC, 2.1.D., R. Morrison to G. Burder, Canton, 14 November 1820.

[116] Frances Mary Martin, *Thomas Richardson Colledge* (Cheltenham: Looker-On Printing Co., n.d.), p. 3.

進入列斯特醫院(Leicester Infirmary)成為學徒 [118]，這也是十九世紀初年英格蘭醫生養成教育的通常途徑；五年後郭雷樞再前往倫敦向著名的醫生庫柏(Astley Cooper)學習，取得醫生資格後，於 1819 年進入東印度公司擔任船醫，先後在「哈瑞斯將軍號」(General Harris)與「羅賓遜號」(Abercrombie Robinson)服務共七年。1826 年隨「羅賓遜號」來華期間，正逢李文斯頓返英，廣州商館從船醫中覓人遞補，覺得郭雷樞精於醫藥專業，又與商館人員熟識，因此主動邀請他從同一年 11 月 1 日起代理商館助理醫生，等待董事會同意後正式就職 [119]。

郭雷樞個性溫和，善於體恤他人。一位在 1829 年至澳門探親並留住到 1833 年的美國小姐羅哈蕊(Harriet Low)，和郭雷樞熟識後，屢次在日記中提及他的為人行事，以下是其中很有代表性的一例。有天羅哈蕊聽了馬禮遜以「人生主要目的在於行善」為題的講道詞後，在日記中寫道：

> 「我認為此地有個人確實達成了這項人生目標，那就是郭雷樞先生。他持續地盡力行善，每個人都敬愛他，他對人無不慈愛而體貼，讓所有遇到他的人覺得愉快。人人在痛苦中找他，他也盡可能解除他們的痛苦，治療其病，安慰其心，以一個真正的基督徒如此做而不張揚地善盡他的責任。我們稱他為『陽光』('the sunbeam')，因為只要他一接近，每樣東西就笑開來。他最大的樂趣就是行善，而且其貌如心，他很坦然、大氣、高尚而不虛偽、

---

[117] *Rugby School Register, from 1675 to 1867 inclusive* (London: Whittaker & Co., 1867), p. 62.

[118] William Warder Cadbury and Mary Hoxie Jones, *At the Point of a Lancet: One Hundred Years of the Canton Hospital 1835-1935* (Shanghai: Kelly and Walsh, 1935), p. 14.

[119] EIC/G12/236, pp. 143-144, '8 September 1826;' p. 233, '21 October 1826;' p. 238, '22 October 1826.'

和藹、爽朗，令人如沐春風。[120]」

難得的是郭雷樞的善行推廣到對華人的關懷治病，他進入廣州商館不過幾個月，已瞭解到中國社會缺乏完善的慈善醫療設施，而許多華人對疾病的知識不足，以致深受病痛之苦，於是郭雷樞於 1827 年中決定在業餘以自己的專業、金錢與時間，投入於免費照顧澳門及附近地區貧苦華人的身體，而且在經過多方觀察後，預定集中致力於華人常見的眼科疾病 [121]。

郭雷樞開始義診的規模較小，但身受其益的華人很快地以口碑傳播他的善舉，求診的病人快速增加，藥品用量很大，他因此在 1828 年 1 月中請求東印度公司同意他進口藥品備用。廣州商館轉報他的申請時，大力讚揚他的人道救助行動，並估計他醫治過的華人已將近一千人，也獲得華人的歡迎和信賴，商館認為他的作為足以和皮爾遜推行牛痘接種而廣為華人感念相提並論 [122]。

---

[120] Nan P. Hodges and Arthur W. Hummel, eds., *Lights and Shadows of a Macao Life: The Journal of Harriett Low, Travelling Spinster* (Woodinville, WA: The History Bank, 2002), pp. 488-489, '6 January 1833.' 羅哈蕊日記中類似的記載還有多處，例如：「他是個『可人兒』（'darling'），我見過的最好的英國人，他的心地真正的好，我相信沒人會說他的壞話。(p. 298)」「他真是一個快活的人兒('a pleasant creature')，態度如此坦率，以至你無法不喜歡他。他是個徹頭徹尾的英國人，多少帶些貴族氣派，喜歡老派作風。(p. 498)」

[121] A Philanthropist, *A Brief Account of an Ophthalmic Institution*, pp. 11-12.

[122] EIC/G/12/238, pp. 409-412, '14 January 1828.'

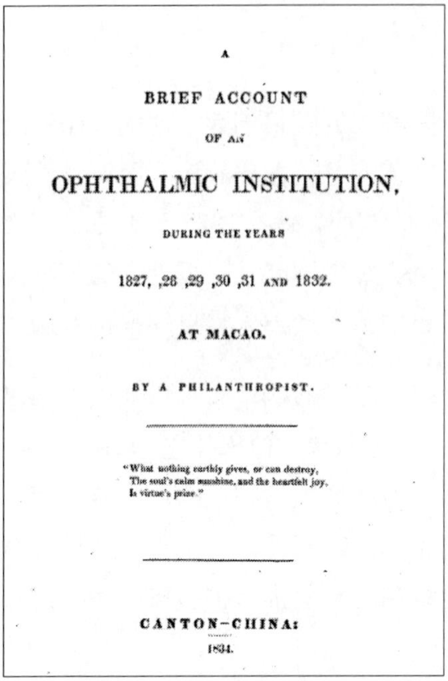

A

BRIEF ACCOUNT

OF AN

OPHTHALMIC INSTITUTION,

DURING THE YEARS

1827, ,28 ,29 ,30 ,31 AND 1832.

AT MACAO.

BY A PHILANTHROPIST.

"What nothing earthly gives, or can destroy,
The soul's calm sunshine, and the heartfelt joy,
Is virtue's prize."

CANTON-CHINA:
1834.

圖 1-2 澳門眼科醫院報告封面

從 1828 年起，開始有在華外人捐款協助郭雷樞，他得以在澳門租賃兩棟小屋作為眼科醫院，門診以外還能接納四十名遠道的病人住院。眼科醫院歷年共獲得捐款 6,890.5 銀元 [123]。在捐款人中包括 1830 年捐的五名華人行商：東興行謝有仁(Gowqua)、怡和行伍紹榮(Howqua)、天寶行梁綸樞(Kinqua)、廣利行盧繼光(Mowqua)及同孚行潘紹光(Punkequa)，合計共捐 1,400 銀元，其中以伍紹榮捐 500 銀元最多 [124]。行商捐款之舉促使廣州商館認為，這是廣州與澳門兩地的許多華人感念這所眼科醫院所致，而商館

---

[123] A Philanthropist, *A Brief Account of an Ophthalmic Institution*, pp. 39-51.

[124] EIC/G/12/244, p. 77-78, '19 June 1830;' EIC/G/12/281, no page, '27 December 1830: Letter to the Honorable Court of Directors, para. 4;' A Philanthropist, *A Brief Account of an Ophthalmic Institution*, p. 40.

過去雖曾以東印度公司之名捐過一點款項，但為表示支持郭雷樞的慈善事業不落華人之後，商館決定代表公司也捐款和伍紹榮一樣多的500銀元共襄盛舉，同時還建議董事會考慮出錢為眼科醫院在澳門租屋[125]；不過，董事會對租屋一事並沒有回應。

伍紹榮在1831年和1832年又接連捐款，但數目不詳，而廣州商館僅在1832年又捐了一次，數目同樣不詳。捐款人中顯得特別的一個群體是從印度來華經商的巴斯人，在1831年眼科醫院的二十名捐款人中，他們佔了最多的十二人，何以這年有這麼多巴斯人捐款的原因仍有待考[126]。

從1827年到1832年為止的五年中，共有大約四千名以眼疾為主的患者就診，但也包括其他病症[127]。郭雷樞不收費用，還供應眼鏡給病人，許多病人則以中國傳統的方式撰寫謝帖感恩，內容除敘明治癒經過，有的還題詩抒發他們對這位「英吉利大國手」的謝忱[128]；也有人書寫紅紙感謝狀，伴隨著一些糕餅，敲鑼打鼓送到他的住家後張貼在門牆之上[129]。

在五年多時間裡，郭雷樞遇到一次病人死亡的意外。一名住院的老婦人在和他談話時，突然倒地猝死。郭雷樞立刻鎖上死者病房，並通知香山縣丞此事；幸好縣丞向來知道他為華人義診的善舉，因此認為純屬意外而未為難他。醫院中其他病患也都願意作證他對死者已善盡一切照料之

---

125 EIC/G/12/244, p. 77-78, '19 June 1830.'

126 A Philanthropist, *A Brief Account of an Ophthalmic Institution*, p. 46. 眼科醫院於1833年結束，仍有一名巴斯人捐一百銀元，囑咐郭雷樞做相關用途(ibid., p. 50)。

127 Ibid., pp. 12-13.

128 Ibid., pp. 29-38. 此本小冊共收錄十六封大都署名的謝帖英譯內容。

129 廣州商館的檔案中留下這樣一份感謝狀的英譯內容，寫明日期為道光8年8月13日，即1828年9月23日(EIC/G/12/240, pp. 349-350, '24 September 1828')。

責，還有兩名近於康復的病人自願陪同死者棺柩回鄉，直到下葬後才返澳門[130]。在中英之間極為缺乏信賴的十九世紀前期，這件關乎人命的意外竟沒有引起不良的反應，成為一連串中英糾紛事件的罕見例外，足以顯示中國人民和官員都十分認同他的義行。

郭雷樞的四千名病患中，有一位何魯(Ho Loo)遭遇相當不幸，也引起英國社會的廣泛注意，並成為醫學史上著名的病例之一。何魯是廣東新安人，本與母親兩人相依為命，不幸的是他二十三、四歲起在下腹部長瘤並逐漸擴大，到 1828 年下半年找上郭雷樞求助時，已有七年之久的腫瘤周圍長達 44 英吋、重約 40 磅[131]。郭雷樞判斷這個超大腫瘤有可能以手術切除，但他不能違反中國法律動刀，因此在何魯表達意願後，郭雷樞向商館大班請求將何魯送往英國由他的老師庫柏處理。大班覺得一方面何魯完全瞭解手術有很大的危險性，仍願遠渡重洋嘗試，可見郭雷樞的醫療行為已讓進步的英國醫學烙印在華人心中，另方面何魯的特殊病例也會引起英國醫學界的興趣，因此不待董事會核准，就決定接受郭雷樞的人道請求，讓何魯免費搭乘東印度公司船隻到倫

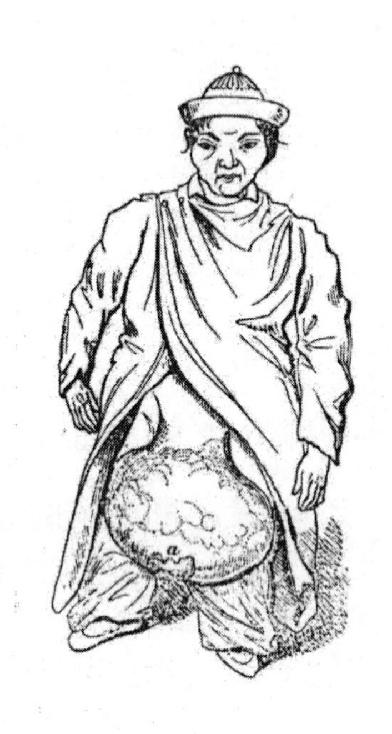

圖 1-3 《柳葉刀》(*The Lancet*) 1831 年 4 月 16 日何魯像

[130] A Philanthropist, *A Brief Account of an Ophthalmic Institution*, p. 16; EIC/G/12/281, no page, '27 December 1830: Letter to the Honorable Court of Directors of the United East India Company, para. 4.'

[131] EIC/G/12/244, p. 517, '13 November 1830.'

敦，還由商館負擔他購買衣物等費用 185 銀元 [132]。

許多英國人果然被這個前所未見的大腫瘤吸引，1831 年 3 月何魯進入倫敦的蓋氏醫院(Guy's Hospital)，4 月 9 日進行手術前，許多人登記要見習，原訂的開刀房容納不下，改到容納多達 680 人的大手術教室，由紀依(Charles A. Key)醫生動刀，庫柏和另一位醫生在場協助。手術歷經 1 小時又 44 分鐘，當時尚未發明麻醉術，何魯忍受的巨大痛苦可想而知，結果他因失血過多搶救不及而死在手術臺上，切除的腫瘤雖有部分流失，仍然重達 56 磅 [133]。何魯死時年才三十二歲，此後他母親依賴眾人為此捐給郭雷樞保管的款項利息維生。

除了何魯和前述倒地猝死的老婦兩次意外，郭雷樞的眼科醫院擁有廣州商館、行商和在華外人的贊助，以及華人的信賴與感謝，從 1827 年起經營得很順利，到 1832 年時卻出現了問題。商館醫生皮爾遜離華返英，由郭雷樞繼任，工作與責任加重，不能再如擔任助理醫生時經常留守澳門，而必須在貿易季隨同商館人員前往廣州大約半年時間，既然無法兩邊兼顧，郭雷樞只好在這年 10 月到廣州前關閉了已有五年之久的眼科醫院。

郭雷樞擔任廣州商館醫生兩年後，於 1834 年隨著英國對華體制更迭而改任駐華商務監督醫生 [134]。由於他和皮爾遜、李文斯頓一樣，都按東印

---

[132] Ibid.

[133] 紀依醫生撰寫的這次手術經過，刊登在 *The Lancet*, 1830-1831: 1, pp. 86-89, 'Removal of a tumour fifty-six pounds in weight, extending from beneath the umbilicus to the anterior border of the anus.' 此文歷經許多期刊轉載或節錄，例如 *The London Medical and Physical Journal*, new series, no. 59 (May 1831), pp. 414-418; *The Medico-Chirurgical Review*, no. 29 (April – July 1831), pp. 150-152; *CRM*, 3:2 (May 1835), pp. 489-496, 'The Chinese Peasant Ho Loo.'

[134] EIC/G/12/258, p. 3, '17 July 1834.'

度公司規定不得兼營商業，收入只靠薪水，自從改任商務監督醫生後，薪水雖然提高一些，卻少了原有的三餐與租屋兩項津貼，他估計實質收入減少約三分之一[135]，因此過去在東印度公司服務的年資能否獲得退休年金，直接關係到將來的生活條件，何況 1833 年他和美國女子(Caroline M. Shillaber)在澳門結婚生子後，家計的負擔日重，因此寫信向東印度公司請求退休年金，不料遭到拒絕[136]，他決定趁早另謀出路，而於 1838 年 5 月辭職離華[137]。回到英國的郭雷樞先在亞伯丁(Aberdeen)的國王學院(King's College)大學取得醫學學位，並於 1840 年重獲開業醫生資格，即定居在格羅斯特郡(Gloucester)的雀樂屯(Cheltenham)，在當地持續行醫至 1878 年為止，他在 1879 年 10 月 28 日過世，年八十二歲[138]。

在華十二年間，郭雷樞除了在業餘開設澳門眼科醫院，和本文前節所

---

135 EIC/G/12/262, p. 2, '15 May 1838.'

136 EIC/G/12/259, pp. 1-3, '1 May 1835;' EIC/G/12/262, p. 15, '20 July 1838.' 後來郭雷樞還是獲得了退休金每年四百英鎊，見 House of Commons Parliamentary Papers, 1847 (654), *Report from the Select Committee on Commercial Relations with China*, p. 441, Appendix No. 1, 'Consular Establishment in China;' ibid., 1849 (601), *Salaries, Pensions, &c. Return to an address of the Honourable the House of Commons, dated 7 March 1849*, p. 175, 'List of Persons receiving Salaries.'。郭雷樞申請退休金被拒多年後又能失而復得的原因，據他的訃聞及傳文中都提到，在他離華後，包含葡人的在華外人集體為他陳情，希望英國政府崇功報德發給他退休年金，結果驚動首相巴麥尊(Lord Palmerston)出面而促成其事(*Proceedings of the Royal Society of Edinburgh*, vol. 10 (November 1878 to July 1880), p. 339, 'Dr. Thomas Richardson Colledge;' *The Medical Times and Gazette*, 15 November 1879, p. 568, 'Obituary;' *Dictionary of National Biography* (London: Oxford University Press, 1917-), vol. 4, p. 787, 'Thomas Richardson Colledge.')。

137 *CRW*, 15 May 1838, p. 81.

138 F. M. Martin, *Thomas Richardson Colledge*, p. 7. *Proceedings of the Royal Society of Edinburgh*, vol. 10, p. 339, 'Dr. Thomas Richardson Colledge;' *The Medical Times and Gazette*, 15 November 1879, p. 568, 'Obituary.' *CMMJ*, vol. 2, no. 2 (June 1888), pp. 40-46, J. C. Thomson, 'Thomas Richardson Colledge.'

述的建議設立醫院船之外，還在1828年間主持或至少參與廣州診所(Canton Dispensary)的成立 [139]，但成立後由美國醫生布萊福(James H. Bradford)照料，而英國醫生柯克斯也曾在 1832 年後協助。這家診所模仿澳門眼科醫院，也以華人為主要對象，同樣是免費義診，但不收住院病人，而就診的華人仍然川流不息，每天一早便有各種病症的患者在診所前等候開門 [140]，但 1835 年布萊福返美，廣州診所也結束了。至於郭雷樞於 1835 年首先提倡由各國派遣傳教醫生到中國 [141]，並於 1838 年聯合同志在廣州創立「在華醫藥傳教會」(The Medical Missionary Society in China)[142]，由他擔任會長一職，即使他在不久後即離華，仍遙領會長一職終身，「在華醫藥傳教會」的創立對於拓展此後西醫來華的影響更為顯著遠大 [143]，但因無關東印度公司或駐華商務監督，不在本文的範圍之內。

139 郭雷樞究竟主持或只是參與廣州診所的成立，尚有待釐清。《中華叢論》於 1833 年 10 月報導廣州診所消息時，只說澳門眼科醫院成立的翌年(1828)，廣州的醫生們效法其例而成立廣州診所，並未提到這些醫生的姓名與成立經過(*CRM*, 2:6 (October 1833), pp. 276-277, 'Canton Dispensary')；而 1834 年龍斯泰(Andrew Ljungstedt)化名「慈善家」(A Philanthropist)撰寫出版的《澳門眼科醫院紀略》(*A Brief Account of an Ophthalmic Institution*)一書，則說廣州診所是「郭雷樞在布萊福的協助下奠定基礎」(p. 22)；但布萊福傳記的作者歐伯侯澤(Ellis P. Oberholtzer)卻說，當時由一些在華美國商人支付薪水的布萊福，被選定來開辦及主持這家類似澳門眼科醫院的廣州診所，歐氏並進一步認為眼科醫院由郭雷樞創立，而廣州診所的成功則完全歸之布萊福，見 E. P. Oberholtzer, *Philadelphia: A History of the City and Its People* (Philadelphia: S. J. Clarke Publishing Co., 1912), vol. 4, pp. 345-347, 'James H. Bradford.'。

140 A Philanthropist, A Brief Account of an Ophthalmic Institution, pp. 22-23.

141 *CRM*, 4:8 (December 1835), pp. 386-389, T. R. Colledge, 'Suggestions with regard to Employing Medical Practitioners as Missionaries to China.'

142 *CRM*, 7:1 (May 1838), pp. 32-44, 'Medical Missionary Society: Regulations and Resolutions, Adopted at a Public Meeting Held at Canton on the 21st of February, 1838.'

143 關於「在華醫藥傳教會」的研究，參見吳義雄，《開端與進展：華南近代基督教史論集》（臺北：宇宙光出版社，2006），頁 31-54，「醫務傳道方法與「中國醫務傳道會」的早期活動」。

結　語

在十九世紀初年，天主教傳教士在華醫學活動顯得低沈停滯，基督教的傳教醫生也尚未能大舉來華之際，英國東印度公司在中國卻有積極而重要的醫學活動。東印度公司的董事會在意的只是商業利益，對於傳播西方醫學來華並沒有太大興趣或主動作為，因此在廣州商館熱切期盼送何魯到倫敦手術，以便向華人展現英國進步的醫學時，董事會的回應僅是有些勉強地「不反對」('have no object')；他們對於皮爾遜和郭雷樞在本分以外的慈善工作也無動於衷，因此拒絕在退休年金上給予適當的回報等等。儘管如此，不能否認的是董事會在十九世紀初年決定禁止廣州商館醫生兼營商業，不但讓商館醫生從此專心於本業，更是促成他們進一步積極引介西醫來華的一項關鍵因素。

相對於董事會的消極被動，公司派在印度與中國等地的各級人員，雖說不到熱中的程度，至少是具有相當積極的意願進行其事，從印度大總督以下致力於傳播牛痘來華，而且還一再地嘗試；在廣州商館方面，歷任大班沒有例外地總是贊助商館醫生的行動，或者為他們的行事與福利向董事會美言爭取；至於十九世紀初年的商館醫生，皮爾遜和郭雷樞兩人固然熱忱地以自己的專業免費施用於華人，即使是本文較少著墨的李文斯頓，同樣在業餘關懷華人，參與皮爾遜的推廣牛痘接種，有時一星期接種多達五百名華人 [144]，不過，李文斯頓下了較多功夫在調查中國的醫藥疾病和自

---

[144] *The New Monthly Magazine*, 14: 83 (1 December 1820), p. 677, 'Vaccination.' 此文摘錄李文斯頓於 1820 年 3 月 25 日從澳門寫給英國國會議員休姆(Joseph Hume)信函的內容。

然博物，並撰文多篇向西方報導介紹[145]，他在中西文化交流中從事的是另一個面向的工作。

東印度公司人員引介西醫來華的積極態度與慈善作為，顯示一般人對他們唯利是圖的刻板印象並不完全妥當。不過，如果將他們的引介西醫，解讀為完全出於對華人的慈善之心，則不免是一廂情願與過甚其詞，他們的善意無可懷疑，但他們同時也是基於英國和東印度公司的國家與商業雙重利益，期望藉著展現西方近代醫學的進步與成就，讓中國人改變對他們的印象，從而改善雙方的關係，得以比較順利地進行商業活動。如前文所述，印度大總督衛斯理相信，引介牛痘至華對於東印度公司和英國都有重要的正面利益；而廣州商館決定送何魯到倫敦手術時，考慮的重點也是此舉有助於提升東印度公司在中國的形象；至於郭雷樞則說得更為清楚，他免費為華人治病，既是為了行善而行善，也有感於此舉可以提高他自己和東印度公司在華人中的聲譽[146]。

在引介牛痘接種、籌設船員醫院，及治療疾病等三項醫學活動中，牛痘接種和治療疾病都以中國人為對象，而中國人也很快地接受與合作，並一定程度地獲得政府官員的同意或默許，至於不以華人為對象的船員醫

[145] 李文斯頓出版的相關文章，至少有以下七篇：*The Indo-Chinese Gleaner*, no. 15 (January 1821), pp. 5-8, John Livingstone, 'Treatment of Certain Diseases by Chinese Doctors;' *Edinburgh Philosophical Journal*, vol. 1(1819), pp. 116-117, J. Livingstone, 'Account of an Improved Hygrometer;' vol. 5 (1821), pp. 132-137, 'Account of a Chinese Lusus Naturæ;' vol. 6(1822), pp. 156-161, J. Livingstone, 'Account of the Thermal Springs of Yom-Mack;' vol. 7(1822), pp. 216-218, J. Livingstone, 'Additional Observations on the Chinese Lusus Naturæ;' *The Philadelphia Journal of the Medical and Physical Sciences*, vol. 2 (1821), pp. 148-153, J. Livingstone, 'An Account of a Lusus Naturæ;' *Transactions of the Horticultural Society of London*, vol. 4 (1822), pp. 224-231, 'Account of the Method of Dwarfing Trees and Shrubs, as Practised by the Chinese.'

[146] EIC/G/12/259, pp. 1-3, '1 May 1835.'

院，雖先後經商館大班、商務監督與英商積極進行籌設，卻難以獲得中國政府的認同終告失敗。這種情況顯示，醫學的國際傳播絕不只是醫學專業的問題而已，牽涉所及的還有傳與受雙方的政治、社會、商業，甚至心理等許多因素的彼此交互作用，到了基督教傳教士接替東印度公司醫生成為在華傳播西醫的重要動力時，又加上了宗教的因素。

2

傳教與醫學：伯駕與新加坡華人

緒 言

醫病施藥一向是基督教的傳教事工之一，十九世紀初年開始對華人傳教後也不例外。第一位中國傳教士馬禮遜來華前，曾接受短期的醫學訓練，來華後也在澳門開設過診所，雇用中國醫生看診[1]。後來在東南亞的傳教士如巴達維亞的麥都思（Walter H. Medhurst）、檳榔嶼的戴爾（Samuel Dyer）等人，也曾藉著醫藥輔助傳教[2]。不過，這些都是短期或輔助的性質，而專注對華人進行醫藥傳教是從美部會(American Board of Commissioners for

---

*本文原收在筆者，《基督教與新加坡華人 1819-1846》(臺北：清華大學出版社，2011)，頁 131-145。略有修訂後收入本書。

[1] LMS/CH/SC, 1.1.A., Robert Morrison to George Burder, 14 Pitt Street, Fitzroy Square, London, 30 October 1805; 2.1.D., R. Morrison to G. Burder, Canton, 14 November 1820.

[2] LMS/UG/BA, 2.A., Walter H. Medhurst to the Directors of the LMS, Batavia, 23 August 1823; 2.B., W. H. Medhurst to the Directors, Batavia, 1 September 1824; 2.C., W. H. Medhurst to the Directors, Batavia, 4 January 1825; LMS/UG/PN, 2.5.C., Thomas Beighton & Samuel Dyer to J. Arundel, Penang, 21 November 1827; 3.2.B., S. Dyer to William Orme, Penang, 7 August 1830.

Foreign Missions)派遣的伯駕（Peter Parker）開始，兼具醫生與傳教士資格的他在 1834 年到中國後，翌年在廣州十三行創辦眼科醫院 (Ophthalmic Hospital at Canton)，是所有基督教在華醫院的第一家，他又是 1838 年成立的「在華醫藥傳教會」(Medical Missionary Society in China) 主要發起人之一，可說是引介近代西方醫學到中國的先驅之一。

但是，伯駕從抵達中國後至開辦廣州眼科醫院以前，曾先到新加坡開辦一家「華人眼科醫院與藥局」(Eye Infirmary and Dispensary for Chinese)，為新加坡華人服務八個月之久。伯駕這段經歷迄今少有人討論 [3]，但其實非常重要，因為對於當時剛獲得醫生資格的伯駕而言，在新加坡懸壺以濟華人的經驗，是他在華進行醫藥傳教之前難得的實習機會 [4]，不但有助於他在廣州開辦眼科醫院，也是基督教對所有華人醫藥傳教事業的開端，深具歷史意義。本文探討伯駕在新加坡行醫與傳教的經歷，以及當地華人對西方醫術的反應。

一、伯駕到新加坡的緣由

伯駕是美部會派到中國的傳教醫生，何以在抵達中國後，又轉而南下到新加坡？

---

[3] 關於伯駕的華文論著雖多，探討他在新加坡的經歷者僅見莊欽永，「伯駕醫生在新加坡」，《南洋商報》1982 年 9 月 13 日；西文論著參見 George B. Stevens & W. Fisher Markwick, *The Life, Letters, and Journals of the Rev. and Hon. Peter Parker, M.D.* (Boston, 1895), pp. 106-117; Edward V. Gulick, *Peter Parker and the Opening of China* (Cambridge, Mass., 1973), pp. 36-40。

[4] 伯駕於 1834 年 3 月獲得醫生資格後，忙於準備 6 月來華事宜，只在紐約一家眼科醫院實習一個星期而已 (Gulick, *Peter Parker and the Opening of China*, p. 19)。

1830 年代初，基督教的中國傳教情勢有相當大的變化。以往二十餘年傳教士困處廣州澳門與海外東南亞，以等待中國開門的局面雖然依舊，但因為郭實獵(Karl F. A. Gützlaff)一再突破中國海防登陸沿岸各處，又善於利用書刊宣傳「中國已經打開」('China Opened') 的說法，在包括美國在內的西方傳教界掀起熱烈浪漫的嚮往，認為傳教活動應該可以擴及廣州以北之地。

在 1830 年代前期就讀神學院與醫學院的伯駕，正身處這一陣中國傳教的熱潮中，他在 1831 年 10 月申請成為美部會傳教士時，已表達前往中國的志願並獲得美部會同意 [5]；而郭實獵於 1833 年在美出版的《中國沿海兩次航行記》(*The Journal of Two Voyages along the Coast of China in 1831 & 1832*) [6]，與美部會的月刊《傳教先鋒》(*The Missionary Herald*) 及裨治文編印的《中華叢論》上，經常刊登郭實獵在中國的行動消息與書信內容，都是伯駕熟悉而嚮往的事。因此 1834 年 1 月他在準備來華期間，才會向美部會提出「到中國東部沿海傳教」的要求，而對此有同樣期待的美部會也告訴他隨時可以進行嘗試 [7]；所以美部會在他出發來華前夕發給的「工作指示」中，對於他未來可能的駐地只提天津、寧波等「中國境內便利之處」，而不提已駐有裨治文等三名傳教士，但仍被認為是邊境所在的廣州 [8]。

1834 年 10 月 26 日伯駕抵達廣州後，和裨治文等弟兄商討自己的去

---

[5] Stevens & Markwick, *The Life, Letters, and Journals of Peter Parker*, pp. 56, 57.

[6] Charles Gutzlaff, *The Journal of Two Voyages along the Coast of China in 1831 & 1832.* New York, 1833.

[7] ABCFM/Unit 1/ABC 2.01, vol. 2, Rufus Anderson to Peter Parker, Missionary Rooms, Boston, 16 January 1834.

[8] Stevens & Markwick, *The Life, Letters, and Journals of Peter Parker*, p. 83.

處，弟兄們勸他留在廣州，學習官話與廣東方言，行醫並和華人相處[9]。但是，一個月後郭實獵從北方回到廣州，伯駕和自己仰慕多年的這位不凡人物第一次見面，在日誌中詳記對郭實獵積極行動異於常人的深刻印象[10]。郭實獵強烈主張伯駕如果想到沿海傳教，應該立即前往新加坡做好準備。伯駕本已決定接受裨治文等人的勸說留在廣州，郭實獵的意見讓他又動搖猶豫起來，重新考慮前往新加坡或留在廣州的利弊得失，並請教裨治文和大力協助他們的美國商人歐立芬 (David W. C. Olyphant) 等人後，覺得還是北上沿海傳教比較符合美部會和自己原來的期待，而到新加坡既可以自由學習中國語文，又能自由向當地華人傳教，有利於準備未來在福建等地的事工；若留在廣州，只能學習廣東方言，又不能和中國人自由交往。歐立芬也認為，廣州的傳教環境若不能開放一些，即使再增加一名傳教士也沒太大意義，因此贊成伯駕放眼於沿海傳教為宜。伯駕終於改變心意，接受郭實獵的建議，進行原來根本不在預定中的新加坡之行[11]。

美部會接到他前往新加坡進行準備的消息，也表示滿意與贊同，認為若要證實郭實獵在中國沿海的成功，究竟純係他個人特質因素所致，或是別人也可能達到同樣的成就，甚至建立永久性的佈道站，伯駕此舉確有必要[12]。

---

9 ABCFM/Unit 3/ABC 16.3.8., vol. 1, P. Parker to R. Anderson, Canton, 30 October 1834, 'Journal, 31 October & 27 November 1834.'

10 Ibid., 'Journal, 25 November 1834.'

11 Ibid., 'Journal, 27 November 1834.'

12 ABCFM/Unit 1/ABC 2.01, vol. 3, R. Anderson to the Brethren of the China Mission, Boston, 28 May 1835; ibid., R. Anderson to P. Parker, no place,10 July 1835.

二、伯駕的醫藥活動

1834 年 12 月 24 日下午，伯駕抵達新加坡，見過先五個月到的美部會弟兄帝禮士(Ira Tracy)，和本地的美國領事巴列斯特(Joseph Balestier)。翌晨參加聖公會牧師主持的聖誕禮拜，第三天由帝禮士和新加坡學院義塾校長穆爾(J. H. Moor)陪同，走訪一些華人，目的在覓雇語文教師，並傳播自己將在本地免費治病的消息。結果雇用了一名教閩南口語卻不識中文的吳先生 (Go Seen Seng)，從 12 月 27 日起教學，而看診則從 1835 年 1 月 1 日開始[13]，地點在新加坡河南岸華人區的「馬禮遜之家」(The Morrison House)。這是 1823 年馬禮遜訪問新加坡期間購地建造的一棟兩層樓房產，準備辦理學校做為教室，或做為書局售賣基督教書刊之用，不過建好後並未實行，只委託穆爾代為管理[14]。帝禮士到新加坡後不久租下，卻和位於河北岸的美部會佈道站有一段距離，伯駕來後住在此地，開設眼科診所與藥局，還接受一些病患住院，此外他也在此舉行主日禮拜，還兼做佈道站華人義學之用。伯駕自己描述，馬禮遜之家位於牛車水市場之北一個街口的距離，包含約四分之三英畝的空地、廚房和馬廄，伯駕說自己相當佩服馬禮遜的智慧和前瞻，才會選購這處鄰近海邊、有益健康而又位居眾多華

---

[13] ABCFM/Unit 3/ABC 16.3.8., vol. 1, P. Parker to R. Anderson, Singapore, 27 March 1835, 'Journal, 24 December 1834 to 27 March 1835.'

[14] 現存的馬禮遜各項檔案資料中，未見他明確指出這棟房產的位置。但 1836 年 7 月 14 日穆爾在自己主編的《新加坡自由西報》(*The Singapore Free Press*)上刊登房屋招租廣告，說明是一棟位於北京街與廈門街的轉角並鄰近直落亞逸的大屋，不久前由帝禮士租用做為藥局及學校教室(*The Singapore Free Press*, 14 July 1836.)。這棟房屋顯然就是「馬禮遜之家」。承蒙新加坡莊欽永博士提供此項信息，謹致謝忱。

人之中的房地產[15]。

伯駕免費治病的消息傳開以後，求診的華人開始逐日增加，1 月 16 日為止的人數，合計只有 30 至 40 人，到 2 月 10 日則已大幅增加至 200 餘人，死亡者 3 人[16]；又過了三個多月，帝禮士於 5 月 19 日報導，平均一天診治 45 人次，合計則已超過 600 人[17]；再到 8 月 12 日伯駕離開新加坡的一星期前，已為總共大約 1,000 名華人治療過疾病，其中死亡者不到 6 人[18]；等到他在 8 月 20 日離開時，診治過的病人合計已超過 1,000 人[19]。當時(1834)新加坡人口 26,329 人，其中華人占 10,767 人，他們大部分居住於城區，1835 至 1836 年時城區華人有 8,233 人[20]，因此曾經伯駕診治的病患，約佔全部華人的十分之一或八分之一左右，若再加上這些病患的家人親友鄰居等等，則受過或知道有伯駕治病的人數比例當更數倍於此，難怪伯駕到達新加坡才只一個月，他的閩南語教師認為，伯駕的大名在新加坡華人族群中已是家喻戶曉，他也經常成為人們談話時的主題[21]。

伯駕能在短期內招徠大量病人上門的原因如下：

---

[15] ABCFM/Unit 3/ABC 16.3.8., vol. 1, P. Parker to R. Anderson, Singapore, 19 February 1835.

[16] Ibid., P. Parker to R. Anderson, Singapore, 27 March 1835, 'Journal, 16 January & 10 February 1835.'

[17] ABCFM/Unit 3/ABC 16.2.1, vol. 1, Ira Tracy to R. Anderson, Singapore, 19 May, 1835.

[18] ABCFM/Unit 3/ABC 16.3.8., vol. 1, P. Parker to R. Anderson, Canton, 12 September 1835, 'Journal, 12 August 1835.'

[19] *CRM*, 4:10 (February 1836), p. 461, 'Ophthalmic Hospital at Canton.'

[20] T. J. Newbold, *Political and Statistical Account of the British Settlements in the Straits of Malacca* (London, 1839), vol. 1, p. 283, 'Censuses of Singapore from 1824 to 1836;' p. 286.

[21] ABCFM/Unit 3/ABC 16.3.8., vol. 1, P. Parker to R. Anderson, Singapore, 27 March 1835, 'Journal, 24 January 1835.'

第一自然是他免費治病的緣故。當他初到新加坡向華人表示將如此做時，自己已經感到華人對此頗為高興[22]；隨後病人接踵而來，而且經常是日出前就已在醫院門前等候就診，他也忙得很難在中午十二時用餐，有時候連晚上大部分時間也用於照顧病人[23]。一開始伯駕不僅不取分文，連病人感謝的禮物也不收，一名病人由父母陪同送來兩隻雞，他還請對方深切體認，他是出於對華人的真情友誼而不收任何酬勞；他同時在日誌中說明，華人醫生慣於接受病人禮物做為酬勞，他不願意在華人的心目中，自己和華人醫生的形象混為一談，因而不願收受禮物[24]。不過，後來可能是拗不過病人的心意，還是接受了各樣的土產食品水果，例如他和帝禮士在訪問一艘潮州來的貿易船時，由於他先已為船上一名病人診治多日，因此受到船長與船工的熱情接待，還不得不依對方要求收下橘子等物[25]。

第二是伯駕的醫術。新加坡另有西人醫生，卻和華人沒有甚麼關係，而伯駕專以華人為診治對象，診治的病症又不限於眼科，還包括刀槍傷害、口腔、皮膚、腫瘤、鴉片煙癮等不一而足，等於是華人和近代西方醫藥之間較為廣泛的初期接觸。伯駕在日誌中記載華人對於西方醫學的初步反應，很少有人會拒絕內服藥物，但他們卻相當恐懼較為陌生的外科手術，連簡單的抽血也認為非常嚴重的事，一名眼睛長翼狀肉的病人，在伯駕為他動手術前兩度嚇得昏厥過去，有些病人則擔憂拔牙後如何能夠止血，至於害怕在眼前晃動的鉗子和手術刀更是常見[26]。伯駕以醫術一一克服病人

---

[22] Ibid., 'Journal, 26 January 1835.'

[23] Ibid., 'Journal, 18 January 1835.'

[24] Ibid., 'Journal, 16 January 1835.'

[25] Ibid., 'Journal, 31 January 1835.'

[26] Ibid., 'Journal, 16 January 1835.'

的恐懼感，一名希武(Hee Boo)的華人，三年前在福建一場戰爭中遭到槍傷，子彈留在手臂，傷口還有膿腫，遍請華人醫生都束手無策，伯駕在數分鐘內即取出子彈[27]。他為一名商人的牙槽突起進行手術時，還請幾名華人在場觀看他動刀的經過，讓華人對他的醫術大為驚服，不斷反覆地說沒有華人醫生能有如此高明的醫術[28]。像這些經伯駕治癒或親眼目睹他展現西方近代醫術的華人，他們對於西醫的新鮮經驗便成為對伯駕最好的口碑。

第三是伯駕的態度。他對於就診的華人總是以「視病如親」的態度相待，例如有艘潮州貿易船的一名船工染患嚴重的肺炎，伯駕將他接到家中就近照料，十天後不幸死亡，臨終前夕伯駕陪在他身旁看顧連續達數小時，其間伯駕還不禁想起自己九年前過世的父親；船工死後，伯駕更幫忙料理喪葬事宜，還提議由自己寫信，請船長帶回慰問死者在中國的妻子兒女；船工臨終之際，伯駕還有些擔心船長等人會怪罪於他，結果對方滿口稱他為「功德之人」('meritorious man')，說是即使死者的父親也不會比伯駕做得更好[29]。另一個例子是曾受雇於新加坡創建者來佛士(Thomas S. Raffles)的一名華人畫工，伯駕見到他時已經渾身是病，有白內障、雙肘腫瘤、兩膝無法直立，兩手也因風濕而難以伸展，已有三年不能行走，結果伯駕以馬車載他到醫院診治，路旁就有華人稱讚伯駕「至好心」[30]。第三個例子是有天晚上伯駕前往一名華人家中為其男孩治病，離開後他自己也因不適嘔吐，累倒在帝禮士家中，稍後男孩家人慌張前來報信，說是男孩情況危急，家長已急得大哭，伯駕馬上一躍而起，顧不得等候轎子，即儘速步行

[27] Ibid., 'Journal, 18 January 1835.'

[28] Ibid., 'Journal, 24 January 1835.'

[29] Ibid., 'Journal, 31 January, 7, 10 & 11 February, 1835.'

[30] Ibid., 'Journal, 28 February 1835.' 伯駕的日誌中寫有這三個華文，字跡工整，應該是請華人以毛筆寫上的。

趕往一英里外的男孩家中探視[31]。以上三者並非僅有的例子，這些都能贏得華人對他的好感與信任。

前來求伯駕醫治的華人遍及各個階層，例如他認為聰明可敬的一名和尚，雙眼已喪失部分視力，左眼還長了翼狀肉；伯駕決定立即為他手術，和尚也馬上接受，手術後伯駕問他痛否，和尚帶有哲意地回答說，如果你切到自身會不痛嗎？接著又說只是一點痛而已；伯駕送和尚一些書，包含《使徒行傳》和米憐(William Milne)的《聖書節解》、《進小門走窄路》等書，並說自己將樂於閱讀和尚的書，但伯駕沒有記載是否收到對方的贈書[32]。有一名窮困至極的華人住在長僅容身、寬則為長度一半的水邊隔間中，潮水漲時幾乎滿至地板，由於長時暴露於潮濕不潔的環境中，而且衣不蔽體，導致多處皮膚潰爛，並已發燒達四星期之久，伯駕不忍心見他斷送生命，便帶他回醫院治療，一個月後恢復至可以四下走動，還生平第一次參加了主日禮拜[33]。

1830 年代新加坡水域的馬來海盜燒殺擄掠，極為猖獗，美國浸信傳教會的粦為仁(William Dean)與鍾斯(J. T. Jones)都曾受到嚴重傷害[34]，而伯駕從新加坡到馬六甲途中，也遭遇有驚無險的騷擾[35]；因此他曾幾度為受海盜之害的華人治療，最嚴重的一次在 1835 年 7 月底，有五名華人同時受到槍傷，其中兩人傷勢嚴重到伯駕必須請西人醫生會診諮商，伯駕分別到第二、三天才找到兩人體內的子彈，並開刀手術取出，不到十天病人已可下

[31] Ibid., 'Journal, 24 January 1835.'

[32] Ibid., 'Journal, 10 February 1835.'

[33] Ibid., 'Journal, 27 February & 27 March 1835.'

[34] Ibid., P. Parker to R. Anderson, Singapore, 19 April 1835.

[35] Ibid., P. Parker to R. Anderson, Singapore, 11 July 1835, 'Journal, 30 April 1835.'

床走動，病人及其親友也不停地感謝伯駕的救命之恩[36]。這次海盜事件受害者較多，到醫院探視傷者的親友也超過五十人，可能因而傳播較廣，一位華人富商滄浪 (Chong Long) 聽說此事後，特地前來拜訪伯駕，問他是否就是傳聞剖開受害人腹腔取出子彈，多方照護而又不收任何報酬的那位「英國」醫生[37]。

伯駕從 1834 年 12 月 24 日抵達新加坡，到 1835 年 8 月 20 日離開前往中國的八個月期間，除了 4 月底至 6 月初前往馬六甲的一個半月外，都在為新加坡華人免費治病。

三、伯駕的傳教活動

伯駕是合格的醫生，也是按立過的傳教士。對他和美部會而言，醫藥畢竟只是傳播基督教福音的手段或工具，他的目的不僅是通過醫藥治療華人的肉體，更在於拯救他們的靈魂，希望華人能因此而接受基督教信仰，因此伯駕十分在意隨時傳播福音的機會。

對於新上門的病人，伯駕或帝禮士在問明他們識字後，都會給予一部傳教小冊，並要求他們仔細閱讀[38]。例如被海盜槍傷的那位華人和不少親友都識字，伯駕因此供應他們不少圖書，也從置於桌上翻開的書認定他們

---

[36] Ibid., P. Parker to R. Anderson, Singapore, 11 August 1835, 'Journal, 26 to 28 July, 2 & 4 August 1835.'

[37] Ibid., P. Parker to R. Anderson, Singapore, 12 September 1835, 'Journal, 12 August 1835.' 伯駕沒有記下這名富商的姓，但應該就是當時新加坡華人領袖之一的蔡滄浪。

[38] ABCFM/Unit 3/ABC 16.2.1, vol. 1, I. Tracy to R. Anderson, Singapore, 19 May, 1835.

確已讀過，伯駕特地聽了那位傷者在閱讀後敘述內容大意，還問對方是否愛耶穌，對方答說如果不愛就不會讀了。伯駕因而高興地覺得，傷者及其親友在一個多星期間已經受到了福音的影響，伯駕告訴傷者，如果因為被海盜槍傷而使得他認識福音，並進而使自己和親友的靈魂都得到拯救，那將是他畢生蒙受的最大恩典；伯駕說對方對此表示認同[39]。這名傷者稍後也參加主日禮拜，但沒有進一步的信仰。除了供應圖書，伯駕通常會在病人向他說「感謝先生」之際，告訴對方應該說「感謝上帝」才是，並進一步說明自己是上帝差遣來治療他們的，而他們能夠治癒康復則是出於上帝的恩典[40]。

伯駕雖然忙於醫務，卻相當積極地舉辦華人主日禮拜。他初到新加坡時，只比他先五個月到的帝禮士對閩南語尚無把握，因此未曾舉行華人主日禮拜，伯駕更是才初學閩南語，必須通過翻譯才能和華人溝通，但他仍決定儘早在醫院中舉行禮拜。第一次於 1835 年 2 月 8 日下午舉行，伯駕直到當天早晨才出其不意地通知帝禮士主持，帝禮士儘管覺得時間緊迫而感到惶恐，也只能努力而為。屆時帝禮士先以閩南語祈禱，接著由他的中文教師代為宣讀經文，帝禮士再略做講解，有些聽眾還插嘴發表己見，最後大家同唸馬禮遜所撰的祈禱文作為結束。儘管參加的華人不多，帝禮士也講得結巴不順，但伯駕當場想到自己從醫治華人身體出發，有可能導致拯救他們靈魂的結果，不禁激動得熱淚盈眶[41]。

---

[39] ABCFM/Unit 3/ABC 16.3.8., vol. 1, P. Parker to R. Anderson, Singapore, 11 August 1835, 'Journal, 28 July, 2 & 4 August 1835.'

[40] Ibid., 'Journal, 28 July & 2 August 1835.'

[41] Ibid., P. Parker to R. Anderson, Singapore, 27 March 1835, 'Journal, 8 February 1835;' ABCFM/Unit 3/ABC 16.2.1, vol. 1, I. Tracy to R. Anderson, Singapore, 19 May, 1835; ibid., I. Tracy to Daniel Wild, Singapore, 31 December 1835.

這項醫院中的主日禮拜第一次只有 7 名華人參加，多數是伯駕的病人[42]；稍後他將禮拜時間從下午改成上午七時，以適合早起求診的華人參加，人數便陸續增多，到 3 月 15 日時已有 50 人左右，伯駕看到這麼多華人穿著他們傳統的服裝，跪下崇拜上帝時，在他們幾乎削光的頭皮上，後腦杓的髮辮一致垂至地面，形成一幅新奇的畫面，令他心中十分感動[43]。此後參加禮拜的華人維持在 50 至 60 人左右，包括約 20 名義學學生、8 至 10 名佈道站雇用的印工與教師，以及大約 30 名病患等[44]。除了帝禮士以閩南語主持禮拜外，伯駕的英文講道一直是由曾就讀馬六甲英華書院的何先生(Ho Seen Seng)為他翻譯，到 1835 年 8 月 16 日他最後一次參加禮拜，才以閩南語當眾祈禱[45]，這也是他生平唯一以此種方言公開祈禱的一次，因為幾天後他離開新加坡前往中國，即放棄閩南語而改學廣東方言了。

伯駕和帝禮士注意到有些參加禮拜的華人顯得非常虔誠，因此在 8 月初邀請他們到醫院給予特別輔導，共有十八人前來，當場有五人請求受洗，伯駕和帝禮士準備接受對教義最有認識，觀念也較為正確的阿喜 (Ah He) 和齊琥 (Chae Hoo) 兩人。前者是伯駕的病人，其基督教知識來自閱讀傳教士分送的圖書；後者並非病人，但曾受雇於倫敦會的湯林(Jacob Tomlin)與美部會的雅裨理(David Abeel)兩名傳教士。伯駕和兩人進行個別談話考

---

[42] ABCFM/Unit 3 ABC 16.3.8., vol. 1, 'Journal, 8 February 1835.'

[43] Ibid., 'Journal, 15 March 1835.'

[44] ABCFM/Unit 3/ABC 16.2.1., vol. 1, I. Tracy to R. Anderson, Singapore, 10 August 1935. 這些主日禮拜的情形，帝禮士在寫給美部會秘書的信中另有報導，內容大同小異，參見 ibid., I. Tracy to R. Anderson, Singapore, 19 May 1835; ibid., I. Tracy to Daniel Wild, Singapore, 31 December 1835.

[45] ABCFM/Unit 3/ABC 16.3.8., vol. 1, P. Parker to R. Anderson, Singapore, 12 September 1835, 'Journal, 16 August 1835.'

驗[46]，但他自己隨即在 8 月 20 日離開新加坡，稍後才由帝禮士在 1835 年 10 月 11 日為齊琥一人施洗，成為新加坡歷史上第一位華人基督徒[47]。齊琥不是直接因為伯駕醫療的結果而接受信仰，但確是在伯駕營造的環境下，參加醫院的禮拜而成為基督徒。

四、後續醫藥活動

伯駕離開新加坡以後，美部會佈道站並沒有停止醫藥活動，因為早在伯駕到達本地兩個月後，帝禮士已認為這是一項對本地華人健康有益的善工，所以他自己從 1835 年 3 月 1 日起開始學習醫藥知識並實地工作，準備於伯駕離去後自己可以承擔其事[48]。

1835 年 8 月下旬起，帝禮士每天清晨從佈道站前往醫院，為華人開藥，平均每天超過 30 人次，有時多達 50 人次以上。但是，醫藥畢竟是一門專業，帝禮士承認自己知識不足，各種醫藥存量也不齊全，經常得煞費思量如何給病人藥物為宜，以致每天上午八、九點鐘結束這部分工作，要開始印刷或學校事工時，他自己卻已疲倦不堪了[49]。在伯駕離開後整整三個月內，帝禮士累計已為 450 名華人看診，包括成功地為 8 至 10 名鴉片煙癮者

---

[46] Ibid., P. Parker to R. Anderson, Singapore, 11 August 1835, 'Journal, 2, 4 & 5 August 1835.'

[47] 關於齊琥，參見筆者，《基督教與新加坡華人 1819-1846》，頁 244-247，「第一位華人基督徒」。

[48] ABCFM/Unit 3/ABC 16.2.1, vol. 1, I. Tracy to D. Wild, Singapore, 31 December 1835; ibid., I. Tracy to R. Anderson, Singapore, 20 November 1835.

[49] Ibid., I. Tracy to R. Anderson, Singapore, 27 October 1835.

戒除惡習，其中還有人吸食已達二十年之久[50]。帝禮士在1835年底最後一天報導，這一整年從伯駕開始總共醫治1,300餘人，他隨即於1836年2月5日補充，病人數目進一步達到1,518人，包括約兩百名吸食鴉片者，還有許多的酒鬼[51]。

帝禮士覺得難以獨自一人長期負擔醫藥事工，因此寄望1836年初新到的傳教士狄金森(James T. Dickinson)和阿姆斯 (William Arms) 可以分勞，但是兩人雖受過醫學訓練，對醫藥事工的意願不大，三人以輪流值班的方式照料了三個月，結果這種輪班方式使得華人求診的意願隨之降低；加以當時佈道站正大舉從事最主要的印刷出版事工，而且又剛開始辦理寄宿學校，更乏人手兼顧醫藥方面，因此1836年6月底佈道站的站務會議決議，自7月1日起關閉設在馬禮遜之家已經一年半的醫院與藥局[52]。

結語

伯駕新加坡之行的目的，是學習閩南語和適應華人社會，以等候時機北上福建傳教。在學習閩南語方面，美部會當初表示贊成他前往新加坡的決定時，已經特別叮囑他要在語言上多用功夫[53]；但實際上他卻投入過多

[50] ibid., I. Tracy to R. Anderson, Singapore, 20 November 1835.

[51] Ibid., I. Tracy to D. Wild, Singapore, 31 December 1835.

[52] ABCFM/Unit 3/ABC 16.2.5, vol. 1, Minutes, 28 June 1836; ABC 16.2.1, vol. 1, 'Second Annual Report of the Singapore Miss ion 1836.' 帝禮士報導說，此後他們仍施藥給零星到佈道站求診的華人，每天只有兩三人，都是貧困的窮人，佈道站有時還施給白米或金錢。(ibid., I. Tracy to D. Wild, Singapore, 31 December 1835.)

[53] ABCFM/Unit 1/ABC 2.01, vol. 3, R. Anderson to P. Parker, no place, 10 July 1835.

時間與精力於醫療工作，沒有如一般傳教士在最初一、二年以學習語言為主，因而他在語言方面沒有達成顯著的成果。他以出其不意的手法「強迫」帝禮士開口以閩南語講道，但是自己卻無法同樣做到，以致於主日禮拜時必須依賴翻譯講道，直到最後一次的主日禮拜，才以閩南語公開祈禱。甚至直到他離開新加坡一年多後的 1837 年，美部會秘書在寫給新加坡佈道站的公函中，仍要其他傳教士以伯駕等人的語文能力不足為鑑：「一名傳教士沒有任何理由可以在第一年中不專注於首要的語言學習，必須心無旁鶩 [54]。」

在適應新加坡華人社會方面，伯駕則是相當成功。他願意走出位於殖民區的佈道站而住進華人區，生活於華人當中，這不但是十九世紀前期新加坡所有傳教士中罕見的例外，也提升了華人就診的意願；加上他以進步的醫術和視病如親的態度免費為周遭的華人治病，因此較易於融入華人社會，當他上船離開新加坡回中國時，有些他治療過的病人特地陪伴他到船邊送行表示感謝，其中一位還說要買些東西好讓他在航程中食用 [55]。伯駕的日誌顯示，他和華人間僅有的一次糾紛，是一名竊賊趁夜進入馬禮遜之家，偷走義學塾師價值 40 西班牙銀元的財物，嫌疑犯被捉進監牢後，其同伴竟找塾師麻煩引起鬥毆，伯駕只好召來警察解決 [56]。兩天後，閩南人領袖「頭人」(‘Tow Lan’) 蔡土基 (Ch’wa To-Ke) 拜訪伯駕，為鬥毆者請求

---

[54] ABCFM/Unit 1/ ABC 2.1, vol. 3, R. Anderson to the Brethren of the Singapore Mission, Boston, 17 May 1837. 除伯駕外，此信中還提到三人：暹羅佈道站的傳教醫生布瑞理 (Dan B. Bradley)、廣州的裨治文，和新加坡的帝禮士。布瑞理和伯駕一樣專注於醫藥而忽略學習語文，裨治文則是過於投入編印《中華叢論》(*The Chinese Repository*)的緣故，至於帝禮士是先在廣州學官話，奉命轉到新加坡後改學閩南話，因此安德森認為他算是情有可原。

[55] ABCFM/Unit 3/ABC 16.3.8., vol. 1, P. Parker to R. Anderson, Singapore, 12 September 1835, ‘Journal, 20 August 1835.’

[56] Ibid., P. Parker to R. Anderson, Singapore, 11 August 1835, ‘Journal, 24 & 25 July 1835.’

原諒與和解；伯駕和帝禮士則藉機申明自己來到新加坡的美意，以及所作所為的各項善工，誠為所有華人之友，因此絕不願意見到華人有所敵意或破壞行為；對方承認華人中難免好壞都有，但保證此後不會再發生類似情事；伯駕與帝禮士又送對方圖書，並邀其參加主日禮拜，一場風波就在他既表明自己的立場態度，而又願意息事寧人的處理方式下獲得解決[57]。

伯駕或許會感到遺憾的是除了齊琥以外，沒有華人因為他的醫藥活動直接或間接影響而成為基督徒。也許八個月時間太短，不足以使較多的華人受到感召，也有可能是那些感激他治病救命的華人，參與主日禮拜跪下虔誠崇拜時，他們心目中的救主耶穌，就等同於觀音菩薩或媽祖以外又新增的一位西方神祇。

就醫療而言，伯駕的新加坡之行無疑很有收穫，不計前往馬六甲的那一個半月，他在六個半月期間為 1,000 名本地華人治病，加上他離開後帝禮士後續的 500 多人，已有超過十分之一的本地華人，對近代西方醫藥有了新鮮而深刻的體驗，而伯駕自己也等於完成了取得醫生資格後應有的實習經驗，誠如他自己所說，正是基於新加坡成功經驗的鼓勵，他在回到中國後兩個月即於廣州開設類似的眼科醫院[58]。

相對遺憾的是伯駕離開新加坡後的三年間，美部會陸續派到當地的傳教士中，有多達五人具備醫生資格或受過醫學訓練[59]，但他們不僅未能延續伯駕開創的醫藥事工，反而有如上述結束了華人相當能接受的這項活

57 Ibid., 'Journal, 27 July 1835.'

58 *CRM*, 4:10 (February 1836), p. 461, 'Ophthalmic Hospital at Canton.'

59 這五人是狄金森、阿姆斯、賀普(Matthew B. Hope)、崔斐理(Joseph S. Travelli)以及波乃耶(Dyer Ball)。

動。美部會的確無意在新加坡從事醫藥傳教，因為帝禮士的醫生弟弟史迪芬(Stephen Tracy)，追隨其兄投身美部會成為傳教士後，在 1837 年初表達希望能派駐新加坡，美部會秘書安德森答覆他，新加坡佈道站已經定位為專辦寄宿學校與印刷出版，將不派遣和這兩者無關的人駐在當地[60]。事實美部會派遣傳教醫生到各地佈道站，首要任務是照顧傳教弟兄的健康，行有餘力才為當地人治病，但誠如安德森在答覆史迪芬信中宣稱，美部會絕無意負擔既昂貴又費時的醫院，因為「治療肉體是偏離了拯救靈魂的主要目標」[61]。美部會對於回到廣州的伯駕也是同樣的態度，雖然支付他的薪水以及一般傳教醫生必要的器具和藥品費用，但不負擔他設立和維持醫院的費用[62]。

[60] ABCFM/Unit 3/ABC 16.2.6, vol. 2, R. Anderson to Stephen Tracy, Boston, 26 June, 1837.

[61] Ibid.

[62] ABCFM/Unit 1/ABC 2.1, vol. 2, R. Anderson to the Brethren of the China Mission, Boston, 28 May & 27 June 1838.

3

上海仁濟醫院的創辦人雒頡

緒 言

雒頡(William Lockhart, 1811-1896)是上海仁濟醫院的創辦人 [1]，他在西醫來華的歷史上有幾個很有意義的創舉：第一，他是倫敦傳教會(London Missionary Society)和英國最早來華的傳教醫生，在 1839 年初抵達中國，開啟了此後超過一百年的英國在華醫藥傳教事業；第二，雒頡在鴉片戰爭後於 1843 年成為第一位抵達上海的基督教傳教士，隨即創立著名的仁濟醫院，這家醫院一直是上海重要的醫院至今；第三，他在 1861 年時又成為率先進入北京的基督教傳教士，也隨即創立北京施醫院，後來演變成協和醫院至今。

由於這些歷史性的創舉及其影響力，雒頡是在華傳教醫學界和西醫在

[1] 仁濟醫院創立初期稱為「施醫院」或「施醫館」，到 1862 年醫院新建築落成時改稱「仁濟醫院」或「仁濟醫館」，英文名稱則先稱為 Chinese Hospital，有時也稱 Shantung Road Hospital，1928 年起改稱 Lester Chinese Hospital 等，本文為行文方便都稱為仁濟醫院。

華史上的重要人物，所以關於近代中國醫學史的各種論著經常提到他。但是，專門以他為對象的學術性論著卻相當罕見，甚至有研究者抱怨關於他的文獻史料太少了，只有他自己撰寫的《傳教醫生在中國》(*The Medical Missionary in China: A Narrative of Twenty Years' Experience*)等為數非常有限的文獻可用 [2]。

其實，關於雒頡的史料並不少，而且手稿與印刷品兩種形式都有。手稿中最重要的是保存在倫敦會檔案中的雒頡文獻，從 1837 年起到 1896 年止，延續六十年之久，其中單是他親筆所寫的書信就有六十餘封，加上他和其他傳教士聯名所寫、倫敦會秘書寫給他，以及其他傳教士信中提到他的各種內容，合計在一百封以上；此外還有倫敦會的理事會有關他的一些決議事項，他早年報名參加倫敦會的文件與推薦信，他在華期間的個人支出帳目等等，都是珍貴而重要的文獻。至於印刷形式的雒頡史料，最重要的是他在澳門、舟山、上海、北京等地辦理醫院的歷年年報，這些年報大部分以單冊形式出版問世，早期的則收在「在華醫藥傳教會」(Medical Missionary Society in China)的年報內，或由雜誌刊登轉載，合起來正好完整無缺；其他印刷的史料還有當時在華的英文報刊如《中華叢論》(*The Chinese Repository*)、《北華捷報》(*North China Herald*)以及在英美的報刊，時常報導他的醫療活動，或刊登他的單篇作品，或評論他的書與言論等等。1995 年時雒頡後人又將他的一些家庭信件打字本公諸於世 [3]。以上這些手稿和印刷的史料合計，數量已經相當可觀而且重要，足以作為研究這位重

---

[2] Ronald B. Dietrick, *The Man the Church Forgot: And Other Early Medical Missionaries Who Made a Difference* (Maitland, Fl.: Xulon Press, 2007), p. 77. W. Lockhart, *The Medical Missionary in China: A Narrative of Twenty Years Experience*. London: Hurst and Blackett, 1861.

[3] *The Lockhart Correspondence: Transcripts of Letters to and from Dr. William Lockhart (1811-1896) and His Family*. n. p.: A. P. Hughes, 1995. SOAS Library: MS 380645.

要的在華傳教醫生的史料。

既然不乏史料，何以又少見專以雒頡為對象的論著？這和他的手稿書法相當難以辨識有關，早年他的姐姐已不只一次說他的書法實在過於潦草難認[4]，後來倫敦會秘書也常要助手先謄清他的來信才容易辨識[5]，而近年他的後人特地費心將其家庭信件內容打字後公開，卻仍留下許多無法辨識的部分[6]。因此要利用上述他留下的各種史料進行研究，最大的困難在於辨認解讀他的手稿筆跡，這需要極大的耐心才能進行。

本文就以倫敦會的手稿檔案與雒頡的醫院年報為主要依據，再參考其他的相關史料，以年代先後為經、言論行事為緯，探討他來華的原因與經過、在華初期五年的活動、在上海創立與經營仁濟醫院的情形，以及他第二次來華進入北京建立施醫院的狀況等，希望能比較深入而清楚地勾勒出這位西醫來華史上重要人物的思想言行，以及他所代表的十九世紀中葉西醫在華的角色與處境。

一、來華背景、原因與經過

1811 年 10 月 3 日，雒頡出生於英國第二大港埠利物浦(Liverpool)的一個基督教家庭。他的祖父自蘇格蘭移居利物浦，經營紙張小生意，父親則

---

[4] Ibid., pp. 29-30, Eliza Lockhart to William Lockhart, Liverpool, 21 May 1833; ibid., pp. 36-37, E. Lockhart to W. Lockhart, Liverpool, 17 June 1833.

[5] 雒頡於 1860 年代從北京寫回倫敦的信，筆跡潦草難認，倫敦會秘書經常要人先謄寫一遍。

[6] A. P. Hughes, *Dr. William Lockhart, 1811-1896: Medical Missionary to China.* n. p., 1995. Typescript.

是利物浦海關的職員。雒頡五歲時喪母，十五歲時又喪失兄長，他和父親、姐姐三人相依為命。

雒頡是十九世紀初年英格蘭的社會與醫學教育制度養成的外科醫生典型。當時的英國工業革命當道，科學知識大增，中產階級的數量與經濟能力大幅成長，社會對合格醫生的需求增加，而醫生的收入與社會地位也相對提升，許多新躋身為中產階級的家長願意付出昂貴代價讓子女接受醫學教育，以栽培下一代成為收入豐厚又有專業形象的醫生[7]，雒頡的父親也是其中的一位家長。當時英國的醫生有內科醫生(physician)、外科醫生(surgeon)與藥劑師(apothecary)三個分流，內科醫生都出身於牛津與劍橋兩所大學，但雒頡一家在基督教信仰上是公理會信徒(Congregationalists)，不在英國國教會(The Established Church)的體制內，不可能進入那兩所大學。至於外科醫生與藥劑師兩者，雖各有專業，但其實都在為人看病，只是兩者的收費名義分為診費與藥費之別而已，許多醫生也同時擁有外科醫生與藥劑師兩種資格。至於外科醫生的教育，蘇格蘭固然在大學中設有醫學院，但英格蘭另有制度，不論外科醫生或藥劑師大都從學徒出身，再到醫院學習一段規定的時期後，通過皇家外科醫生協會(Royal College of Surgeons)或藥劑師公會(Society of Apothecaries)的考試而取得開業資格[8]。

---

[7] S. W. F. Holloway, 'Medical Education in England, 1830-1858: A Sociological Analysis,' in History, 59: 167 (October 1964), pp. 299-324. 特別是 pp. 314-317.

十九世紀前期英國著名的醫生庫柏(Astley Cooper)於 1834 年在國會醫學教育特別委員會(Select Committee on Medical Education)作證時，表示一名外科醫生在養成前的六或七年學徒期間花費合計約 2,000 英鎊，庫柏提醒有意讓孩子學醫的家長要鄭重考慮這筆可觀的費用(*Report from the Select Committee on Medical Education, part. II, Royal College of Surgeons, London*, (1834), p. 97)。

[8] 關於十九世紀前期英國（特別是英格蘭）醫學教育與證照制度的文獻很多，筆者參考者有 Joan Lane, *The Making of the English Patient: A Guide to Sources for the Social History of Medicine*

雒頡讀完基本的學校教育後，在十六歲(1827)時付學費成為利物浦一位藥劑師(Mr. Parke)的學徒，經歷六年的學徒生涯，再於 1833 年前往愛爾蘭都柏林(Dublin)，進入當地最好的教學醫院米斯醫院(Meath Hospital)，接受醫生斯圖閣士(William Stokes)的理論與臨床的教導 [9]。在規定的半年課程結束後，雒頡於 1833 年 10 月參加藥劑師公會在倫敦舉行的考試，通過後取得開業藥劑師(Licentiate of Society of Apothecaries, LSA)資格 [10]。隨後他留在倫敦繼續準備外科醫生考試，並於取得藥劑師資格的同月稍後註冊進入著名的蓋氏醫院(Guy's Hospital)，向資深醫生紀伊(Charles Aston Key)等人學習解剖、外科、婦產科及臨床等 [11]，半年後完成規定的課程，因為成績優秀獲得紀伊醫生設置的外科獎金(Surgical Prize)榮譽，隨即參加 1834 年 4 月底皇家外科醫生協會的考試通過，取得開業外科醫生(Member of the Royal College of Surgeons, MRCS)資格 [12]。也就是說，雒頡擔任藥劑師學徒六年後，在一年稍多的期間內接連通過兩項專業考試，成為合格的外科醫生兼藥劑師，當時他年才二十二歲半。

青年醫生雒頡回鄉先在公立的「利物浦醫院」(Liverpool Infirmary)服

(Stroud: Sutton, 2000), pp. 1-30, 'Medical Apprenticeship and Training; Irvine Loudon, 'Medical Education and Medical Reform,' in Vivian Nutton and Roy Porter, eds., *The History of Medical Education in Britain* (Amsterdam, Atlanta, Ga.; Editions Rodopi, 1995), pp. 229-249; Susan C. Lawrence, 'Private Enterprise and Public Interests: Medical Education and the Apothecaries' Act, 1780-1825,' in Roger French and Andrew Wear, eds., *British Medicine in an Age of Reform* (London: Routledge, 1991), pp. 45-73;' R. Milnes Walker, *Medical Education in Britain* (London: The Nuffield Provincial Hospitals Trust, 1965), pp. 1-26, 'Medical Education before the Goodenough Report.'

[9] *The Lockhart Correspondence*, pp. 10-11, W. Lockhart to his father, Dublin, 4 March 1833.

[10] Ibid., pp. 55-56, W. Lockhart to his father, London, 4 October 1833.

[11] Ibid., pp. 60-61, W. Lockhart to his father, London, 22 October 1833.

[12] Ibid., pp. 105-106, W. Lockhart to his father, London, 30 April 1834.

務一年，接著擔任利物浦艾佛屯(Everton)地區開業醫生韋恩萊特(William Wainwright)的助理醫生，為期三年，到 1838 年加入倫敦會成為傳教醫生為止。

雒頡所以會成為傳教醫生，是十九世紀初年瀰漫英國社會的海外傳教風氣的薰陶所致。從 1790 年代起，隨著英國國力的日漸強盛以及對外殖民事業與貿易發達，英國基督教的各宗派也相繼組織海外傳教團體，派遣傳教士向全球各地異教徒傳播基督教福音，以成立於 1795 年的倫敦會為例，到 1835 年底為止的四十年間，共派出了 335 名傳教士[13]，包含到中國及東南亞各地向華人傳教者十四人[14]。此種規模可觀的全球傳教事業，需要大量的人力和經費才能支持，因此倫敦會及其他傳教會分別在英國各地普遍建立分支機構與後援團體，也編印分發各種書刊全力宣傳，並不斷舉辦演講、聚會、禱告等各種形式的活動，以吸引基督徒加入傳教士陣容或踴躍捐款支持傳教工作，由於這些組織、宣傳與活動，海外傳教成為十九世紀初年英國持續進行的一種社會運動。雒頡也受到此種社會氛圍的強烈感染，他本是虔誠的基督徒，所屬的公理會教派是倫敦會最主要的成分，而且他所屬教會的牧師凱利(John Kelly)就是倫敦會在利物浦的重要支持者，所以當倫敦會決定派遣傳教醫生並公開招募志願者時，雒頡便挺身而出應徵。

倫敦會是最早派遣傳教士來華的傳教會，有些初期來的傳教士也進行

[13] John O. Whitehouse, *London Missionary Society Register of Missionaries, Deputations, etc., from 1796 to 1896* (London: London Missionary Society, 1896, 3rd ed.), p. 100.

[14] 這 14 人名單見 Alexander Wylie, *Memorials of Protestant Missionaries to the Chinese* (Shanghai: American Presbyterian Mission Press, 1867), pp. 3-89 所載，其中含助理傳教士與印工各一人。

了一些醫療活動[15]，但最先派出專業傳教醫生的卻是美國的美部會(American Board of Commissioners for Foreign Missions)，該會的傳教醫生伯駕(Peter Parker)於 1834 年 10 月抵達廣州，在第二年開設醫院為華人治病。當時也在廣州的倫敦會傳教士麥都思(Walter H. Medhurst)，目睹伯駕的病人門庭若市的盛況而留下深刻的印象，並在 1836 年回英國述職時建議倫敦會派傳教醫生來華，認為「醫學與宗教結合併用，可望成為打開中國人心胸及其國家的最有效工具」[16]；麥都思又在參加同一年的倫敦會年會時發表同樣的呼籲，也在自己巡迴英國各地演講時大聲疾呼，要基督徒醫生勇於到中國協助傳教。在麥都思的努力下，倫敦會決定要派遣傳教醫生來華，並在醫學期刊上刊登廣告招募有志醫生[17]。

麥都思的巡迴演講中，有一次就在利物浦的雒頡所屬教會舉行，雒頡是在場的聽眾之一，他原已在傳教和醫學雜誌上注意到麥都思的呼籲和倫敦會招募傳教醫生的廣告，在現場聆聽麥都思的慷慨陳詞後，下決心為中國的醫療與傳教事業奉獻自己[18]。1837 年 12 月 13 日雒頡寫信給倫敦會秘書，表示受到倫敦會及麥都思呼籲有志醫生前往中國傳教的感召，他願意

---

[15] 例如第一位來華的傳教士馬禮遜(Robert Morrison)，曾於 1820 年在澳門開設一家診所，為華人治病數月(LMS/CH/SC, 2.1.D., Robert Morrison to George Burder, Canton, 14 November 1820)；在巴達維亞(Batavia，今雅加達)的麥都思(Walter H. Medhurst)和在檳榔嶼的戴爾(Samuel Dyer)兩名傳教士，都曾積極對華人施藥並指導用法(LMS/UG/BA, 2.B., Walter H. Medhurst to the Directors, Batavia, 1 September 1824; ibid., Penang, 3.2.B., Samuel Dyer to William Orme, Penang, 7 August 1830。

[16] LMS/HO/IL, Extra, 2.4.C., W. H. Medhurst to J. Arundel, Hackney, 1 March 1837, enclosure, 'A Few Thoughts on Sending Out Pious Surgeons to China.' 麥都思於 1838 年出版的著作《中國：現狀與展望》(*China: Its State and Prospects* (London: John Snow, 1838))書中，也以不少篇幅討論亟需醫生協助傳教工作(頁 534-544)。

[17] LMS/BM, 27 March, 10 & 24 April, 10 July, 1837.

[18] LMS/CP, Answer to Printed Questions, no. 89, 'William Lockhart.'

放棄一切投身於此，並自我介紹當時二十六歲年紀，具有醫生資格和執業經驗，自認健康良好，足以承受相當艱苦的任務，又表示他的父親已同意讓僅存的獨子到中國為上帝服務等等 [19]。

雒頡於 1838 年 2 月 26 日在倫敦接受倫敦會考選委員會兩次面談後，委員會決定向理事會推薦，任命他為對華傳教醫生，在同一天稍後舉行的理事會接受了，也決定雒頡應和即將離英返回駐地的麥都思一起東來 [20]。

1838 年 7 月 31 日，雒頡與麥都思一家人從多佛(Dover)搭乘船隻「喬治四世」(George the Fourth)出發，經過三個多月的航程，在同年 11 月 5 日抵達麥都思的駐地巴達維亞。雒頡從當地發回第一封信給倫敦會秘書，表示在航程中自己每天學習中文，並感謝麥都思的教導，得以獲致一些進步，他發覺許多困難由於努力學習而消失，也相信自己必然可以完全學會中文，和中國人溝通無礙 [21]。雒頡的自信並沒有過份，當時已經是中國語文專家的麥都思在自己寫給秘書的信中讚揚雒頡如下：

> 「我高貴可敬的同伴雒頡弟兄不停地努力研讀中文，由於他的熱忱和勤奮，他在航程中已經讀完了孔子四書之一，開始讀另一種，此外也通讀了馬禮遜的《中文會話》和其他書。他發覺直接學習中國經典和掌握最困難的文體有其好處，此後學習白話慣用語就顯得容易了。有些弟兄來了兩年仍不敢攻讀困難的四書，只限於專讀傳教小冊和歐洲人在華出版的書，因此沒能如同雒頡這樣在

---

[19] LMS/CP/William Lockhart, W. Lockhart to John Arundell, Liverpool, 13 December 1837.

[20] LMS/CM/CE, 26 February 1838; LMS/BM, 26 February 1838.

[21] LMS/CH/SC, 3.3.B., W. Lockhart to W. Ellis, Batavia, 17 November 1838.

航程中就獲得如此大的進步。[22]」

麥都思認為，以雒頡學習的態度和先文言後白話的學習方法，應該很快就可以在中國語文上有所成就，很有助於未來的工作。事實有如下文所述，雒頡來華後兩三年就能英譯中文醫書並出版，足以印證他的自信和麥都思的讚揚與期許確是名符其實。

雒頡在巴達維亞停留一個月後，又搭乘原船繼續北上，由於船醫在登船的第二天即染病臥床，即由雒頡在抵達中國前的四十九天航程中持續代理船醫工作，經常一天得治療多達二十五名病人，直到 1839 年 1 月 26 日終於抵達香港[23]，也結束了從英國出發以後幾乎長達六個月的旅途，他迫不及待立刻就轉乘小船前往澳門，展開在中國的全新生涯。

二、戰爭中的醫療工作

雒頡抵達中國的時機很不巧正是鴉片戰爭的前夕，此後的五年間他就在中英衝突的情勢下生活，直到於 1844 年在上海安定下來以前，分別在澳門、廣州、新加坡、巴達維亞、香港、及舟山的定海等地輾轉流徙，也在這些地方為華人治病，包含在澳門和舟山兩地開設醫院。

其實，雒頡一開始還算順利，他抵達澳門後找到了英國駐華商務監督的首席翻譯官馬儒翰(John R. Morrison)，也是倫敦會最早來華的傳教士馬

[22] LMS/UG/BA, 4.D., W. H. Medhurst to W. Ellis, Batavia, 17 November 1838.

[23] LMS/CH/SC, 3.3.B., W. Lockhart to W. Ellis, Canton, 7 February 1839.

禮遜的兒子，他告訴雒頡許多重要有用的訊息，兩人並於 1839 年 2 月初一起前往廣州 [24]。雒頡向位於廣州的「在華醫藥傳教會」申請成為該會醫生，該會由在華外國商人與傳教士等成立於 1838 年，不設置專屬的醫生，但在各地建立醫院和購置醫藥器材，並任命原屬各傳教會的醫生主持，不過該會不負擔醫生薪水，也不干涉醫生和原屬傳教會的關係，也就是醫生薪水由原屬傳教會負擔，醫生也繼續維持和原屬傳教會的關係。這種作法讓在華醫藥傳教會任命的醫生具有不相衝突的雙重身份，而醫生原屬的傳教會也免除設立醫院與醫藥設備的負擔，因此大受歡迎，來華的傳教醫生都樂於申請和接受該會任命。雒頡到廣州時，在華醫藥傳教會有廣州和澳門兩家醫院，但只有伯駕一名醫生，無法兼顧，因此雒頡申請主持澳門醫院，也獲得 1839 年 2 月 28 日在華醫藥傳教會的理事會議通過任命 [25]，成為該會第二位醫生。

雒頡在廣州和伯駕同住了六週，專心學習語文。獲得任命主持澳門醫院後，他在 3 月中前往澳門準備開業，不料廣州隨即發生林則徐勒令英商繳煙及包圍外商於十三行夷館內的大事，直到 5 月下旬英商繳完鴉片並離開廣州，危機稍解，雒頡的澳門醫院也才在 7 月 1 日開張為中國病人看診，從這天到 8 月 15 日的一個半月間，總共只有 167 名病人，他的時間主要仍用於學習語文 [26]。接著情勢又告緊張，英國駐華商務監督義律(Charles Elliot)於 8 月 25 日下令所有英人即刻上船，撤離澳門以策安全，雒頡也只能照辦，關閉了澳門醫院 [27]。

---

[24] Ibid.

[25] *Hospital Reports of the MMSC, 1839*, p. 2.

[26] Ibid., p. 3.

[27] LMS/CH/SC, 3.3.B., W. Lockhart to W. Ellis, Macao, 25 August 1839.

鑑於局勢不見緩和，雒頡既無法看診，又不能安心學語文，他決定將澳門醫院暫時交給美國傳教士、也是在華醫藥傳教會副會長的裨治文(Elijah C. Bridgman)代管，自己在 1839 年 9 月 13 日離華，經新加坡前往巴達維亞，在麥都思處暫住了五個多月，由麥都思指點學語文，有時也協助麥都思的傳教工作，雒頡覺得自己在這兩方面都獲益很多 [28]，他在 1840 年 5 月 1 日離開巴達維亞，又經新加坡小住，而於 6 月 22 日回到澳門。

鴉片戰爭展開以後，戰場向北擴展，澳門相對平靜許多，雒頡也在回到澳門一個多月後的 1840 年 8 月 1 日重開澳門醫院，收治中國病人。但這時情勢又有了不同的新發展，一者倫敦會增派的第二名傳教醫生合信(Benjamin Hobson)，已在雒頡離華期間於 1839 年底到達澳門，並於 1840 年 7 月 1 日獲得在華醫藥傳教會任命為該會醫生，協助澳門醫院的經營 [29]；再者英軍於 1840 年 7 月初攻佔舟山群島後，馬儒翰向在澳門的傳教士建議前往舟山建立佈道站，倫敦會和美部會共八名傳教士為此於 8 月 6 至 8 日三天接連開會討論 [30]，雖然決議由兩個傳教會各派一或多人儘早前往舟山建站，卻只有才剛重開澳門醫院的雒頡一人挺身而出，決心前往舟山，他認為有別於廣州和澳門兩地早有西方醫學為華人服務，舟山是個全新的地方，在當地建立醫院可以更有效測試(test)在中國以醫藥輔助傳教的策略會如何，除了能有效解除中國人的身體病痛之苦，也很可能會比一般的口說講道更贏得中國人之心，他們會因此明白傳教醫生是為了他們的利益而來，也是真正的平安使者(messenger of peace)[31]。於是雒頡在 8 月 13 日

---

[28] Ibid., 4.1.A., W. Lockhart to W. Ellis, Batavia, 24 April 1840.

[29] Ibid., 4.1.B., W. Lockhart, B. Hobson and W. C. Milne to the Directors of the LMS, Macao, 18 August 1840.

[30] Ibid., enclosure, 'Proceedings with reference to a Mission on the Island of Chusan.'

[31] Ibid., enclosure, 'Considerations regarding the Medical Mission.'

辭職，由合信於同日遞補主持澳門醫院，9 月 1 日雒頡從澳門搭船北上舟山[32]。

1840 年 9 月 13 日雒頡抵達舟山，當地經過戰火後顯得一片荒涼，雒頡說走在街道上除了自己的腳步聲，難得聽到其他聲音，後來才陸續有避難他鄉的民眾回到島上[33]。當時舟山的英軍病患非常多，雒頡也幾次前往探望，給予精神和宗教的勸慰，但並未介入醫療事務，他更關注的是作為傳教醫生對象的中國病人。雒頡先借用英軍的民政長官住宅的一部分布置成診間，從 9 月 23 日起為民眾看病，一開始寥寥無幾，將近半個月後病人明顯增加，英軍司令官指定另一棟寬大的房屋由他承租，作為醫院和住處。應該是免費義診施藥的緣故，雒頡很受民眾歡迎，他也找機會附送傳教小冊給識字的病人，又天天步行到各地村莊和民眾談話和送書，幾乎走遍了全島，也散發了 6,000 本傳教小冊，還四處張貼醫院義診的告示，結果原本只是定海街上或附近民眾求診，後來他的名聲逐漸遠播，除了本島以外，有不少人從離島而來，還有些從鎮海、寧波遠道來的病人。

直到英軍撤離舟山前三天的 1841 年 2 月 20 日為止，雒頡在五個月中共醫治了 3,502 名中國病人(不含回診者)[34]，其中以眼科各種疾病患者 1,554 人最多，佔所有病人數目的 44.38%，雒頡仔細觀察後認為，眼疾眾多的現

---

[32] 雒頡在一封發給秘書的信上說自己於 9 月 2 日離開澳門(ibid., 4.1.C., W. Lockhart to W. Ellis, Tinghae, 26 October 1840)，但在他的舟山日誌中則說是 9 月 1 日離澳(ibid., 4.2.A., J. R. Morrison, W. Lockhart, B. Hobson & W. C. Milne to the Directors, Macao, 22 March 1841, 'III. Mission to Chusan.')。

[33] Ibid., 4.1.C., W. Lockhart to W. Ellis, Tinghae, 26 October 1840.

[34] Ibid., 4.2.A., J. R. Morrison, W. Lockhart, B. Hobson & W. C. Milne to the Directors, Macao, 22 March 1841, 'III. Mission to Chusan;' *The First and Second RMMSC* (Macao: S. Wells Williams, 1841), pp. 21-33, W. Lockhart, 'Report of the MMS's Operations at Chusan in 1840-41.'

象並非因為中國人眼睛的形狀或構造特殊，而是兩個原因造成的結果：第一，民眾在冬季任憑北風和東北季風長期吹襲眼睛，導致組織受損並嚴重發炎；第二，中國人有理髮後順帶「洗眼」的習慣，由剃頭師傅以象牙或竹片在顧客眼中刮除「髒物」的服務所致[35]。

雒頡對於在舟山的醫學傳教工作非常滿意，他說戰爭當然讓人覺得不快，但他全力貫注在自己的工作，也察覺中國病人對他的好感，認為他是真心為了他們好而來到舟山。在抵達定海一個半月以後，雒頡寫信告訴倫敦會秘書:「當我在兩年稍多以前離開英國時，沒有預料到會在這麼短的時間裡達到如此遠的地步。[36]」他也一再表示要留在當地不回澳門了，當中英雙方談妥英方撤離並交還舟山之後，他還曾試圖透過英軍司令官要求中方讓他留在當地行醫而不成，只好在 1841 年 2 月 23 日登上英軍「布倫德」(Blundell) 運輸船，在第二天隨軍離開了舟山，於 3 月 11 日抵達澳門，十天後雒頡在撰寫的舟山之行報告中表示：

「在中國民眾間進行醫療工作讓我感到滿意，因為我能夠藉此吸引來大量的人，進而得到中國民眾確實感謝外國醫生照顧他們的證據，這顯示在醫院關閉前一直穩定增加的病人數量上，自從醫院的目的較為人知以後，就有民眾從遠處前來，我在當地的最後六週中，有許多人從舟山南方 20 英里的一個島上過來，有時一天達到四、五十人，其中許多重症病患，當我收拾病歷表時，發覺

---

[35] *CRM*, vol. 10, no. 8 (August 1841), pp. 453-465, W. Lockhart, 'Report of the MMS's Operations at Chusan in 1840-41.'

[36] LMS/CH/SC, 4.1.C., W. Lockhart to W. Ellis, Tinghae, 26 October 1840.

我在當地共治療了 3,502 人。[37]」

回到澳門後，雒頡於 1841 年 5 月 13 日結婚成家，妻子凱薩琳(Catharine Parkes)來自英國斯塔佛郡(Staffordshire)的沃爾索(Waltsall)，比雒頡小十三歲，生於 1824 年，早年父母雙亡，凱薩琳姐妹兩人來華投奔在澳門的堂姐，即普魯士籍傳教士郭實獵(Karl F. A. Gützlaff)的妻子，凱薩琳來華時和雒頡是同一艘船「喬治四世」號的旅客，兩人也在航程中相識，凱薩琳很快學會中文，能和華人流利交談，雒頡深信妻子這項能力非常有助於自己未來的工作 [38]。

雒頡結婚後，由於澳門醫院已由合信主持，一時也沒有機會再到舟山，而在澳門開業的一名西醫安德森(Alexander Anderson)正要回英國一年，委託雒頡自 1841 年 9 月初起代理其醫療業務，酬勞 300 英鎊，雒頡認為這樣可以為倫敦會省下一年的薪水而接受了，此外他也經常協助合信澳門醫院的工作 [39]。這項代理職務於 1842 年 9 月 1 日期滿，雒頡急於前往又被英軍再度佔領的舟山，很快便訂妥船位，9 月 8 日攜眷從澳門到香港候船，卻逢中英簽訂南京條約的消息傳抵香港，英國當局下令船隻不得出海，雒頡因而無法北上，到了禁令取消後，東北季風已經變得強勁，沒有船隻要前往舟山，結果雒頡一家竟在香港等候將近九個月之久，其間他還負責監造了在華醫藥傳教會新建的香港醫院工程，直到 1843 年 5 月 30 日才得以

---

[37] Ibid., 4.2.A., J. R. Morrison, W. Lockhart, B. Hobson & W. C. Milne to the Directors, Macao, 22 March 1841, 'III. Mission to Chusan.'

[38] Ibid., W. Lockhart to A. Tidman, Macao, 10 June 1841.

[39] Ibid., W. Lockhart, B. Hobson & W. C. Milne to the Directors, Macao, 30 September 1841. 關於安德森，參見 Lockhart, *MMC*, pp. 143-144.

登船向舟山出發[40]。

雒頡出發前，已經收到倫敦會要求所屬對華傳教士在香港集合開會，討論鴉片戰爭後在中國設佈道站和人員資源的配置事宜，雒頡卻以自己等候前往舟山已久，不願因為這項會議而多耽擱，便在留下自己對會議主題的書面意見後，仍按預定計畫啟程，而在 1843 年 6 月 13 日抵達舟山。這次他在當地直到 1844 年 1 月中才轉往上海，在舟山停留七個月，比前次還長了將近兩個月，但這次醫治的病人一共只有 1,642 人（含訪問寧波期間醫治約 200 人），還不到前次的一半數目[41]。原來是這段期間的外在情勢已經大有改變，戰敗的中國開放五口通商，雒頡也因此花費許多功夫和時間在考察五口中離舟山較近的寧波與上海。他到舟山不久，便於 1843 年 7 月初會同另一位倫敦會傳教士美魏茶(William C. Milne)前往寧波調查了一段時日；11 月上旬又隨同英國駐上海領事巴富爾(George Balfour)到上海考察，12 月中下旬再和麥都思前往寧波與上海兩地調查，接著便回到舟山準備搬遷到上海的事。因此，雒頡第二度在舟山期間，實際為華人醫療的時間不長，不但病人數目不到前次的一半，連他撰寫的醫療報告也簡短得多[42]。這些現象也顯示，雒頡再到舟山不久即已瞭解，戰後的新情勢帶來更大的空間和機會，舟山只是戰爭期間嘗試和汲取經驗的跳板，寧波或上海才是更適合他發揮醫學長才的地方。

非常難得的是雒頡在華初期雖然遷移不定，醫療活動也不能大力施

[40] Ibid., 4.2.C., W. Lockhart to A. Tidman, Hong Kong, 27 October 1842; ibid., 4.3.A., W. Lockhart to A. Tidman, Hong Kong, 30 May 1843.

[41] *RMMSC, from March, 1843 to June, 1844*, pp. 20-30, W. Lockhart, ‘Report of the MMS’s Hospital at Shanghai.’

[42] Ibid.

展，他卻用心研讀中文和探討中國醫學，還出版了三種中醫論著的英譯和評論：

第一種是「中國人身解剖圖說」(Description of a Chinese Anatomical Plate)，1840 年發表在《中華叢論》英文月刊，主題是中醫書常見的臟腑圖，雒頡將各部器官名稱逐一譯成英文並予以解說，他說翻譯和解說這些內容並非覺得有助於西方醫學知識的增進，而是認為要對中國人傳播正確的醫學知識之前，有必要先瞭解中國人的醫學觀念究竟如何；有意思的是雒頡文中的臟腑圖不是取自中文醫書，而是一部日文的青少年百科全書《訓蒙圖彙》，他表示此圖雖然源自中文書，卻刻印得比較上乘 [43]。第二種是《達生篇》，1842 年刊登於愛爾蘭《都柏林醫學報》(*The Dublin Journal of Medical Science*)，原書是清代通行的一部婦產科分娩及產後保健育嬰指南，雒頡翻譯了全書內容，原書的版本極多，他依據的是道光 5 年(1825)的刻本 [44]。第三種是關於小兒接種人痘的譯本，1843 年刊登於《都柏林醫學報》[45]，他依據的原書待考。雒頡翻譯這三種醫書即使都需要其中文老師幫忙講解，但當時他來華不久，第一種譯作發表時距他抵達中國不過一年半而已，十分難得。

---

[43] *CRM*, vol. 9, no. 4, (August 1840), pp. 194-200, W. Lockhart, Description of a Chinese Anatomical Plate, Illustrative of the Human Body, with Explanations of the Terms. 早稻田大學圖書館藏有日文此書《頭書增補訓蒙圖彙》10 冊、21 卷，目錄記為 1789 年京都九皐堂刊本，雒頡翻譯解說的臟腑圖在第 4 冊、卷 5、葉 4。

[44] *The Dublin Journal of Medical Science*, vol. 20, no. 60 (January 1842), pp. 333-369, W. Lockhart, 'A Treatise on Midwifery.'

[45] Ibid., vol. 23, no. 67 (March 1843), pp. 41-54, W. Lockhart, 'A Short Treatise on the Preservation of Infants by Inoculation.'

三、創立與經營仁濟醫院

(一) 選擇上海

南京條約開放五口通商，促使雒頡考慮自己的下一步該往何處去。1842年10月27日，他從香港寫信給倫敦會秘書梯德曼(A. Tidman)，報告自己北上舟山受阻的消息，並討論在即將開放的五口中，廣州、廈門和福州已有傳教士進駐或即將進駐，寧波和上海則還沒有，他承認自己對兩地所知甚少，但預備和美魏茶一同前往考察後選擇一地進駐，也希望能從此結束自己的「流浪」(wanderings)生涯，安定下來有系統地進行醫療工作[46]。

1843年1、2月間，仍在香港候船到舟山的雒頡兩度寫信給秘書，很明顯地傾向選擇上海作為自己的駐地，而且還希望麥都思也能到滬一起分工合作：

> 「我相信 [...] 我將北上安頓於寧波或上海（很可能是後者）。上海的地位非常重要，是廣土眾民之區的中心，附近有數個重要的城鎮，雖然據說上海有礙健康，但目前看來是最適合我進駐的地方；同時，據了解本會將大幅度調整中國傳教事業，我希望麥都思先生可以前來中國進駐於福州或上海，我想上海應該更適合

[46] LMS/CH/SC, 4.2.C., W. Lockhart to A. Tidman, Hong Kong, 27 October 1842.

他。[47]」

「我想我應該到上海去進行我的醫療活動，因為我認為那裡是我可以很有用處的地方。[...] 我樂於前往上海，同時如果本會決定將麥都思先生調離巴達維亞，他應該到最適合他的上海。[48]」

到了 1843 年 7 月初，雒頡抵達舟山後，和美魏茶一同前往寧波進行調查，他儘管主張倫敦會應當在寧波和上海都建立佈道站，也希望儘快派人進駐寧波，但「上海還是兩者中比較重要的。[49]」其實，當時雒頡未到過上海，而且還聽說上海有礙健康，但他認定了上海重於寧波，自己應該也樂於前往上海。

不久以後，雒頡終於有機會到上海一探究竟了。1843 年 11 月初，首任英國駐上海領事巴富爾到職，途經舟山暫停，雒頡把握機會徵得巴富爾同意後上船隨行，11 月 8 日船抵上海，第二天登陸，成為最早到滬見證開埠的外國人之一。他在上海停留十二天，到同月 20 日才乘原船回舟山，並在離上海前撰寫長信向倫敦會秘書報告此行經過，除了敘述巴富爾交涉經過、租界地環境與當月 17 日開埠的情形，還描述自己調查上海形勢的第一印象：

「上海有興旺而重要的貿易，據說每年有大約四千艘帆船到此，

[47] Ibid., 4.3.A., W. Lockhart to A. Tidman, Hong Kong, 13 January 1843. 雒頡據說上海環境不適合健康的說法，出自何人何處有待考察。

[48] Ibid., W. Lockhart to A. Tidman, Hong Kong, 27 February 1843.

[49] Ibid., W. Lockhart to A. Tidman, Chusan, 11 July 1843,

城內外人口約有三十萬，主要官員是管轄松江、蘇州兩府的道臺。所有的中國城市都相當污穢，上海也一樣。此地有許多華美的店鋪，許多住戶是富有的家庭，居民似乎都很健康而溫飽，商業區街道都相當繁忙。四周鄉村全是平地，三十英里內沒有山陵，運河與村莊交織密佈，是相當肥美的一大片沖積土地，生產大量的小麥、棉花與各樣蔬菜，我各方向都走了四、五英里遠的路，發覺鄉下很美也高度開墾。我來以前認為此地有礙健康，但經我特別留意此點，卻看不到有任何證據，居民都顯得強壯健康，當然這有可能目前是冬季的緣故，但即使夏季疾病流行，我覺得現在也會顯示有些證據才是，而且由於小麥和蔬菜是此地四周主要的產品，土地必然是乾燥的，而非如定海和寧波兩地到處是溼地，這讓我期待我們若在此工作，在天父的祝福之下能長保健康的狀態。[50]」

雒頡帶著良好的印象離開了上海，事情也很快有進一步的發展，一個月後他又偕同麥都思到了上海。原來 1843 年 8 月 26 日，所有倫敦會對華傳教士（除了在舟山的雒頡以外）在香港集會，商討在通商五口和香港的人手配置事宜，決議中認為上海和寧波都適合建站，但傳教士人數有限，不宜太過分散，要求麥都思、美魏茶和雒頡三人在舟山會商後擇一建站[51]。結果會後美魏茶因故回去英國，麥都思輾轉於 12 月到達舟山和雒頡會合，兩人先到寧波考察，再於 12 月 24 日抵達上海[52]，兩天後共同決定在

---

[50] LMS/CH/CC, 1.1.A., W. Lockhart to A. Tidman, Shanghai, 20 November 1843.

[51] LMS/CH/SC, 4.3.B., Samuel Dyer to A. Tidman, Hong Kong, 26 August 1843.

[52] 雒、麥兩人的文獻都沒有確指抵滬的日期，麥都思在寫於 12 月 26 日的信中說是「數日前」(LMS/CH/CC, 1.1.A., W. H. Medhurst to A. Tidman, Shanghai, 26 December 1843)，雒頡則未記載

上海建立佈道站，隨即分頭辦事：雒頡回舟山攜來家眷及麥都思留在當地的印刷工匠與器材，麥都思則繼續在上海尋覓可容兩戶家庭的住屋[53]。雒頡回到舟山後，於1844年1月中關閉了當地的醫院，同月20日從舟山登船，24日抵達上海[54]。

(二) 草創初期

雒頡與麥都思共同創立倫敦會的上海佈道站，並以講道、醫療和印刷出版做為三項主要的工作，他們分別主持的仁濟醫院與墨海書館兩者，也分別成為近代上海和全中國的醫學與印刷出版領域有顯著影響力的機構，墨海書館在1866年時關閉了[55]，而作為西方醫學傳入上海開端的仁濟醫院，幾經演變仍然持續經營至今。本節先討論仁濟醫院的創立與初期兩年多(1844-1846)的經營，後文再討論1846年建立醫院院舍至1857年雒頡離華為止的情況。

1. 創業東門之外

在雒頡回舟山搬家期間，麥都思在上海找房子的工作卻不太順利，租

日期；但美國傳教士裨治文於1847年從上海發出的一封信中，報告當地各宗派佈道站建立情況，表示麥都思於1843年12月24日抵滬，裨治文很可能問過麥都思此事才如此確定日期(ABCFM/Unit 3/ABC 16.3.8., vol. 3, Elijah C. Bridgman to R. Anderson, Shanghai, 9 September 1847.)。

[53] LMS/CH/CC, 1.1.A., W. H. Medhurst to A. Tidman, Shanghai, 26 December 1843.

[54] LMS/CH/SC, 4.4.A., W. Lockhart to A. Tidman, Tinghai, 18 January 1844; *The Lockhart Correspondence*, pp. 206-207, Catharine Lockhart to her father-in-law, Shanghai, 31 January 1844.

[55] 關於墨海書館的歷史，參見蘇精，《鑄以代刻：傳教士與中文印刷變局》(臺北：臺灣大學出版中心，2015)，頁167-199，「初期的墨海書館1843-1847」；頁201-227，「偉烈亞力與墨海書館」。

界內的房東見到外國人想租，都大幅度提高租金，租界外的民眾則因不知官府對於租房給外人的態度而不敢出租，最後麥都思只好由英國領事出面請縣令出告示，准許外人在城牆外任何地方租屋，麥都思才終於在東門外找到一戶二層樓房，租金每年 250 元，卻因需要大修暫時無法入住，所以當 1844 年 1 月 24 日雒頡一家三口和他的妻妹抵達上海後，只能和麥都思都借住在一位英國商人懷德(James White)的家中，2 月上旬整修完畢才搬進租屋，樓上居家，樓下作為醫院和印刷所 [56]。

1844 年 2 月 18 日，上海第一家西醫院仁濟醫院終於開張了，民眾知道是免費看診施藥，便爭先恐後地前來求診，開張一個月後雒頡寫信告訴父親：

> 「我每天都忙於醫療工作，病人擁擠著到我這兒來，數量多到實在不可能看得完。我正在尋找一間較大的房子，以便容納住院病人，我現在的房子只能擺六張病床，也總是由動白內障手術的人使用著。[...] 有時我一天看三百名病人，幾乎每天都超過兩百人，街道上都是人，整天就想擠進來，他們日復一日來候診，直到看了病為止。[57]」

這封書信顯示，仁濟醫院有個順利而忙碌的開始。從 2 月開張到同年 4 月 30 日為止，兩個多月間雒頡共醫治了 3,764 個病例，和在舟山一樣，

---

[56] LMS/CH/CC, 1.1.A., W. H. Medhurst to A. Tidman, Shanghai, 1 May 1844.

[57] *The Lockhart Correspondence*, p. 208, W. Lockhart to his father and sister, Shanghai March 18 1844.

最多的是眼科各種疾病，達 2,392 人，佔全部病例的 63.5% [58]。這些病人除了上海本地居民外，許多從蘇州、松江和附近的城市來，還有從崇明島來的。對比於雒頡描述的人滿為患、戶限為穿的這種盛況，負責講道傳教的麥都思初期非常小心謹慎，禮拜日在家舉行聚會時，還得緊閉大門以防不測，也不敢在街上招徠聽眾，唯恐刺激了戰爭失敗的中國人會有不利外人的態度和行為 [59]；相形之下，難怪雒頡會很滿意地表示：「這些民眾對外國醫生所展現的信任真令人高興 [60]。」「我非常高興有這麼好的氛圍來進行我的工作 [61]。」

有些研究者認為，仁濟醫院成立之初只是診所，後來才發展成醫院，這種說法是沒有根據的錯誤想像。上述雒頡的書信清楚地說明，仁濟一開始就有住院病人，雖然只有六張病床，但確是醫院而不只是診所，在這封信的兩個多月後，雒頡寫給倫敦會秘書的另一封信上也說，自己建立的是一家醫院和藥房，需要動手術的病人就住院，他也成功地進行了一些白內障手術 [62]。在雒頡送給在華醫藥傳教會的報告中，同樣表示幾乎所有這類手術病人都住院，只有兩名婦人因為沒有女性病房而例外，但她們術後的復原情況良好；大多數的病人手術後都恢復了視力，只有少數人因為眼睛的其他問題而影響了恢復的程度，雒頡的白內障手術病人中還有一名從寶

[58] *RMMSC, from March 1843 to June 1844*, pp. 20-30, 'Report of the MMS's Hospital at Shanghai.' 這項報告又轉載於 *CRM*, 13:8 (August 1844), pp. 408-418.

[59] LMS/CH/CC, 1.1.A., W. H. Medhurst to A. Tidman, Shanghai, 1 May 1844.

[60] *RMMSC, from March 1843 to June 1844*, pp. 20-30, 'Report of the MMS's Hospital at Shanghai.'

[61] *The Lockhart Correspondence*, p. 208, W. Lockhart to his father and sister, Shanghai March 18 1844.

[62] LMS/CH/CC, 1.1.A., W. Lockhart to A. Tidman, Shanghai, 6 June 1844.

山來的體面老中醫 [63]。

2. 遷至小南門外

到 1844 年 5 月底止，東門外的仁濟醫院開業三個月又十天左右，也醫治了 4,600 名病人 [64]，但空間不足的問題越來越嚴重，而且麥都思的眷屬短期內就會從香港到上海團聚，加上麥都思主持的墨海書館又即將開工印刷，因此雒頡不能不另覓適當的房舍，終於在小南門外南倉張家衖內租到一戶寬大舊屋，整修後於 1844 年 5 月底遷入，分前後兩進，後面做為住家，前面則是診所及共有三十張病床的五間住院病房，中庭再加蓋蓆棚遮陽避雨，作為門診病人的候診休息處 [65]。比起原來東門外和麥都思共用空間的侷促，雒頡在小南門外新租的住家和醫院都寬敞得多，他認為新居的屋況良好、舒適，沒有東門外鬧區的逼仄擁擠，空氣則較為清新並且接近江邊 [66]。

雖然小南門外的新址不如東門外的熱鬧，但仁濟醫院義診和雒頡醫術的名聲已經傳開，他又以木刻印了一份「施醫館」的傳單以廣招徠，表明免費醫療各種內外科病症，門診時間為每日下午，禮拜日則停診，又載明醫院地址在小南門外南倉張家衖內面南牆門 [67]，因此求診的病人絡繹不

---

[63] *RMMSC, from March 1843 to June 1844*, pp. 20-30, 'Report of the MMS's Hospital at Shanghai.'

[64] LMS/CH/CC, 1.1.A., W. Lockhart to A. Tidman, Shanghai, 6 June 1844.

[65] Ibid., W. H. Medhurst & W. Lockhart to A. Tidman, Shanghai, 15 October 1844.

[66] *The Lockhart Correspondence*, pp. 236-237, W. Lockhart to his father and sister, Shanghai, 30 September 1844.

[67] 雒頡於 1845 年刻印的《新種痘奇法》一書，附有這份傳單。內容全文：「施醫館　本館施醫賜藥，毫不索謝，凡民間有內外科症，可於午後來館求治，居館先生施診賜藥，逢房虛昴星四日，即禮拜之期停治，不必來館。館設上海小南門外南倉張家衖內面南牆門便是。雒頡魏林印」

絕，有些還來自南京、清江浦（淮安）等兩、三百公里外的地方，雒頡又發覺遠道來的病人往往是結伴同舟而行，他們在上海候診和醫療期間就住在船上；雒頡因此樂觀地預料，只要自己醫療活動的時間越久，病人來的地域範圍也會越來越廣。雒頡每天下午的門診平均可醫治 100 人左右，偶爾多到 140、150 人，其中男性 70 至 80 人，女性約 20 至 30 人，此外還有 30 名住院病人[68]。從 1844 年 6 月初至1846年7月初再度遷入北門外租界內新建院舍以前，仁濟醫院在小南門外經營兩年一個月，雒頡共醫治病人 21,118 名[69]。

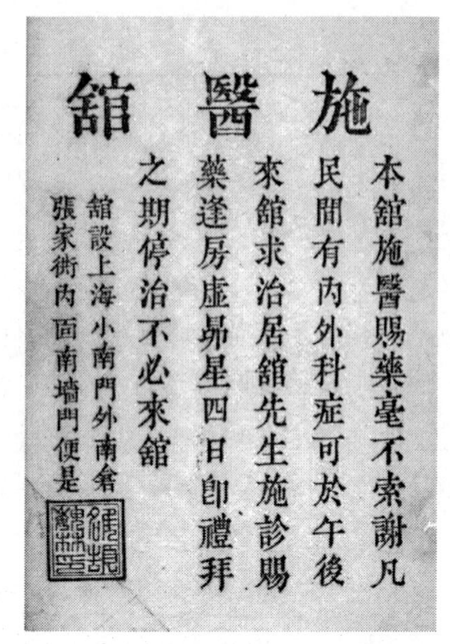

圖 3-1 仁濟醫院小南門外時期傳單

非常值得注意的是仁濟醫院的病人雖多，雒頡為此也相當忙碌，但是到上海以後他關注的不只是上門求診的病人，他的視野所及也不限於醫院範圍之內，甚至他的活動還超出醫療工作之外，例如下文所述他注重環境、健康與疾病間的關係、引介並推動種牛痘、關切上海社會的慈善醫療事業，和積極參與對上海周圍地區的巡迴傳教等等。

---

68 LMS/CH/CC, 1.1.A., W. Lockhart to A. Tidman, Shanghai, 15 October 1844.

69 *RMMSC, 1845*, pp, 18-27, W. Lockhart, 'Report of the MMS's Hospital at Shanghai, from 1st of May, 1844, to 30th of June, 1845;' *RMMSC, 1847*, pp. 4-17, W. Lockhart, 'Report of the Chinese Hospital at Shanghai in the Year 1845-46.' 這 21,118 名包含 1844 年 5 月間仁濟醫院仍在東門外的病人數目在內。

在注重環境、健康與疾病的關係方面，雒頡從在舟山時期已經如此，到上海後更為密切注意，例如他論及上海的人口密度高，夏季炎熱，街道狹窄，居住條件不佳，欠缺公共清潔設施，排水系統又相當不全，以致各種污穢垃圾堆積，卻沒有發生流行性的疾病。雒頡表示此種現象令人驚訝，但他仔細考察後，覺得這很大的因素是上海四周的農地需要大量肥料，而城內外居民產生的許多可做為肥料的物質，也因此具有市場價值而運往鄉村進行廢物再利用，結果收集與運送這些物質不但形成有利可圖的行業，也大量清除了可能危及上海居民健康的不良物質[70]。又如雒頡認為上海一帶是平坦的沖積土，挖掘四英尺深即有充分的水，因此若地面為種稻而大量灌溉，極可能就因相當潮濕而導致居民容易罹患間歇熱，但上海周圍種植棉花、小麥及蔬菜等不需經常灌溉的作物，地面得已經常乾燥，所以居民少見間歇熱疾病[71]。在仁濟醫院的每年年報中，雒頡都先以相當多的篇幅考察氣候與環境和上海居民健康與疾病的關係，例如溫度、季風、雨量、霜雪、日照，甚至地震等等，成為他的年報內容明顯的特色，而且不只初到上海時如此，以後也始終一樣。

牛痘於 1805 年傳入中國，四十年之後雒頡將牛痘傳到了上海。1845 年 2 月 1 日，他寫信給倫敦會秘書，表示自己正致力於在上海種牛痘，相信對受到天花嚴重侵害的當地居民大有幫助[72]。雒頡的痘苗最初來自香港，接著又嘗試從澳門和舟山運來，但都沒能見效，直到 1845 年 4 月從澳門來的痘苗終於接種成功，駐防上海的清軍郝大人率先要求為自己的兒女

---

[70] *RMMSC, 1845*, W. Lockhart, ‘Report of the MMS’s Hospital at Shanghai, from 1st of May, 1844, to 30th of June, 1845,’ p. 18.

[71] *RMMSC, 1847*, W. Lockhart, ‘*ARCHSa,* 1845-46,’ pp. 5-6.

[72] LMS/CH/CC, 1.1.B., W. Lockhart to A. Tidman, Shanghai, 1 February 1845.

接種，然後其他官兵和鄉人的三十名孩子在郝大人的家裡接受種痘，雒頡又在仁濟醫院接種了二十名兒童 [73]。為了擴大宣傳接種牛痘的好處和方法，雒頡特地將 1805 年廣州出版的皮爾遜(Alexander Pearson)撰、斯當東(George T. Staunton)譯的《英吉利國新出種痘奇書》中文小冊改寫增補內容，書名也重訂為《新種痘奇法》，自費雇用工匠以木刻印刷後大量分發，以期引起上海居民的注意。

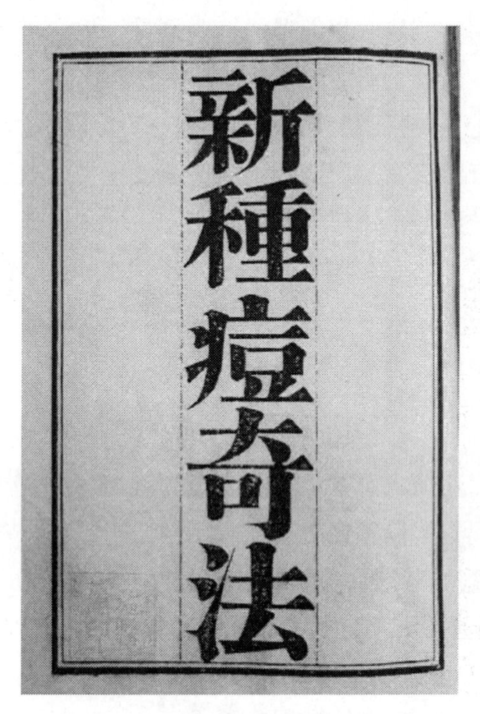

圖 3-2 雒頡刻印《新種痘奇法》

[73] *RMMSC, 1845*, W. Lockhart, 'Report of the MMS's Hospital at Shanghai, from 1st of May, 1844, to 30th of June, 1845,' p. 22.

雒頡到上海以前，聽說中國社會中是沒有什麼慈善機構的，來了以後發覺並非如此，因此在仁濟醫院的年報中報導了他知道的四個上海慈善機構：恤貧助葬的同仁堂、收容棄養的孤兒院、拯溺施棺的救生局，以及義診給藥的施醫公局。前三者在雒頡來以前就已存在，後者則是模仿他的義診施藥而設，可說是他在上海展現影響力的結果，因此他也最注意對施醫公局的報導，詳細報導其緣起、辦法、捐款、開支和活動等等，雒頡表示自己在 1844 年開設仁濟醫院後，引起一些上海紳商的矚目，覺得外國人都來滬為中國人義診施藥，則中國人自己也當奮起而行，於是組成施醫公局，聘請各科中醫為窮苦居民診治施藥 [74]。雒頡對於自己的作為能夠激發中國人仿效而相當高興，在仁濟醫院年報中以多達六頁篇幅報導施醫公局的情形和開支明細等 [75]，他還表示施醫公局的成立不致妨礙了仁濟醫院，因為同樣是行善，也顯示中國人是認同外人作為的，而且「我醫治的一些病例是中國醫生無能為力的。[76]」

身為傳教醫生，雒頡自然會有傳教的活動，但他非常反對一人身兼傳教醫生與神職傳教士兩種身份和工作，認為這樣會彼此扞格而兩頭落空，他極力主張傳教醫生不該具有神職身份和責任，而應專心於醫療，只在有機會和力所能及時再協助傳教 [77]。也就是說，傳教醫生的任務是以醫療工作創造有利於傳教的條件與環境，而非從事講道等傳教工作，若傳教醫生在醫療活動以外還有時間和體力，也以協助神職傳教士為限。雒頡懷抱著

---

[74] Ibid., p. 25; Lockhart, *MMC*, p. 23.

[75] *RMMSC, 1847*, W. Lockhart, '*ARCHSa,* 1845-46,' pp. 9-15. 一部份報導也見於 Lockhart, *MMC*, pp. 28-29.

[76] *The Lockhart Correspondence*, pp. 233-235, W. Lockhart to his father and sister, Shanghai, 2 September 1844.

[77] Lockhart, *MMC*, Preface, vi; pp. 117-120.

上述的信念在醫院內外進行傳教活動：在醫院內，他會主持每天早晨專為醫院職工和住院病人舉行的家庭禮拜，也會在醫治病人後給予傳教小冊，讓他們帶回家中；但病人若有意進一步瞭解教義，雒頡並不會親自說教，而是轉請麥都思接手講解教導；至於在醫院中每週三天為所有門診和住院病人舉行的禮拜和講道，就全由麥都思負責主持。若是醫院外的傳教活動，當麥都思在街道等公共場合講道時，雒頡經常在旁分發書刊，他也積極偕同麥都思在上海周圍地區進行巡迴傳教工作，並時常在書信中描述這類活動的情形，例如：

> 「冬天裡我們每週一次到四周的城鄉傳教，一開始我們徒步來回，可以遠至離上海十至十二英里的地方，由於領事規定必須當日來回的緣故，這種行程非常疲累，在掌握了上海周圍地理環境和路徑後，我們購買了一艘船，沿著縱橫交錯的河道前行，經常可以在二十四小時內來回至二十英里遠的地方。其間我們會訪問幾個有城牆的市鎮和許多鄉村，分發數以千計的傳教小冊，民眾也都熱烈地接受。[78]」

雖然這樣的巡迴傳教一週僅有一天，但在佈道站建立後一年稍長的期間，上海附近較大的城鎮如寶山、嘉定、青浦、松江、黃渡等地，以及位於上海到這些城鎮沿途的無數村落，雒頡和麥都思兩人都已經走遍了[79]。

---

[78] LMS/CH/CC, 1.1.B., W. H. Medhurst and W. Lockhart to the Directors, Shanghai, 31 March 1845.

[79] 這樣的巡迴傳教到 1848 年 3 月 8 日時發生意外，雒頡、麥都思和慕維廉(William Muirhead)三人到青浦縣城傳教分書，當地漕船水手爭搶書刊，雒頡以手杖維持秩序，雙方發生口角，三人遭到毆打受傷，引起中英雙方政府交涉，是為「青浦教案」(參見 LMS/CH/CC, 1.2.A, W. C. Milne

(三) 奠基麥家圈

雒頡和麥都思建立上海佈道站的初期，寧可向中國人租房而沒有購地(永久租用)自行建屋，原因一是他們捨寧波而就上海，必須獲得倫敦會的理事會批准才算數；其次他們要觀察上海開埠後的情勢，中外之間能否彼此相安再說[80]。結果前者經理事會於 1844 年 7 月間通過照准，後者則雒、麥兩人在 1844 年 10 月間聯名向理事會報告，上海開埠後的情勢穩定，商貿發展快速，與其他口岸交通方便，而且長江流域腹地廣大，前景可比得上廣州而優於其他通商口岸[81]。

到上海一年以後，由於外國商人已經紛紛著手購地建屋，雒、麥兩人覺得倫敦會也應有同樣的長久之計才便於發展，於是麥都思要求以出售自己原駐地巴達維亞佈道站房地的所得款，用於興建上海佈道站，估計兩者金額約略相當，不必倫敦會再多花錢，結果理事會同意他照辦[82]。雒頡的情況則有不同，他一向的原則是除薪水外儘量不動支倫敦會的經費，例如兩次到舟山活動的旅費，本可向倫敦會報銷，但他都自行負擔，若要在上海購地建醫院費用更大，他更無意增加母會的負擔；他來華後加入的在華醫藥傳教會曾給他許多補助費，但該會在鴉片戰爭後有所變化，先是會員分散在通商五口和香港，隨後於 1845 年分裂成在廣州與在香港的兩個團體，雒頡加入在香港的一方，但該會欠缺經費而難以補助他在上海購地建

---

to the Directors, Shanghai, 11 April 1848; 文慶等纂，《籌辦夷務始末 道光朝》(臺北：文海出版社，1970 影印本)，卷 99、葉 5-15 等）。

80 Ibid., 1.1.A., W. H. Medhurst to A. Tidman, Shanghai, 1 May 1844.

81 Ibid., W. H. Medhurst and W. Lockhart to A. Tidman, Shanghai, 15 October 1844.

82 Ibid., 1.1.B., W. H. Medhurst and W. Lockhart to the Directors, Shanghai, 31 March 1845; LMS/BM, 8 September 1845.

造醫院[83]。雒頡最後決定自行設法解決難題，他在 1845 年 10 月 14 日寫信給倫敦會秘書說：

「我決意儘快為我的病人建造一家醫院和診所，但將不動用到本會的經費。我還不知道如何能獲得資金，但相信我可以在本年內達成我的目標，如果真能實現我的計畫，我就會具有比現在好得多的設施接待我的病人。[84]」

雒頡寫這封信時距年底只有兩個半月，卻敢於在不知錢從何處來的情況下定出年底前完成的目標，可說是信心和勇氣十足，而事實的發展也顯示他的信心和勇氣還真是應驗了，就在這年結束的前幾天，由麥都思執筆、雒頡共同署名的一封信中，宣布了他們已經購買北門外半英里處兩塊毗鄰土地的消息，並說雒頡是向一位朋友借到錢買下的[85]。

值得注意的是其他外人買地都競相以租界東邊靠近黃浦江的外灘為目標，只有雒、麥兩人背道而馳，買下的地接近租界西邊，距離最近的其他外人土地超過五百英尺之遙，這是身為傳教士的兩人刻意要接近中國人的緣故，但上海道臺在審核他們的買賣地契時，卻疑慮他們為何要遠離外人而接近華人，後來才以他們建造的房屋多少要像中國人的式樣為條件才核

---

[83] 在華醫藥傳教會的會員因為究竟在廣州或在香港開會而僵持不下，又因伯駕在美募得的款項應該由他控制或由會員共同管理而爭執，結果分裂為二，但都沿用原有的名稱，美國籍會員大都加入廣州一方，英國籍會員則加入香港一方，但後者於分裂後約三年即停止活動。雒頡關於在華醫藥傳教會分裂的討論，參見 Lockhart, *MMC*, pp. 144-146.

[84] LMS/CH/CC, 1.1.B., W. Lockhart to A. Tidman, Shanghai, 14 October 1845.

[85] Ibid., W. H. Medhurst and W. Lockhart to A. Tidman, Shanghai, 27 December 1845. 信中沒有指明雒頡這位朋友的姓名，應該是上海的英國商人，雒頡才能在這麼短的期間借到錢。

發了地契[86]。麥都思所購有 13 畝 3 厘 1 毫大小，在其西邊的雒頡土地則是 11 畝（第二年又添加 6 分）[87]，兩塊土地合計 24 畝多，四周圍以籬笆，此後中國人以麥都思的緣故而習稱這地方為「麥家圈」。

麥都思在土地上陸續建造倫敦會佈道站房屋，而雒頡的土地則在 1846 年分成 6.1 畝和 5.5 畝的兩半，前者興建仁濟醫院，後者由雒頡再度借錢建造住宅，然後以自己偶而為上海外人看病的收入陸續清還。到 1849 年 9 月時已經還了大部分，雒頡又表示完全解決債務後，即將房地都捐贈給倫敦會[88]。1850 年 7 月間他果然實踐諾言，捐出了自己舉債共費 5,300 銀元成本的房地[89]。雒頡寧可自行設法解決房地問題，不惜個人舉債於先，等到還清後又捐贈給母會，此種急公好義的慷慨襟懷，即使不是傳教士中唯一，也必然是極為罕見難得的特例；經過十年到 1861 年第二次鴉片戰爭後中國門戶大開，倫敦會為謀長驅直入內地，利用當時因太平天國戰爭而上海房地產高漲的機會，出售雒頡所贈房地以支應該會新建的漢口、天津等佈道站經費，這是受到雒頡之惠的緣故。

在興建仁濟醫院方面，因為是公共用途的建築，雒頡不再獨自出力，而採取訴諸上海外國居民眾志成城的方式進行。1846 年 2 月間，他邀請三名上海的英國商人達拉斯(A. Grant Dallas)、比爾(T. C. Beale)和蕭查理

---

[86] Ibid., 1.1.C., W. H. Medhurst and W. Lockhart to A. Tidman, Shanghai, 10 April 1846.

[87] 蔡育天編，《上海道契》(上海：上海古籍出版社，2005)，卷 1，頁 35-37，英冊道契第 21 號第 61 分地；卷 1，頁 37-39，英冊道契第 22 號第 62 分地。

[88] LMS/CH/CC, 1.2.C., W. Lockhart to A. Tidman, Shanghai, 13 September 1849.

[89] Ibid., 1.3.A., William C. Milne to A. Tidman, Shanghai, 12 July 1850. 這封信附有雒頡捐贈房地只保留自己使用權的聲明副本。

(Charles Shaw)[90]，加上自己一起組成在華醫藥傳教會的上海委員會，共同具名發出一封給上海全體外人的通函：

> 謹代表醫藥傳教會呼籲捐款在本地為中國人利益建造一家醫院致上海外國居民書：
>
> 醫藥傳教會自 1844 年開始在本地工作，至 1845 年底止，已有多達一萬九千名病人接受醫治，大部分是來往不定的門診病人，其餘是住院病人，他們的疾病需要經常性的醫治或是意外傷害，或是需要住院治療的遠道病人。
>
> 但是目前醫院的設施極為不便，並不適合作為醫院與診所之用，因此我們都認為應該興建較為寬敞並在各方面適於病人的醫院。
>
> 醫藥傳教會上海委員會的會員決議，向所有外國居民呼籲捐款以建築醫院，在上海縣城北門外的一塊土地已經購得，我們建議就在此地上興建這家醫院。
>
> 為實現這項計畫，我們認為需要三千至三千五百元，其中一小部分已從英國獲得，我們也相信可以從同一來源獲得更多，但我們必須仰賴本地的外國居民供應資金的大部分，因此我們請求各位慈善慷慨地考慮這項目的。
>
> 醫院建成後將屬於上海英國居民組成的保產委員會(Trust)所有，但租給醫藥傳教會的駐在醫生使用。
>
> 醫藥傳教會上海委員會的會員如下：達拉斯、比爾、蕭查理(司庫)、雒頡(秘書)

[90] 達拉斯屬怡和洋行(Jardine, Matheson & Co.)，比爾屬寶順洋行(Dent, Beat & Co.)，蕭查理則屬李百里洋行(Thomas, Ripley & Co.)。

代表人：雒頡（秘書） 1846年2月21日於上海[91]

這封通函是仁濟醫院史上第一次請求公眾捐款的紀錄，其中有兩點非常重要的內容：第一是函中再三提及醫藥傳教會而無倫敦會，雒頡也未顯示自己是倫敦會傳教醫生的身份，這表明仁濟醫院是眾人都可參與的慈善醫院，並非倫敦會的教會醫院，有利於爭取較多公眾的支持；第二是函中又表明，醫院將是上海英人組成的委員會所屬財產，而非醫藥傳教會或倫敦會的財產，這有助於提升上海英人的捐款和參與管理的意願。雒頡認為相對於原來遠在廣州、澳門或香港的在華醫藥傳教會，由上海本地組成的團體就近處理仁濟醫院的事務，對醫院較好也更能確保醫院的長期利益[92]。

雒頡舉辦這次捐款活動時，上海開埠才逾兩年，英國居民人數仍然很有限，據半年後(1846年8月)的統計不過八十七人而已[93]，結果有三十七名捐款者響應，合計獲得2,381.47銀元，其中有七家洋行，還有英國駐上海、寧波兩地的領事，而駐福州領事則是代轉一筆捐款，雒頡和麥都思在英國的兩個後援團體也分別捐款和物品義賣所得[94]。但上述捐款仍然不足，又以8%的利率向華記洋行(Turner & Co.)借款1,000元，才補足了醫院的土地、建築、設備等全部費用[95]。

---

[91] *Statement Regarding the Building of the Chinese Hospital at Shanghae* (Shanghai: 1848), pp. 1-2.

[92] Lockhart, *MMC*, p. 237.

[93] *CRM*, 14: 8 (August 1847), p. 412, 'List of Foreign Residents at Shanghai and Amoy, August, 1846.' 此項統計不含眷屬在內。

[94] Ibid., pp. 3-4, Donations.

[95] *Statement Regarding the Building of the Chinese Hospital at Shanghae*, p. 8. 這筆借款到1850年時還清。

1846 年 7 月，仁濟醫院落成啟用[96]，有可容納候診病人及禮拜講道之用的大廳，還有診療室和容納三十名住院病人的六間病房，雒頡自己對仁濟醫院的建築非常滿意，認為很寬敞並完全合乎醫院的需求[97]。

仁濟醫院落成時，距離前述雒頡表示資金並無著落的 1845 年 10 月不過才九個月而已，儘管還有欠債待還，但醫院和住宅都已完成了，他的信心之強與效率之高相當驚人；而仁濟醫院從此立基於麥家圈，雖然在雒頡離職以後醫院的房地產權有過買賣，院舍幾經翻修重建，座落方位也有更換調整，但不變的是始終在麥家圈的範圍之內，如今仁濟醫院更進一步開枝散葉，在上海分設東西南北四院，更全面地服務民眾的健康福祉。

(四) 仁濟醫院 1846-1857

仁濟醫院既是上海第一家西醫院，直到雒頡離職的 1857 年底也是上海唯一的西醫院，此後又長期是上海重要的醫院，其功能角色還超出醫療之外，成為上海社會中的一個重要機構，這種現象和雒頡自 1846 年 7 月起經營十一年半奠定的基礎密切相關，以下分別討論這段期間仁濟醫院的性質、功能角色、日常運作、重大干擾，以及經營的結果等。

1. 性質

從 1846 年起，仁濟醫院是提供中國人免費醫療而主要由上海英國人捐款建立、擁有和管理的慈善醫院。但一般論著總要說仁濟是倫敦會的醫院或教會醫院，這是以偏概全、反客為主的說法，仁濟醫院由雒頡創立和主

---

[96] Lockhart, *MMC*, pp. 242-43.

[97] LMS/CH/CC, 1.1.C., W. H. Medhurst and W. Lockhart to the Directors, Shanghai, 14 October 1846.

持，確實和倫敦會與基督教的關係密切，但不能單憑這個因素就認定仁濟是倫敦會的醫院或教會醫院。除了前文述及捐款通函時的分析外，從 1846 年起的仁濟醫院房屋、土地、經費的來源、產權和管理運用都和倫敦會或教會無關，如何能說仁濟是這兩者所屬的醫院？雒頡非常明白其中的分際，他在醫院落成啟用後所寫的一封信中，清楚地告訴倫敦會的理事們：

> 「已落成的新醫院不是本會的財產，由於是以本地捐款償付的，醫院屬於一個委員會所有，但是只要倫敦會派有傳教醫生在此，他將主持這個醫院。[98]」

這段話表明仁濟醫院的所有權掌握在代表上海捐款人的委員會手中，而倫敦會有的只是派醫生承辦醫院的經營權。1846 年 12 月 3 日舉行的第一次捐款人年會，通過仁濟醫院的章程(trust deed)，第二條規定醫院的財產由保產委員會保管，永遠作為醫院使用，為中國人提供免費醫療，並暫時租借(temporarily rent)給在華醫藥傳教會的駐院醫生使用[99]。條文內容並沒有提到倫敦會或教會，雒頡是以在華醫藥傳教會醫生而非倫敦會醫生的身份使用醫院，但如前文所述醫藥傳教會一分為二，雒頡加入的香港一支到 1849 年時已經停止活動，他也不再具有醫藥傳教會醫生的身份，就改以倫敦會的傳教醫生繼續使用仁濟醫院。

同時，仁濟醫院建立起制度化的管理，取代以往在東門外和小南門外凡事由雒頡個人作主的現象，更足以顯示仁濟並非倫敦會或教會所屬的醫院：

---

[98] Ibid.

[99] *Statement Regarding the Building of the Chinese Hospital at Shanghae*, pp. 4-7.

(1)在組織上，最高權力機構是捐款人年會，捐款人可以提案，也有選舉保產委員、董事、司庫(Treasurer)和財務稽查(Auditor)的權力；其次是保產委員會(Trustee)，再其次是董事會(Committee)，最後才是院長(Medical Officer)。捐款人年會、保產委員會及董事會決定政策，院長是政策和實際醫療活動的執行人。仁濟醫院每年的年報開頭都刊登如同組織系統表的職員錄，首先是保產委員會及委員名單，其次是董事會及董事名單，最後才是院長雒頡。

(2)雒頡撰寫的醫院年度報告要呈報捐款人年會討論，通過後是以董事會而非院長的名義發表，他撰寫的部分雖然在年報中佔最多篇幅，卻不是唯一的內容，還有年會記錄以及由司庫編報並經過稽查的財務報告等。

(3)公眾的捐款由醫院的董事會而非院長收受，再由院長依工作需求向董事會的司庫申領和結報，結報的帳目由董事會的稽查審核後連同醫院帳目一起公布徵信，而司庫和稽查都是上海英國商人，並非傳教士。

(4)掌握所有權的保產委員會可以將醫院「暫時」租借給醫藥傳教會或倫敦會的醫生經營，當然也有權改租借給其他的醫生，由於雒頡是仁濟的創辦人，又是保產委員和董事，大家對他非常尊重與支持，在他任內不可能發生改租借給他人的事，但是他離職後不到十年(1866)，保產委員會便因不滿倫敦會而改為租借給上海的一般西醫經營仁濟，以後到 1904 年時，保產委員會又因不滿一般西醫而回頭再租借給倫敦會承辦，這兩次改變充分體現仁濟醫院的所有者和租借者之間的主客關係，而倫敦會在數十年間經歷獲得、失去、再獲得仁濟醫院租借權利的現象，也顯示了仁濟醫院雖然一直有濃厚的基督教氣氛，日常也由倫敦會的傳教士在院內進行傳教活動，但絕不是倫敦會或教會所屬的醫院。

2. 功能

仁濟醫院有三種功能：醫療、救濟和傳教。醫療當然是最主要的功能，一方面免費醫治中國人疾病，同時展示西方優越的醫學技術。雒頡認為，相對於中國醫學的不振，仁濟醫院成為許多中國人尋求治好疾病的地方，何況還是免費的醫療，而身為外國醫生的他也因此被視為恩人與朋友[100]。仁濟醫院的醫療功能在 1853 至 1855 年小刀會和清兵作戰期間更為凸顯，這段期間多的是作戰受傷的外科病人，雒頡說有一幕場景總是讓中國人難以置信，就是經常有大量流血而奄奄一息的士兵被抬進醫院，經過雒頡和助手施行紮緊動脈、清理傷口上藥、纏上繃帶，再給予興奮劑等連串處理後，出血很快停止而傷者也回過神來，讓在場目睹急救過程的中國人，無不滿臉欽佩和欣喜之情，因為他們清楚中國自己的醫生無法處理這類急救，只能任由傷者死亡[101]。

仁濟的第二種功能是救濟，對象是貧苦的中國人，其方式有常態性與臨時性二種：常態性的救濟以生活困難的住院病人為對象，不僅醫療免費，雒頡每日在巡視病房時發放食物津貼給他們[102]。臨時性的救濟主要是在荒年或戰亂期間對上海窮人施粥賑米的行動，最初是 1849 和 1850 年之際上海一帶發生飢荒，有些善人煮粥以廉價供應窮人，上海外國人合捐 400 元購買粥券，交由雒頡在仁濟醫院發券給窮苦病人，每天發放兩千多張粥券[103]。1852 年初施粥行動更進一步，就在仁濟醫院庭院中建立廚房煮粥，直接施捨給窮人，在九週內共施捨三萬四千碗粥，同年 11 月再度舉辦並持續到 1853 年春天，所有費用並非出自仁濟，而是上海外人為此特別捐款交

[100] Lockhart, *MMC*, p. 4.

[101] Lockhart, *MMC*, p. 296.

[102] *ARCHSa, 1852*, p. 5; Lockhart, *MMC*, p. 254.

[103] *ARCHSa, 1850*, pp. 13-14.

由雒頡辦理[104]。在1853年小刀會佔據縣城後，雒頡又以特別捐款買米等必需品，屢次攜入城中賑濟困在城中的基督徒、窮苦及殘疾人等[105]。仁濟最特殊的一次救濟行動，是1855年1月初竟然成了難民營一樣的庇護所，原來是清兵為建立砲臺與營房而燒燬醫院附近的村莊，多達五十戶村民避入仁濟醫院暫住，合計將近兩百人，由上海的外人供應食物，仁濟也同意收留到他們自行找到其他的去處為止[106]。

仁濟的第三種功能是傳教。治病本是手段，向中國人傳教才是目標，仁濟醫院寬敞的候診大廳成了最方便的傳教空間，每天早上醫院開門前，先在候診大廳舉行家庭禮拜，所有在麥家圈工作的全體中國人都要參加，包括傳教士的中文老師和助手、墨海書館的印工與裝訂工，以及各傳教士家中的僕人等，為數約三十人。每天中午則由傳教士在候診大廳講道，聽眾約一百人或更多，禮拜天晚上再講道一場，這些講道活動都由麥都思等傳教士輪流擔任[107]。他們或助手也會到住院病房和病人談福音，分發書刊給病人並請他們帶回家，希望藉由病人將福音及傳教書刊傳播到更廣的地區。不過，在仁濟醫院的年報或佈道站的半年報中，雖然都記載了這些傳教活動，卻不曾提到過有病人直接因為這些活動而信教的事例，只是反覆地說這些活動或書刊讓中國人得以接觸基督教，也在他們心中播下了福音的種籽等等。

---

[104] *ARCHSa, 1852*, p. 7.

[105] LMS/CH/CC, 1.4.C., Joseph Edkins to A. Tidman, Shanghai, 14 April 1854; ibid., W. H. Medhurst to A. Tidman, Shanghai, 27 June and 11 October 1854; *ARCHSa, 1853*, p. 9.

[106] *ARCHSa, 1855*, p. 3.

[107] LMS/CH/CC, 1.1.D., W. C. Milne to A. Tidman, Shanghai, 11 October 1847.

3. 經費來源

仁濟醫院的目的在為中國人提供免費醫療，其經費來源則依賴公眾的捐款，除 1846 年建立院舍的捐款，此後每年都有人解囊支持醫院，仁濟每年的年報也刊載捐款人名單與金額，從 1847 至 1857 雒頡在職的十一年間，仁濟醫院獲得捐款最少的是 1849 年的 434 元，其他各年都在 600 元以上，最多的是 1854 年的 954 元。上海開埠初期的外人實在不多，1840 年代的捐款人每年不到三十名，進入 1850 年代後捐款人增加，都在三十名至六十幾名之間。

歷年的捐款名單顯示，捐款人可依國別分為英國人和其他國人兩大類。英國人捐款者包含在上海的個人與洋行，以及在英國與其他地方兩者。其中英國駐上海領事阿禮國(Rutherford Alcock)相當支持仁濟，除了下文所述在其他方面幫助仁濟以外，阿禮國在 1846 年底到職後，從 1847 年起一直擔任捐款人年會的主席，也每年都捐助 25 元，直到 1854 年卸任時捐了最後一筆。在上海各洋行中，寶順洋行(Dent, Beale & Co.)非常積極，每年除了以洋行名義捐款，其合夥人比爾(T. C. Beale)和高級職員韋伯(Edward Webb)又以個人名義連續解囊，比爾從 1846 年起連任保產委員、董事和稽查，直到 1857 年底過世，韋伯隨即被推舉遞補為保產委員和董事。還有和記洋行(Blenkin, Rawson & Co.)、李百里洋行(Thomas Ripley & Co.)、公平洋行(Sykes, Schwabe & Co.)、瓊記洋行(Augustine Heard & Co.)等等也經常捐助。

在英國與其他地方的捐款人，通常是和雒頡個人有些淵源而贊助仁濟醫院，如前文述及雒頡一家於 1844 年 1 月剛到上海時暫住其家的英商懷德，從 1846 至 1850 連年捐款，回英國後在 1851 年又捐 100 元，1857 年已是國會議員的懷德再度捐 91 元，這兩次捐款的數目都遠遠多於其他人。又如 1843 年雒頡在舟山期間相識的一名英軍上尉薛德威(Laurence Shadwell)，離華後仍和雒頡保持聯繫，1846 年參與捐建仁濟醫院，此後持續捐款，他的官階也逐漸晉升，到 1857 年捐款時已是上校。再如雒頡來華前所屬的利物浦新月教會(Crescent Chapel)，也是仁濟醫院重要的捐款者，1846 年時捐 376.47 元，是興建仁濟醫院的第一筆也是最大一筆捐款，以後到 1855 年間又五度捐款。

仁濟醫院雖然由英國人建立與管理，捐款者也以英國人為主，卻也有其他國人解囊支持，其中至少有美國人、印度人和中國人。捐款的美國人包含個人和洋行，前者如美國駐華公使伯駕、駐上海領事金能亨(Edward Cunningham)，和傳教士裨治文等；洋行則例如旗昌洋行(Russell & Co.)和同珍洋行(Bull, Nye & Co.)兩家，都從 1850 年起持續捐助。同樣從 1850 年起，印度人洋行和個人經常出現在捐款名單上。

十九世紀後期，許多上海外人常批評仁濟醫院專為中國人而設，但中國人總是吝於捐助仁濟醫院。其實早在仁濟建立初期就有些中國人熱心捐款，最早的是 1848 年一位「二如」捐款 5 元，此後他連年捐到 1852 年，每年都是 10 元，1849 年起捐款的中國人陸續增加，寶順洋行的徐榮、旗昌洋行的唐炳祐與黃恒山等三名買辦相當積極，經常呼朋引伴捐款，到 1853 年時中國人的捐款達到高峰，有二十二人共捐了 185 元，超過這年仁濟收到捐款總數(885 元)的五分之一。1855 年的捐款名單上有位很特殊的「趙大人」，原來是上海道臺趙德轍捐了 100 元，根據數年後雒頡的回憶，這位上海一帶的最高級官員因為生病請雒頡治療了一段時間，痊癒後非常感謝他[108]，這大手筆的捐款就是如此來的。但是不知何故從 1856 年起，中國人的捐款消失了，或許和這年第二次鴉片戰爭的開始有關。

---

[108] Lockhart, *MMC*, pp. 275-276.

4. 醫療活動

作為上海第一家西醫院，仁濟的日常醫療活動模式有相當的歷史意義，雒頡在 1852 年的年報中對此有所描述：

> 「早晨七點半，敲鐘集合住院病人及員工於大廳讀經與祈禱。九點，準備住院病人需用的所有物品。十一點半，敲鐘長達半小時，表示醫療工作開始，先集合門診病人，由麥都思等傳教士在大廳舉行禮拜；結束後分發竹製號牌給候診者，先診治女性病人，每次十人，依號牌順序逐一診治給藥，接著是男性病人；凡需特別診治者排在最後，需回診者發給紙牌註明回診的日期。
> 每週一、三、四、六在醫院診治，每天約 50、100 或 150 人；每週二、五在城內倫敦會教堂的診所門診，對象為不便出城到仁濟醫院的病人，診所的醫療程序和醫院相同。
> 仁濟醫院每天的門診結束後，雒頡再度巡察住院病人，並發放金錢給窮苦無法自給衣食者，雒頡再巡察醫院一周，準備明日的藥品及各項事務細節。晚間再度巡察病床。至於意外傷害與急病則隨時受理診治。[109]」

上文中提到的城內診所，開設於 1849 年，就位在城隍廟後面的倫敦會教堂中，目的在吸引無暇出城的店鋪商人或行動不便的病人，預計要持續辦理下去，但 1853 年小刀會佔領縣城後，診所不得不關閉，雒頡只能偶而進城醫治一二病人，到 1855 年小刀會撤離後，診所也沒有重開，直到 1860

---

[109] *ARCHSa, 1852*, pp. 4-5. 在雒頡的《傳教醫生在中國》書中，也抄錄這段內容(頁 253-254)，內容有些不同，例如將每次叫入診察室的人數自十人改為兩人，在用字遣詞上也有所改動。

年韓雅各(James Henderson)接掌仁濟才恢復城內診所[110]。

從 1846 年 7 月仁濟醫院落成啟用開始，到 1857 年底雒頡離華返英的十一年半間，仁濟醫院歷年年報所載的病人數量如下：

年 份	病 人 數	年 份	病 人 數
1846.7-1847.6	15,217	1853	11,028
1847.7-1848.12	14,386	1854	12,181
1849	9,020	1855	12,237
1850	9,352	1856	11,495
1851	11,290	1857	11,165
1852	10,143	合 計	127,424

平均每年將近 11,100 人。其中第一年醫院才落成，病人覺得候診大廳較為舒適而人數特別多；第二年則是由於計算的時間長達一年半，所以人數也多，至於第三年明顯減少，是由於雒頡自己患了瘧疾停診約半個月的緣故，他在一次發燒後出外，回家即昏厥不省人事，還得請其他醫生前來救治[111]。如果加上先前在東門外的 3,764 人及小南門外的 21,118 人，合計是 152,306 人，這十五萬餘人就是雒頡在上海十四年間（1844 年初到 1857 年底）醫治的中國病人總數了。

仁濟醫院的年報和雒頡在舟山、上海東門外與小南門外時期的作法一樣，都有各種疾病的統計數字，年年如此，這是上海有疾病統計的開始，比後來 1870 年代海關醫生的類似統計早了約三十年。在統計數字以外，雒頡也會選擇一些病例在年報中加以描述，這些病例顯示到仁濟看病的人絕大多數是社會底層的人，如陸上與水上的各類勞工、小販、士兵、乞丐等

---

[110] *ARCHSa, 1849*, pp. 6-7; ibid., *1853*, pp. 1-2; ibid., *1860*, p. 5.

[111] LMS/CH/CC, 1.2.C., W. Lockhert to A. Tidman, Shanghai, 13 September 1849.

等，但也有些中上階層的人請雒頡治病，政府官員有如前文提過的上海道臺趙德轍，不過他是請雒頡進入道臺衙門為他看診，並非親自前往仁濟醫院。此外，仁濟 1857 年的年報提到有兩名翰林到仁濟求診的事，兩人分別來自杭州與湖北，都是身體局部中風，也都是因為擔任鄉試考官，閱卷工作過於繁重，不堪負荷而致病，等不及閱完考卷便趕到仁濟就醫，兩人並表示另有其他考官和考生也有類似的問題，還有人因而留下終身的後遺症；雒頡認為中國的科舉考試只重強記經典知識，而非考生的創造性能力，既不利考生的智力與體力，連閱卷官都會不堪負荷而病倒 [112]。

討論雒頡的醫療活動不能不提小刀會佔領縣城的事件。從 1853 年 9 月初到 1855 年 2 月中，小刀會佔領上海縣城前後將近一年半，清政府軍則在外圍城，這次事件對上海居民的生活和仁濟醫院的醫療造成極大的干擾和威脅。被封鎖在城內的人無法到仁濟看病，城內的診所也被迫關閉，佔領期間仁濟的病人數量並未減少，甚至還有增加，但這主要是由於戰爭中受傷的民眾和雙方兵士大量增加的緣故，雒頡經常報導這類傷患的醫治及各種手術的情形，他表示仁濟都要變成軍醫院了 [113]，1853 至 1855 年的仁濟年報中也充斥著軍民傷患病例的描述，最有意思的是他在 1854 年年報的最後一段話：

> 「目前在病房中住有被小刀會殺傷的政府軍士兵，也有被政府軍殺傷的小刀會徒眾，還有被政府軍與小刀會雙方殺傷的無辜民眾；但是，這些人在病房中都相安無事，不但接受自己人的照料，

---

[112] *ARCHSa, 1857*, pp. 7-8.

[113] LMS/CH/CC, 1.4.C., W. Lockhart to A. Tidman, Shanghai, 1 February 1854.

而且經常樂於互相幫助。[114]」

雒頡這段話顯示，仁濟不但成為敵對雙方（加上民眾即為三方）共用的醫院，而且原來殺戮戰場上你死我活的敵人，進入仁濟醫院後竟然成了互相扶持的病友。

由於仁濟醫院位於城外，所以經常受到來自城內小刀會徒眾的砲火，時時有砲彈從仁濟醫院上空呼嘯而過，甚至對準醫院而來。1854 年 1 月 12 日，小刀會從城牆上發射三發六磅重的砲彈，落在醫院門旁爆炸，雒頡隨即入城抗議，對方表示醫院內有清兵病人所以發砲，並對雒頡要請英國領事阿禮國介入的說法表示不在乎；雒頡不得已只好訴諸領事，阿禮國聯合在上海的英國海軍指揮官派遣一隊水兵送信給小刀會首領，警告若再有類似事件英軍將轟破上海北門 [115]。此後雖然不再有故意以仁濟為目標的射擊，卻仍經常意外飛來砲彈，雒頡晚上就寢時得先在床畔布置障礙物以策安全 [116]，事實砲彈與槍彈確曾多次落入他住屋旁的仁濟醫院，1855 年 1 月 23 日，一發城牆上發射的砲彈穿透醫院屋頂，落入大廳後爆炸開來，炸壞樑柱、座椅和地板等物，到處充滿煙霧，數分鐘前還有一名女性傷患躺臥在爆炸處，幸好剛在爆炸前移入病房，而當時在院中的約五十人也都無恙，雒頡還特地收集了這發砲彈的碎片和引信，後來轉送給倫敦的地質博物館(Geological Museum)保存 [117]。

---

[114] *ARCHSa, 1854*, p. 8.　Lockhart, *MMC*, p. 269.

[115] LMS/CH/CC, 1.4.C., W. Lockhart to A. Tidman, Shanghai, 1 February 1854. *ARCHSa, 1853*, p. 10. Lockhart, *MMC*, pp. 305-307

[116] Lockhart, *MMC*, p. 297.

[117] LMS/CH/CC, 2.1.A., W. H. Medhurst to A. Tidman, Shanghai, 31 January 1855.　*ARCHSa, 1855*, p. 3.　Lockhart, *MMC*, p. 357.

在各項醫療活動中，雒頡無法滿意的是種牛痘。他從在小南門外時期就努力引進痘苗為上海孩童接種，並刻印《新種痘奇法》一書傳播，但成果並不顯著，主要是痘苗效用不穩定，供應也不正常的緣故，因此上海居民寧可沿用傳統的人痘防疫。1847 年 9 月間，從廣州送來的痘苗好不容易生效，雒頡趕緊為人種痘，並想盡辦法使痘苗的供應延續不絕，但每年接種人數仍只有數十人而已，到 1851 年時才達到 131 人，1853 年有 180 人[118]。1855 年冬天，一名蘇州的中醫主動到上海請求雒頡教導牛痘接種技術，學會後回蘇州於 1856 年春季接種了 800 多名孩童，遠比雒頡在上海的推動更見成果，卻因夏季天熱而痘苗失效，中醫又到上海向雒頡索得新鮮痘苗後回蘇州施用[119]。雒頡主持仁濟的最後兩年(1856, 1857)，上海接種牛痘的人數總算超過了 300 人，分別有 378 和 306 人[120]。雒頡引進牛痘到上海的用心，還得等到他離開上海十二年後的 1869 年起才大見成效，這年他培養出的上海第一位中國人西醫黃春甫，在道臺應寶時支持下開設牛痘局，此後到 1897 年將近三十年間，為大約十五萬名上海的孩童接種牛痘[121]。

四、回英與再度東來

雒頡主持仁濟醫院十四年後，在 1857 年底告別上海回英。當時他還不

---

[118] *ARCHSa, 1851*, p. 15.; ibid., *1853*, p. 15.

[119] *ARCHSa, 1856*, pp. 7-8.

[120] Ibid., p. 10.; ibid., *1857*, p. 11.

[121] 關於黃春甫，參見本書「上海第一位中國西醫黃春甫」一文。

滿四十七歲，正當盛年之際，健康也不成問題，但是他的妻子早在 1852 年初時，因健康不佳而攜同三名子女回英，雒頡單獨留在上海工作，期待妻子健康恢復來華團聚。兩年後眼看不可能，雒頡於 1854 年 2、3 月間連寫兩封信給倫敦會秘書，表示自己本無意回英，但妻子既不能前來，自己至少必須回英一趟，然後盡可能再度來華，希望倫敦會在當年底前派來繼任的醫生；他並表示，仁濟醫院基礎已經穩固，倫敦會擁有經營權利，而全部經費都出於上海本地，如果倫敦會不能派人繼任，有可能被其他傳教會取而代之，則對倫敦會大為不利，而且倫敦會上海傳教士及家屬的健康也將無人照料 [122]。

倫敦會秘書在回信中則表示，「即使」派人繼任，也不保證能在年底前找到合適的人選 [123]。由於秘書沒有肯定雒頡一職的必要性，引起和他共事多年的麥都思寫信給秘書大抱不平，認為不能要求雒頡做得更好了，多年來雒頡一方面將大量的中國人帶到基督教福音的影響之下，同時又照顧上海倫敦會傳教士及其家屬的健康，若沒有雒頡在的話，倫敦會每年要為生病的傳教士與家屬支付大筆的醫藥費，更不必提雒頡將自己舉債所買的土地和興建的房屋都捐給了倫敦會，麥都思還特別提醒秘書，倫敦會從來不曾對雒頡的這項捐獻表示感謝，而且雒頡又在 1853 年捐獻 150 英鎊在麥家圈興建一所英語教堂 [124]。秘書趕緊又回信給麥都思，表示自己和理事們對於雒頡的崇高人格、專業技能與無私奉獻，只有最高的敬重而無忽視之意，但實在無法保證能如期找到繼任人選 [125]。於是雒頡還得堅守崗位，

---

[122] LMS/CH/CC, 1.4.C., W. Lockhart to A. Tidman, Shanghai, 1 February 1854; ibid., 13 March 1854.

[123] LMS/CH/OL, A. Tidman to W. H. Medhurst, London, 24 April 1854.

[124] LMS/CH/CC, 1.4.C., W. H. Medhurst to A. Tidman, Shanghae, 27 June 1854; ibid., 1.4.A., W. H. Medhurst to A. Tidman, Shanghae, 19 April 1853.

[125] LMS/CH/OL, A. Tidman to W. H. Medhurst, London, 2 September 1854.

直到 1856 年第二次鴉片戰爭爆發，在廣州的倫敦會醫生合信不得不離開廣州，才決定由他到上海接長仁濟醫院，雒頡也於 1857 年 12 月 6 日搭船離開了上海。

臨行前，三十二家中國商行與二十四名中國人聯名送他一份長卷，感謝他多年免費為中國人醫療造福的仁心仁術[126]。在上海期間，雒頡先已獲得不少病人贈送的謝匾，他最早提到的是 1849 年一位杭州官員之子在仁濟成功戒絕鴉片煙癮後，將一方謝匾懸掛在醫院大廳中[127]，此後也陸續有痊癒的病人致贈匾額，至少有「道宗基督」「神醫妙手」「德澤萬州」「春暖江城」及「杏林春暖」等五方，雒頡在信函及書中分別向秘書和英國一般讀者翻譯並描述了長卷和這些匾額的意涵、形式、製作和內容，可見他相當瞭解並樂於接受中國人這種銘謝醫生的傳統文化[128]。

1858 年 1 月 29 日，雒頡回到闊別了二十年的英國，倫敦會理事會也決議，對他長期無私而卓著的貢獻以及慷慨捐贈財產表達感謝，並祝願他能在適當時候重返上海工作；又請他在為歡迎他而特別召開的理事會議中演講中國傳教事業[129]。雒頡回國後與家人住在倫敦東南郊的布拉克希斯 (Blackheath)，以兩年多時間準備他在中國工作經驗的書《傳教醫生在中

---

[126] 這份長卷的英譯文內容，原是雒頡回英後於 1860 年 10 月 2 日寫給倫敦會秘書信(LMS/CH/NC, 1.1.A., W. Lockhart to A. Tidman, Blackheath S.E., 2 October 1860)的附件，不知何故拆散改置於 LMS/CH/CC, 2.1.D.之內。英譯文也見於 Lockhart, *MMC*, pp. 283-288.

[127] LMS/CH/CC, 1.2.C., W. Lockhart to A. Tidman, Shanghai, 13 September 1849. *ARCHSa, 1849*, pp. 10-11. Lockhart, *MMC*, pp. 384-385.

[128] LMS/CH/NC, 1.1.A., W. Lockhart to A. Tidman, Blackheath S.E., 2 October 1860. 此事也見於 Lockhart, *MMC*, pp. 282-283，但無中文題詞。

[129] LMS/BM, 8 February and 22 March 1858.

國：二十年經驗談》，於 1861 年 2 月初出版，倫敦會立即購買五十本 [130]，本書也是雒頡最為人知的作品，他在書中強烈主張傳教醫生應是非神職的合格醫生，而非兼具牧師與醫生兩種身份，他認為兩者合一只會兩者都做不好；他強調的另一個觀點是傳教醫生在中國的工作已有顯著的成果，為大量的民眾解除病痛之苦，獲得他們的衷心感謝，也將他們帶到基督教福音的影響之下 [131]。

雒頡回英後也應邀演講或參加關於中國的活動，例如 1858 年 4 月底在皇家地理學會(Royal Geographical Society)演講「長江與黃河」(The Yang-Tse-Keang and the Hwang-Ho)，並撰寫成文發表在地理學會的會報上 [132]。同一年 12 月間，雒頡應邀前往蘇格蘭，分別向愛丁堡醫學傳教會(Edinburgh Medical Missionary Society)的理事會和醫學院的學生演講在華醫學傳教事宜 [133]。同年他應邀在《倫敦民族學會會報》(*Transactions of the Ethnographical Society of London*)的創刊號發表關於中國苗族的文章 [134]。又如 1860 年 3 月英國各傳教會聯合舉行海外傳教工作檢討會，雒頡應邀在會中以「中國醫藥傳教事業」(On Medical Missions in China)為題進行一場演講，闡述醫藥在傳教上的用處和價值，並以自己的種痘、眼科疾病和外科手術三項工作做為例證，他如下的說法還獲得現場聽眾的喝采：

---

[130] Ibid., 11 February 1861.

[131] Lockhart, *MMC*, preface, v-vi, pp. 5, 117-120, 275-276, 281-282.

[132] *Journal of the Royal Geographical Society*, vol. 28 (1858), pp. 288-298, W. Lockhart, 'the Yang-Tse-Keang and the Hwang-Ho, or Yellow River.'

[133] *Fifteenth Report of the Edinburgh MMS, 1858* (Edinburgh: Printed at Thomas Constable, 1859), p. 12.

[134] *Transactions of the Ethnographical Society of London*, vol. 1 (1861), pp. 177-185, 'On the Miautsze or Aborigines of China.'

「我有把握地說，在中國的醫藥傳教事業已經成功地贏得進入中國人真心與良心(hearts and consciences)的門檻，這是其他傳教方法還未能辦到的。[135]」

雒頡回英國的兩三年間，中國的整體傳教事業有很大的變化，第二次鴉片戰爭後簽訂的天津條約使得中國門戶大開，內地和沿海通商口岸增加，傳教士得以進入內地，還能置產建立教堂、醫院和學校等等，同時太平天國摻雜基督教義的各種主張，也讓西方人對中國基督教化的前景充滿樂觀的想像。在此種形勢中，各傳教會都在打算如何加強擴大在華的傳教力量，歷史上最早派遣傳教士來華的倫敦會更是躍躍欲試，從 1859 年起為此在英國各地舉辦集會，發動民眾捐款成立「中國基金」(China Fund)，又請雒頡等回國傳教士到各神學院演講，以鼓勵學生擔任來華傳教士，在 1861 年 1 月 14 日的倫敦會理事會議中，決議要在當年內派遣二十名傳教士來華 [136]，而同年 2 月 25 日的理事會議更進一步決議：

「向雒頡醫生提出緊急請求，如果沒有其他阻礙的話，請他回到中國一段時期，協助建立理事會計畫在中國展開的新佈道站。[137]」

這項請求指的是雒頡一人再到中國，並未包含其妻或子女在內，而雒頡很快地在一個星期後便有了回音，肯定表示接受回中國的邀請，並且說

---

[135] *Conference on Missions Held in 1860 at Liverpool: Including the Papers Read, the Deliberations, and the Conclusions Reached* (London: James Nisbet & Co., 1860), pp. 100-107, W. Lockhart, 'On Medical Missions in China.' 此處所引內容在頁 102。

[136] LMS/BM, 14 January 1861.

[137] Ibid., 25 February 1861.

自己在接著來臨的夏天便可啟程；理事會隨即感謝他和妻子同意為中國傳教做出重大的犧牲[138]。同年 5 月 27 日，理事會召開特別會議歡送雒頡，6 月 11 日他束裝就道，第二度離開英國啟程來華，並在 8 月 9 日抵達上海。

雒頡再度來華的任務並非回到上海重掌仁濟醫院，而是協助建立倫敦會在中國各地的新佈道站，包含新佈道站建在何地為當、傳教士人力應如何配置，以及佈道站房舍的建築經費如何籌措等等。在他抵達上海時，倫敦會有廣州、香港、廈門和上海四個建立多年的佈道站，還有漢口和天津兩個亟待建設的新佈道站，以及醞釀中的芝罘佈道站。因此雒頡必須前往各地考察並與各傳教士會商，儘管理事會並未正式授予他「代表」(deputation)的名號，但既然理事會就是為此而主動請求他重返中國的，他的意見無疑有一言九鼎的作用，他到上海前也已經涉及新加坡和香港兩地的倫敦會房地產的出售和用途事宜，接下來還預備前往漢口、天津與芝罘三地。

就在上海停留的半個多月中，雒頡推動了關係到仁濟醫院日後發展的一件大事，即出售麥家圈的倫敦會大部分土地 12 畝，得款銀 31,000 餘兩[139]。這件事的目的在於籌款作為漢口與天津兩佈道站的建築經費，卻連帶造成仁濟醫院的大轉變，醫院的保產委員會在知悉倫敦會的意圖後，也將本來位在麥家圈最西邊的醫院房地出售給他人，得款銀 10,000 兩，隨即以其中 4,000 兩購進倫敦會出售土地內的 2.176 畝，再以 5,000 兩在新址上建

---

[138] Ibid., 11 March 1861.

[139] LMS/CH/NC, 1.1.A., W. Lockhart to A. Tidman, Shanghai, 13 August 1861; LMS/CH/CC, 2.3.D., J. Macgowan to A. Tidman, Shanghai, 2 September 1861. 雒頡提出出售土地的主張，並寫信向理事會強力建議此舉，同時在上海佈道站會議中通過本案後，他就離滬北上天津與北京，實際的買賣作業則由他交代上海傳教士慕維廉經手辦理，至次年(1862)完成。

成醫院房舍，餘下的 1,000 兩做為搬遷及設備之用 [140]。仁濟醫院因為這次房地產的變動而重新座落於更好也更方便的面臨山東路方位，此後六十年間又經三次的收購行動，仁濟醫院終於擁有了倫敦會在 1861 年時全部的麥家圈土地，構成今日仁濟醫院西院的土地與建築格局。

雒頡不待處理完土地出售的事就離開了上海，也沒照預定行程前往漢口，因為他收到一項更重大的緊急訊息，北京的英國駐華公使卜魯斯(Frederick Bruce)最近在和一位先生談話時，表示希望雒頡能到北京開辦一家華人醫院 [141]。對雒頡來說，這是天大的好消息，當時正值第二次鴉片戰爭之後，英、法兩國為免發生意外，禁止外國平民進入北京，而英國公使竟然會有這樣的表示，雒頡當然要把握這完全意想不到的機會儘快北上。他在向倫敦會秘書報告此事的信中，沒有說明那位和卜魯斯談話並很快轉告他消息的先生是誰，其實也用不著說明，那人當然就是他的妻弟、英國使館的參贊巴夏禮(Harry S. Parkes)。

1861 年 8 月底，雒頡離開上海，先到芝罘勸說倫敦會在當地的傳教士高休(Hugh Cowie)放棄在芝罘建立佈道站的打算，再往天津會晤先到的傳教士艾約瑟(Joseph Edkins)，商量天津與北京建立聯合佈道站事宜後，於 9 月 11 日出發前往北京。

---

[140] LMS/CH/CC, 2.3.E., J. Henderson to A. Tidman, Shanghai, 20 December 1861. *ARCHSa, 1862*, p. 3.

[141] LMS/CH/NC, 1.1.A., W. Lockhart to A. Tidman, Shanghai, 13 August 1861.

五、創立北京施醫院

雒頡雇了五輛騾車，以兩天半時間行了一百英里路，終於在 1861 年 9 月 13 日傍晚趕抵北京，就投宿在翰林院旁的英國使館中，暫時作為公使卜魯斯的客人。雒頡將北京定為自己從英國再度來華旅程的最後終點，事實他就是歷史上第一位進入北京的基督教傳教士。

入京初期，雒頡的注意力集中在兩方面：觀察瞭解北京與覓屋籌設醫院。和早年初到上海一樣，雒頡在北京四處考察，瞭解當地的環境與人文。他說從高處下看北京非常壯觀，顯現出氣派輝煌的景象，但從高處下來後，詩情畫意整個變了樣，發覺自己置身於一個中國城市的沙塵與髒污之中，沙塵多到無孔不入，佈滿室內外空間與物件上，騎馬揚起的塵土讓人看不到地面。儘管如此，雒頡還是說自己喜歡北京，認為北京正適合他和他的工作，他很感興趣的還有那些高大的城牆、城門、街道和宮殿等等。身為最早入京的基督教傳教士，雒頡特別注意天主教和東正教傳教士的事物，仔細察看了耶穌會士觀象臺的各項儀器、大教堂的壁畫、西城外的利瑪竇、南懷仁、湯若望等人的墓地、北城外的俄羅斯人墓地，以及城內東北角的俄國東正教佈道團 [142]。

不過，雒頡更關心的當然是自己籌設醫院和傳教的情形。首要之舉是租或購買合適的房子，此事由於卜魯斯出手協助很快得以解決。在做為英國使館的梁公府隔壁有一幢住宅，先由普魯士使團入住一兩天後即放棄而

---

[142] Ibid., 1.1.B., W. Lockhart to A. Tidman, Peking, 18 September 1861; ibid., 3 October 1861.

閒置，雒頡覺得很適合做為醫院而有意購下，也談妥價錢為 5,000 墨西哥銀元，但卜魯斯認為勢必會遭遇中國官方阻撓，不如由使館購買再租給雒頡比較不會有麻煩，事情就此決定，卜魯斯以使館名義買下此處房地，價格銀 3,700 兩。從雒頡的描述及附圖可知此處房地非常寬大，有兩個四合院，有二十個房間做為病房，每間依取暖火炕的大小分別容納四至十二人，男性候診室可容一百人，女性另有候診室，以及雒頡和助手的住處，和馬廄、廚房等設施及空地，整修後雒頡於 1861 年 10 月 23 日從借住的使館遷入新居，北京「施醫院」從此開張，這是基督教在中國首都傳教的開始 [143]。

(一) 性質

北京施醫院和上海仁濟醫院都由雒頡創立，但是兩者卻有非常不同的經營模式：性質有別，功能不盡一致，經費來源也不一樣，而造成這些不同的主因是雒頡對經費的觀點，與北京、上海兩地西人社群的差異。

醫療活動要花錢，雒頡的原則卻是儘量不動用倫敦會的經費。有如前文所述，他初到中國加入在華醫藥傳教會，由該會負擔他在澳門、舟山等地醫療活動的經費。雒頡在上海期間，改由當地英國商人捐款建立、擁有和管理仁濟醫院。但是，做為政治中心的北京情形完全不同了，1861 年剛被英法兩國軍隊破門而入的北京，除了使館的人員和雒頡，沒有任何一位商人，可以預見不久的將來也不會有太多商人，雒頡理解無法再複製商業大城上海的經驗，也決定了北京施醫院的性質就是屬於倫敦會的傳教醫院，所以他在施醫院開張後不久寫信告訴倫敦會秘書，自己沒有要如仁濟那樣成立本地的董事會，而是認定施醫院為倫敦會所有 [144]。開張將近一

---

[143] Ibid., W. Lockhart to A. Tidman, Peking, 3 October 1861; ibid., 21-27 October 1861.

[144] Ibid., W. Lockhart to A. Tidman, Peking, 23 November 1861.

年後，雒頡再度告訴秘書:「我並沒有安排將施醫院置於任何本地的控制之下，施醫院就是倫敦會在北京的醫院。[145]」

施醫院的性質確定了，雒頡自己的身份卻引起一些爭議。他這次進入北京並建立醫院實在太順利了，其他人沒有類似的機會[146]，倫敦會在天津的艾約瑟試圖追隨雒頡之後到北京，卻拖延到 1862 年 3 月才獲得卜魯斯同意，也只能來京短期訪問而已[147]；又過了兩個月，才有其他英國傳教會的傳教士入京並居留下來，即應聘擔任同文館英文教習的聖公傳教會(Church Missionary Society)傳教士包爾騰(John S. Burdon)[148]。雒頡能率先入京已是得天獨厚，他的幸運卻不僅止於此，公使卜魯斯主動購買房地租給他建立醫院，甚至在使館一時沒錢付房地費用時，卜魯斯還自掏腰包先行墊付，一年後英國政府經費撥到使館後再歸還，卜魯斯也沒有向雒頡收取第一年的 100 英鎊租金[149]。為了回報卜魯斯的鼎力支持，雒頡從 1861 年 11 月起在英國使館醫生出缺時承擔看病工作[150]，不久法、俄兩國使館醫生都出缺，也請他幫忙[151]，到 1862 年 7 月雒頡竟然同時肩負英、法、俄、葡與普魯士等五國使館醫生的工作，他不需要上班，而是使館有人生病時請他醫治，但不論如何這表示雒頡在眾多中國病人以外，又要照顧數

---

[145] Ibid., 1.2.B., W. Lockhart to A. Tidman, Peking, 5 September 1862.

[146] 在雒頡之前，一名荷蘭裔的英國浸信會傳教士古路吉(Hendrik Z. Kloekers)嘗試進入北京而被逐，參見 ibid., 1.1.A., W. Lockhart to A. Tidman, Shanghai, 13 August 1861; ibid., 1.1.B., W. Lockhart to A. Tidman, Peking, 3 October 1861.

[147] Ibid., 1.1.B., W. Lockhart to A. Tidman, Peking, 23 November 1861; ibid., 6 December 1861; 1.2.A., W. Lockhart to A. Tidman, Peking, 26 March 1862.

[148] Ibid., 1.2.A., W. Lockhart to A. Tidman, Peking, 14 May 1862; ibid., 28 May 1862.

[149] Ibid., 1.2.B., W. Lockhart to A. Tidman, Peking, 13 October 1862; ibid., 23 October 1862.

[150] Ibid., 1.1.B., W. Lockhart to A. Tidman, Peking, 23 November 1861;

[151] Ibid., 1.2.A., W. Lockhart to A. Tidman, Peking, 26 March 1862.

十名外國使館人員的健康[152]。以上這些意外順利入京、獲得卜魯斯鼎力相助，以及身膺五國使館醫生重任等，確實都是極不尋常的遭遇，不免就有人懷疑他的身份與工作，於是雒頡不得不向倫敦會秘書澄清：

> 「我在此單純就是個傳教士，絕非是使館的一員。我告訴過您，我是以醫學專業照料使館人員，但卜魯斯先生在和我談話以及在向別人談到我時，總是稱我是傳教士。我無論如何都不是使館官員，此間認得我的人也沒把我視為使館官員。我可以在我的醫院中做我想做的事，並且做任何及所有我覺得適當的工作。[153]」

雒頡和使館的關係非常密切是事實，他兼顧照料英國使館人員健康也有一年 200 英鎊的酬勞[154]，其他使館肯定也付了相當的代價，但不能因此就說雒頡是使館醫生，更不能因此否定了他的傳教士身份。只是，不僅當時有人質疑雒頡，後世至今的研究者也惑於他在北京的身份，只有少數人認定雒頡就是傳教士，大部分人說他是英國使館的醫生[155]，甚至還有人說他是英國軍隊的軍醫。

(二) 功能

在功能方面，施醫院也和仁濟醫院一樣，具有醫療、救濟和傳教三種

---

[152] Ibid., W. Lockhart to A. Tidman, Peking 18 July 1862.

[153] Ibid., 1.2.B., W. Lockhart to A. Tidman, Peking, 23 August 1862.

[154] Ibid., 1.2.A., W. Lockhart to A. Tidman, Peking, 28 May 1862.

[155] 認為雒頡是使館醫生的錯誤說法，很可能始自王吉民與伍連德的英文本《中國醫史》(K. Chimin Wong and Wu Lien-Teh, *History of Chinese Medicine* (Shanghai: National Quarantine Service, 1936))一書(頁 383)。

功能。但北京施醫院既然是倫敦會所屬的醫院，不同於由商人所有和管理的仁濟醫院，則三種功能的重要性與內涵是否也有差別變化呢？事實施醫院仍以醫療為最主要的功能，有如雒頡公開宣稱的：「施醫院的首要目的是醫治病人，幫助那些遭到病痛苦難的人；其次是宣講生命之道，讓人們精神煥然一新，從而引導他們到救主耶穌基督之前。[156]」也就是說，雒頡還是認為醫病與傳教有先後主從之分的。

其次，施醫院的救濟功能不如仁濟醫院顯著。施醫院仍然如同仁濟醫院的作法，分發食物津貼給住院的窮困和乞丐病人，卻沒有在寒冬或飢荒時進行較大規模的施粥賑米，仁濟醫院的施賑行動是上海外商捐款發起而由雒頡執行落實的，但北京並無外商可捐款供他進行同樣的事，雖然雒頡說北京的乞丐人數遠遠多於上海，他還特別前往北京乞丐聚居的地方實地考察，也描述了北京官方和民間舉辦的冬季施粥活動，可是倫敦會既沒有財力也不會舉辦施粥；此外，施醫院當然更未如仁濟醫院在小刀會事件期間那樣成為兵燹受災民眾的避難所。

施醫院的傳教功能很值得關注，因為雒頡是倫敦會在北京唯一的傳教士，他又堅持傳教醫生和神學傳教士各有所司，兩者角色不可混淆，那麼他是如何實踐施醫院的傳教功能呢？雒頡是以非常保守而小心的態度進行傳教活動，而且是從發送傳教書冊開始，在施醫院開張一個多月後的 1861 年 12 月初，雒頡第一次報導相關的活動：

「我找到機會就送傳教書，但我覺得目前這種事還不宜做得太多。我並沒有隱藏我的目的，人們也知道我是幹甚麼的，但是我

[156] *RLMSPa, 1863*, p. 13.

希望我在人們心中的印象穩固了以後再大量分書。我常在機會出現時才送書，但絕不在街上，只在醫院中送，診間擺有聖經等書，有人開口要就送。[157]」

1862 年 1 月 1 日，雒頡又談論傳教的事，他表示還沒向病人舉行禮拜儀式，但已在候診大廳各面牆上張貼倫敦會上海墨海書館印刷的傳教海報，也重述有機會就送書的話，接著又說：「我相信目前還不是進行直接傳教工作的時機，但要展現施醫院工作的基督教特質。[158]」施醫院開張的第一年內，雒頡就這樣以張貼海報和被動送書呈現施醫院的基督教特質，進行無聲的傳教活動，他為此以木刻印刷了兩種小冊分送給病人：艾約瑟的《聖教問答》與麥都思的《耶穌教略》，雒頡還特地告訴倫敦會秘書，這兩種小冊可是基督教在北京最早的出版品，封面上也都有施醫院的字樣[159]。

直到第一年將盡的 1862 年 9 月間，默默進行的傳教終於變得有聲了，原來是天津的艾約瑟送來一名中國神學生，每天就在候診大廳和病人談話和讀聖經，雒頡說這就是施醫院禮拜活動的開端了，但仍只是萌芽階段，將看看情況如何再決定如何能公開些，「我們開頭必須匍匐前進(creep)，希望能逐漸進而步行。[160]」

匍匐前進的速度可能很慢，但對於在北京獨自創立醫院的雒頡而言，穩健可能是較好的策略，事實也沒有多久就有了收穫，1863 年 1 月中施醫院舉行第一次中國信徒的公開洗禮儀式，三名受洗的信徒全是經他醫好的

[157] LMS/CH/NC, 1.1.B., W. Lockhart to A. Tidman, Peking, 6 December 1861.

[158] Ibid., 1.2.A., W. Lockhart to A. Tidman, Peking, 1 January 1862.

[159] Ibid., W. Lockhart to A. Tidman, Peking, 12 April 1862.

[160] Ibid., 1.2.B., W. Lockhart to A. Tidman, Peking, 24 September 1862.

眼科病人，還有四名病人也請求受洗 [161]，此後的一年中又陸續有三名病人入教 [162]，這些都說明施醫院是有顯著的傳教功能。

(三) 經費

施醫院既然是倫敦會的醫院，理應由該會負擔經費，只是雒頡一向不願動用倫敦會的經費，而北京也確實沒有多少可以募款的對象，如此施醫院的經費將從何而來？

雒頡對此卻顯得胸有成竹，原來是過去他經營仁濟醫院的精神和成效有目共睹，因此獲得一些上海時期的老朋友對施醫院的新捐助，甚至早在他決定再度來華後，倫敦已經有人感佩他的犧牲奉獻而趕在他出發前就捐款了，而當時雒頡根本還預料不到自己會在北京開辦起施醫院！例如曾任上海工部局董事的祥泰洋行(Birley, Worthington & Co.)行東白朗(W. S. Brown)率先在倫敦認捐，第一年 100 英鎊(600 兩銀)，供他購買藥品與設備器具，第二年 100 鎊做為未來醫院的開辦費，第三年 100 鎊則是開辦後的維持費 [163]。又如雒頡早年在舟山相識，而後來從英國連年捐助仁濟的英軍軍官薛德威也捐款 20 兩銀。等到雒頡抵達北京後，又收到一筆來自上海的善款，即寶順洋行的合夥人及擔任仁濟保產委員和董事多年的韋伯所捐

---

[161] Ibid., 1.3.A., Joseph Edkins to A. Tidman, Peking, 19 January 1863; ibid., W. Lockhart to A. Tidman, Peking, 20 January 1863.

[162] Ibid., 1.3.B., W. Lockhart to E. Prout, Peking, 15 December 1863; ibid., 1.3.C., W. Lockhart to A. Tidman, Peking, 5 January 1864.

[163] Ibid., 1.2.A., W. Lockhart to the Directors of the LMS, Peking, 1 January 1862. 在施醫院第一次年報中，白朗的捐款第一年和第三年確實各為 100 鎊(600 兩銀)，但第二年則為 300 兩銀(50 鎊)，何以如此的原因不詳。

的 500 兩銀，此後韋伯又一次樂捐同樣的 500 兩銀 [164]。就是以上這些上海仁濟醫院之友的捐款支持，北京施醫院才得以順利開辦並維持下來。

此外，北京雖然沒有商人，還是有人樂於共襄盛舉贊助雒頡，其中一位是施醫院開辦時正在北京的英國海軍提督何伯爵士(Sir James Hope)，捐款 250 元(175 兩銀)供雒頡整修向使館租來的院舍、購買器具及雇請人員之用 [165]。還有就是幫忙施醫院已經很多的公使卜魯斯，在 1862 年 10 月時捐給雒頡 200 兩銀 [166]。

以上只是捐款數目較多的一些捐助人，有了仁濟醫院的老朋友和施醫院的新朋友共同解囊相助，雒頡在 1862 年 10 月很有把握地告訴倫敦會秘書說：「倫敦會根本不必為施醫院支付任何一點錢，目前每件事都付清了，而我還有足夠的錢至少能支持未來一段日子。[167]」

(四) 醫療活動

在施醫院開張前，雒頡還借住在使館期間，就已經有知道他身份和來意的中國病人偶而來看病，等到施醫院開張後，病人從一天只有兩三人迅速增加，整整一個月後他說病人太多，每天平均有兩百名，他不得不在下午四點就關門，自己外出騎馬散心 [168]。又兩週後病人的數目更是直線上升：

---

[164] Ibid., 1.1.B., W. Lockhart to A. Tidman, Peking, 2 October 1861 . *RLMSPa, 1862*, Appendix.

[165] LMS/CH/NC, 1.2.A., W. Lockhart to the Directors of the LMS, Peking, 1 January 1862.

[166] Ibid., 1.2.B., W. Lockhart to A. Tidman, Peking, 23 October 1862. *RLMSPa, 1862*, Appendix.

[167] LMS/CH/NC, 1.2.B., W. Lockhart to A. Tidman, Peking, 23 October 1862.

[168] Ibid., 1.1.B., W. Lockhart to A. Tidman, Peking, 23 November 1861.

「我完全被病人給淹沒了，他們每天擁擠著到我這兒來，他們把我、我的助手和我的藥品都消耗光了，我不得不在禮拜天以外每週再關門一天，[...] 以遠離工作，並給助手一些休息。[...] 今天上午我的院子裡全是車輛和驢子，屋外街道上車輛也大排長龍，同時河上也擠滿了人，我看了三百名女性和五百名男性，都經過我的診治，所有人都給了藥或動了小手術。[169]」

類似的「盛況」持續下去，每天的病人都在五百至七百人之間，到這年(1861)底為止共有 6,815 名病人，雒頡說若回診的病人也算的話，更遠多於此數[170]。結果施醫院的第一次年報（從 1861 年 10 月到 1862 年底止）記載，十四又半個月中共有病人 22,144 人[171]，等於一年有 18,300 多人，更甚於上海仁濟醫院在 1846 年房舍落成後第一年的病人 15,200 多人，難怪雒頡會說自己和助手都為之疲累不堪[172]。不過，第二年的病人數量大幅度減少到 10,251 人（不含回診），原因正如雒頡自己再三表示的，第一年剛開幕不久，他成功地施行中醫無能為力的一些手術，有的還是長期困擾病人的陳年痼疾，經過受惠病人和親友的口碑載道，雒頡和施醫院的聲名很快遍傳北京內外，於是病人聞風而至，包含許多根本無法治癒或改善的人也來姑且一試，造成第一年病人的驚人數量，到第二年時這種病人便大量減少了[173]。

---

[169] Ibid., W. Lockhart to A. Tidman, Peking, 6 December 1861.

[170] Ibid., 1.2.A., W. Lockhart to the Directors of the LMS, Peking, 1 January 1862, enclosure, 'Short Account of the LMS's Chinese Hospital Peking – From October 23rd to December 31, 1861.'

[171] *RLMSPa, 1862*, p. 3.

[172] LMS/CH/NC, 1.2.A., W. Lockhart to the Directors of the LMS, Peking, 1 January 1862.

[173] Ibid. *RLMSPa, 1862*, p. 2; ibid., *1863*, p. 1.

施醫院的病人來自社會各階層，有各級各類的官員，還送來他們的妻子、母親、孩子和親戚，商人和店主、工人、農人和大量的乞丐，都到施醫院來求診，漢、滿、蒙、回、藏族全有，加上朝鮮人，有北京本地人，也有遠自西部喀什噶爾來京的病人。在行行色色的各樣病人中，雒頡提到特別引人注目的是官員，到施醫院求診的各級官員很多，1861 年 12 月 5 日一天之內就有一名紅頂黃馬掛的宗室武將、一名帶著母親和一批男女友人來的藍頂文官、一名白頂的刑部官員，以及許多金頂官員。雒頡在上海時從沒有如此成群而來並且品級很高的官員，他覺得這是個好現象，有這麼多穿著官服來的官員，增加了百姓對施醫院和他的信任感 [174]。他診治過中風的戶部尚書及其家人，刑部尚書也送兒子來治療慢性頭疼，還有宗室、各部官員、監察御史、翰林、宦官等等 [175]。

在施醫院的病人中，眼科和胸腔科疾病者各佔三分之一左右，另外的三分之一是其他各種內外科疾病。雒頡一直認為北京在內中國各地的眼科病患為數眾多，而中醫對眼疾很難使得上力，還常見其治療方法加重了病情，所以這是傳教醫生大可發揮的領域，尤其經過手術後病人視力一旦從黑暗重見光明，其本人及親友無不大為欣喜與感謝，由此產生的口碑相傳，非常利於建立傳教醫生和西方醫學在中國民眾心目中的聲望，同樣也大有助於基督教的傳播 [176]。雒頡不是憑空如此推論，前文所述 1863 年 1 月有三名眼科病人受洗成為信徒，還有四名等待受洗，就是可以驗證的事實。

1862 年夏天，北京發生霍亂大流行，也導致相當多的患者死亡，雒頡在書信和施醫院年報中對此有相當篇幅的記載。這次霍亂最初起於大沽，

---

[174] LMS/CH/NC, 1.1.B., W. Lockhart to A. Tidman, Peking, 6 December 1861.

[175] *RLMSPa, 1862*, pp. 2-3.

[176] Ibid., pp. 14-16.

向天津與通州蔓延，接著傳到北京肆虐，從人口稠密的南城向施醫院所在的北城傳染，結果雒頡的廚夫及其子、門房、馬夫、手術的助手及其子，還有住院的病人等等都相繼得病，經雒頡醫治後幸而都能康復無恙。這次霍亂在七、八兩個月中造成北京多達 15,000 人死亡，雒頡說幾乎每天早上都見到有人倒在醫院外的街道上，也經常接連看到有八或十具棺木運出城門，最多的一次甚至看到二十具，直到九月初霍亂才停止猖獗[177]。這次霍亂讓雒頡回憶起二十五年前尚未來華時在英國經歷過同是霍亂的景象，他不禁感嘆：這疾病真是神秘的苦難，它從何處來，如何而來，又將往何處去，起因如何，沒有人知道究竟是怎麼回事[178]。

走在北京街頭，雒頡意外發覺隨處可見天花在人們臉上留下的瘢痕，他判斷這是北京相當流行的傳染病，立即請廣州博濟醫院的嘉約翰(John G. Kerr)醫生寄來牛痘疫苗，在施醫院隨時為人接種，雒頡說很多北京居民接受種痘，而且還穿著盛裝來接種，讓醫院的接種室就像花園一般繽紛熱鬧；雒頡並教導本地人種痘技術和供應痘苗，一名為人接種人痘二十年的戶部官員向他請教牛痘之法，他也樂於傾囊相授，另有許多本地醫生送孩童到施醫院接種後，不送來回診而自行取痘苗再為人接種牟利，還到處張貼廣告招來生意[179]。

北京的病人和上海的一樣，也以致贈匾額表達對雒頡的感謝，施醫院開張一年內他已經收到六方謝匾，都是動過手術後痊癒的病人送的：一位

---

[177] LMS/CH/NC, 1.2.A., W. Lockhart to A. Tidman, Peking, 24 September 1862. *RLMSPa, 1862*, pp. 6-8.

[178] LMS/CH/CN, 1.2.A., W. Lockhart to A. Tidman, Peking, 18 July 1862; ibid., 8 August 1862.

[179] Ibid., 1.2.A., W. Lockhart to A. Tidman, Peking, 14 May 1862; ibid., 28 May 1862. *RLMSPa, 1862*, p. 4.

半失明的高級官員經雒頡醫治恢復視力後，送來非常考究的一方，掛在施醫院入口處的門楣上方，到醫院來的每個人都看得到；一名上層社會的女性病人接受手術移除胸部腫瘤並康復後，和她的丈夫一起送來匾額感謝；還有兩方匾額是由一些在施醫院戒除吸鴉片惡習的人共同贈送的；最熱鬧的一次送匾行動發生在 1862 年 10 月 21 日，多達五十名康復的病人聯名贈匾，一大群人帶著匾額先在北京城裡遊行一圈，還僱了樂隊沿途吹吹打打，又請人拿著旗幟隨隊助陣，最後將匾送到施醫院張掛，雒頡也樂得接受這種能引起更多人矚目的公開致謝方式 [180]。

雒頡和中國病人間良好互動的現象，頗引起英國公使卜魯斯的注意，也不只一次過來參訪，第一次見到施醫院滿是求診的病人時，卜魯斯非常高興地表示：「施醫院所做的種種，效果遠大於其他試圖開放北京的工作。[181]」在另一個場合卜魯斯又對雒頡說：「你正在做的事比使館所做的更能讓北京開放。[182]」

儘管受到中國人歡迎與英國公使的讚賞，雒頡卻準備要回英國了，一者是他再度來華前和倫敦會談定的就是以三年為期，再者他妻子的身體健康不好，他必須回國照顧。1862 年 9 月，雒頡寫信要求倫敦會派來後繼傳教醫生，他表示妻子的情況令他十分焦急，而且施醫院已經穩定發展，因此自己希望回國 [183]。當時正有才獲得醫生資格的德貞(John Dudgeon)報名擔任倫敦會傳教醫生，便由他前來北京接替雒頡的工作，1864 年 3 月 29

---

[180] LMS/CH/NC, 1.2.A., W. Lockhart to A. Tidman, Peking, 28 May 1862; ibid., 1.2.B., W. Lockhart to A. Tidman, Peking, 23 October 1862. *RLMSPa, 1862*, p. 11.

[181] LMS/CH/NC, 1.2.A., W. Lockhart to A. Tidman, Peking, 26 March 1862.

[182] Ibid., W. Lockhart to A. Tidman, Peking, 28 May 1862.

[183] Ibid., 1.2.B., W. Lockhart to A. Tidman, Peking, 5 September 1862.

日德貞抵達北京，雒頡引導他熟悉施醫院和認識北京環境後，於 4 月 5 日離開住了兩年半的北京[184]，南下上海後先往西到漢口參訪當地的倫敦會佈道站，再於 5 月中旬東渡日本，回到上海後於 1864 年 6 月初乘船離開了中國，當時他還不滿五十三歲[185]。

六、返英後的生活

雒頡一回到英國，倫敦會在 1864 年 8 月 29 日特地召開理事會議歡迎他歸國[186]，此後倫敦會有關中國事務的問題也持續諮詢他的意見，並推選他為理事之一，還於 1869 年當選為理事會主席，任期一年[187]，屆滿後仍長期擔任理事直到 1892 年。雒頡還有另一項榮譽職務，即各界組成的「傳教醫生協會」(Medical Missionary Association)於 1878 年在倫敦成立，他因為在中國的傑出成就被公推為會長[188]。

除了以上兩項職務，雒頡在家裡開業行醫，並相當活躍於英國的社會中，積極參與有關中國事務的討論，進行演講與撰述，或加入禁止鴉片貿易協會(Anglo-Oriental Society for the Suppression of the Opium Trade)，擔任執行委員之一，以及參與推動牛津大學設立漢學講座的活動等。在演講方

[184] Ibid., 1.3.C., John Dudgeon to A. Tidman, Peking, 15 April 1864; ibid., 1.3.D., W. Lockhart to A. Tidman, Shanghai, 23 April 1864.

[185] Ibid., 1.3.D., W. Lockhaert to A. Tidman, Shanghai, 4 June 1864.

[186] LMS/BM, 29 August 1864.

[187] Ibid., 24 May 1869.

[188] *Medical Missions at Home and Abroad*, no. 1 (July 1878), inside front cover.

面，他曾向醫學界談論過自己在華醫學傳教的經驗與心得[189]，也在皇家地理學會演講北京的歷史地理與文化，並將演講的內容撰寫成長篇文章出版[190]。不過，雒頡最著名的一篇撰述是反駁曾紀澤過於樂觀看待中國局勢的文章，曾紀澤於1886年卸任中國駐英公使後，在1887年初的倫敦《亞洲評論季刊》(*Asiatic Quarterly Review*)以英文發表「中國先睡後醒論」(China: The Sleep and the Awakening)一文，認為中國過去只是酣睡，如今已經醒來，有各項洋務的成就可以為證，並說未來中國將致力於消除不平等條約的桎梏[191]。曾紀澤此文受到歐美各界頗多注意和討論，而雒頡正是率先批評曾紀澤觀點的兩人之一，因為《亞洲評論季刊》刊登曾紀澤文章時，邀請兩名中國專家發表意見：雒頡和英國前駐華公使阿禮國，並將兩人的文章和曾文都刊登在同一期，不脫外交官作風的阿禮國還有些含蓄地表示懷疑曾紀澤的觀點，而雒頡則以他一貫簡單直率的文句，並列舉事證逐一反駁曾紀澤的說法，直指清政府上下所為只是表象或甚至是假象而不切實際，中國很難冀望能在可預見的將來免於外國的干涉等等[192]；結果後續評論曾紀澤的眾多英文文章也往往一併論及阿禮國、雒頡兩文的觀點。

1892年，雒頡將自己的藏書全部贈予倫敦會，多達3,800冊(西文2,800多冊、中文900多冊)。他從來華以後開始蒐藏中文及關於中國的書冊，很

[189] *British Medical Journal*, 2 December 1865, pp. 593-594, 'Medical Missions, by William Lockhart.'

[190] *Proceedings of the Royal Geographical Society*, vol. 10, no. 4, (1865-1866), pp. 154-158, 'Notes on Peking and Its Neighbourhood.' *Journal of the Royal Geographical Society*, no. 36 (1866), pp. 128-156, W. Lockhart, 'Notes on Peking and Its Neighbourhood.'

[191] *Asiatic Quarterly Review*, vol. 3 (January-April 1887), pp. 1-10, Marquis Tseng, 'China: The Sleep and the Awakening.'

[192] Ibid., pp. 443-467, 'China and Its Foreign Relations.' 其中阿禮國文章在頁443-460，雒頡在頁460-467，兩文沒有各自的篇名。

特別的是他很注重一些小冊，例如各地傳教醫生所辦醫院的年報，都只有數頁至二、三十頁的篇幅，一般人看後往往隨手拋棄，雒頡卻儘量保留下來，而且他回英以後仍繼續蒐羅，日積月累便成為獨特的十九世紀西醫在華史料的寶庫；又如傳教士所印的各種中文傳教或西學圖書，也大都是篇幅短小，不論中國人或傳教士同樣少有人保存，雒頡都刻意留下，日久以後也形成罕見的中國基督教初期的中文史料。倫敦會將雒頡的贈書和該會原有的藏書編印成目錄於 1899 年出版，後來又於 1973 年將雒頡贈書轉存於倫敦大學亞非學院(School of Oriental and African Studies)的圖書館，讓世人得以利用這些珍貴的史料，遺憾的是倫敦會先於 1961 年出售一批約 700 種中文書予澳洲國家圖書館，不知何故其中竟有許多是出自雒頡的舊藏，單是有他親筆題記與簽名的書就在 100 種左右[193]。

雒頡從年輕時身體就一向健壯而活力充沛，到 1896 年 4 月底覺得不適，兩天後於 29 日在倫敦家中過世，享年八十五歲。倫敦會的理事會隨即決議表示哀悼並稱雒頡：「做為中國傳教醫生的先鋒，他卓越的服務足以和在中國開創基督教傳教事業的先賢相提並論。[194]」許多中外的西文報章雜誌都報導了雒頡過世的消息，而著名的醫學雜誌《柳葉刀》(*The Lancet*)、倫敦會的《每月記事》(*The Chronicle of the London Missionary Society*)、法國的《通報》(*T'oung Pao*)、中國的《字林西報》《北華捷報》以及《教務雜誌》(*Chinese Recorder and Missionary Journal*)等，還進一步刊登了一些

[193] Goodeve Mabbs, *Catalogue of Books Contained in the Lockhart Library and in the General Library of the LMS.* London: LMS, 1899.

[194] LMS/BM, 5 May 1896, 'Death of Dr. Lockhart.' *NCH*, 5 June 1896, p. 893, 'Dr. Lockhart;'

紀念他的文章[195]。

結 語

雒頡是傳教醫生，其根本目的在於傳教，他在中國生活二十二年，合計醫治約二十萬名病人，其中在北京的三萬多名病人內有六名成為基督徒，但上海等地的病人遠遠多於北京，成為基督徒的人數在雒頡和其他傳教士的書信中卻無可考，在十九世紀中期基督教在華各教派所有的中國教徒人數實在不多，1853 年時才 350 人而已[196]，因此只要有人願意受洗教，傳教士都很重視，也幾乎都會在書信中報導其事，所以這種病人成為教徒的人數無可考現象，至少可以解釋為雒頡當時藉醫傳教的效果並不大，只是他仍然充滿信心地認為已將基督教福音的種籽撒播在中國，直到第二度回英二十多年後的 1890 年，他依舊說從來沒有後悔到中國，初來時的熱忱也持續到最後離開的那一刻，他覺得自己能走的最好一條路，就是為了基督而到中國[197]。

---

[195] *The Lancet*, vol. 147, no. 3793 (9 May 1896), pp. 1321-1322, 'Obituary – William Lockhart;' *The Chronicle of the LMS*, June 1896, pp. 139-140, James Legge, 'Obituary – Dr. William Lockhart;' *T'oung Pao*, no. 7 (1896), pp. 275-276, Henri Cordier, 'William Lockhart;' *NCDN*, 4 June 1866, 'Dr. Lockhart;' *NCH,* 5 June 1866, p. 893, 'Dr. Lockhart;' *CRMJ*, vol. 27, no. 12 (December 1896), pp. 592-594, 'In Memoriam – William Lockhart.' 最後的《教務雜誌》一篇為轉載自 *The Lancet* 的內容。

[196] *CRMJ*, vol. 23, no. 11, (November 1892), pp. 506-512, J. W. Davis, 'Protestant Missionary Work in China.'

[197] *CMMJ*, vol. 4, no. 4 (1890), frontispiece, Photograph of Dr. Lockhart and his letter of greeting to Conference, May 1890.

在十九世紀至二十世紀初近代西方醫學來華的過程中，傳教醫生相對於海關醫生、軍隊醫生和個別開業的西醫等，是人數最多而影響最顯著的群體，雒頡則是這個群體中的重要人物，他是英國第一位、也是所有各國第二位來華的傳教醫生，率先在商業中心的上海與政治中心的北京分別建立仁濟醫院與施醫院，讓兩地眾多的中國人民得以接觸與認識近代西方醫學，並因而擴大影響到其他地方的民眾，他開創的這兩家醫院也都發展成當地以至中國重要的醫院，倫敦會隨後在華中各地建立的多家醫院也都稱為仁濟醫院，僅此一端已可略見上海仁濟醫院的成功與重要性，而北京在二十世紀初年由倫敦會聯合各教派開辦的協和醫學堂，校內的主建築物即名為「雒公樓」以紀念雒頡這位先驅，雒頡毫無疑問是西醫來華的健將，他沒能達到預期的傳教目的，但做為傳教工具或方法的醫學卻大受歡迎直到今天。

4

合信《全體新論》的生產與初期傳播

緒 言

在十九、二十世紀來華的基督教傳教醫生中，合信(Benjamin Hobson)是非常注重傳播醫學知識的一位。他於 1851 年在廣州出版的《全體新論》一書，在啟迪近代中國人的醫學知識上有重大的作用和意義。本文以合信自己當年留下的文獻作為主要的史料來源，包含倫敦傳教會檔案中他在華期間親筆撰寫的一些書信報告，與目前在倫敦的衛爾康圖書館(Wellcome Library)所藏合信的相關文獻，討論他藉著印刷出版傳播基督教義與醫學知識的理念，《全體新論》成書過程中的內容編輯、印刷技術與費用成本等問題，以及本書出版後到 1858 年他離華為止七年間的流通傳播。

一、合信的生平

1816 年 1 月 2 日，合信出生於英格蘭中部諾桑普頓郡(Northamptonshire)的偉佛(Welford)鄉區。他的父親是不屬於英國國教會的獨立教派(Independents)牧師，因此合信從小就有虔誠的基督教信仰。1829

年合信自文法學校畢業，翌年(1830)進入伯明罕總醫院(Birmingham General Hospital)擔任練習生。五年後，合信於 1835 年就讀倫敦大學學院(University College London)醫科，他在學期間的成績優秀，先後有十門學科獲得榮譽獎，得到醫學士(Bachelor of Medicine)學位。1838 年 4 月，合信取得倫敦皇家外科醫生協會(Royal College of Surgeons)的會員證書，成為可以開業行醫的合格醫生。

1830 年代的英國社會瀰漫著向海外異教徒傳教的氣氛，倫敦會來華傳教士麥都思(Walter H. Medhurst)於 1836 年回英國休假兩年期間，極力主張倫敦會應派遣傳教醫生到中國，又在巡迴各地演講時不斷宣揚醫藥傳教的理念，倫敦會接受了麥都思的建議，並在醫學刊物上持續刊登招募醫生的廣告。合信受到這些影響而萌生往海外傳教的念頭，也寫信向麥都思等人請教，並且在取得醫生資格的兩個多月後，於 1838 年 7 月初向倫敦會申請到中國擔任傳教醫生，合信認為這是自己「身為基督徒的責任」[1]。

倫敦會於 1838 年 8 月 13 日的理事會中決議接受合信的申請，任命他為中國傳教醫生，駐地為廣州 [2]。1839 年 7 月 28 日，他偕同新婚妻子搭船啟程，於同年 12 月 18 日抵達澳門上岸，展開他在中國的醫藥傳教工作。

合信在中國的十九年間，以工作與居住的地點可分為四個時期：

(一)澳門時期，1839-1843：合信初抵澳門時，中英兩國關係正為鴉片問題而劍拔弩張的戰爭前夕，而外人也早已自廣州撤往澳門，合信事實不可能前往廣州。在合信之前，倫敦會已派有一位來華的傳教醫生雒頡

---

[1] LMS/CP, Benjamin Hobson, B. Hobson to Foreign Secretary of London Missionary Society, Welford, 2 July 1838.

[2] LMS/BM, 13 August 1838.

(William Lockhart)，先在 1839 年 1 月抵達澳門，並接受「在華醫藥傳教會」(Medical Missionary Society in China)委任，主持該會在澳門的醫院，至同年 8 月間局勢緊張，雒頡關閉醫院撤離澳門。同年底合信到達澳門，在 1840 年 8 月重新開張了雒頡留下的醫院，並一直主持到戰爭結束後的 1843 年 3、4 月間才遷移到香港。

(二)香港時期，1843-1848：鴉片戰爭後，倫敦會在成為英國殖民地的香港建立佈道站，在華醫藥傳教會也在當地新建一所醫院，由於外人一時無法進入反對外人情緒高張的廣州，合信便留在香港負責在華醫藥傳教會的醫院。不料他的妻子於 1845 年間患病，他只好攜家帶眷回英，妻子卻在即將抵英前病故。合信在英期間續娶，並為了在中國建立一所醫學校而進行募款。1847 年合信再度舉家來華，於同年 7 月抵達，仍在香港執業。

(三)廣州時期，1848-1856：1848 年 2 月間，合信終於進入了自己最初的預定駐地廣州，於同年 6 月間在廣州西關的金利埠租屋建立「惠愛醫館」[3]。在以梁發為首的一些中國助手協助下，進行講道與醫藥並行的傳教工作。合信在廣州工作了將近九年，直到第二次鴉片戰爭起後，外人撤離廣州，他也不得不於 1856 年底放棄惠愛醫館，前往香港短期暫住後轉往上海。

(四)上海時期，1857-1858：1857 年 2 月 11 日合信抵達上海，直到同年底主持當地仁濟醫館的雒頡離華後，由合信接掌仁濟。但是他的身體不能適應上海的氣候環境，其他醫生出具診斷書要他回英休養[4]，合信幾經考慮終於決定回英，在 1858 年 12 月 18 日離開了居住工作只有一年十個月

[3] LMS/CH/SC, 5.1.A., B. Hobson to J. J. Freeman, Canton, 22 June 22, 1848.

[4] LMS/CH/CC, 2.2.A., B. Hobson to A. Tidman, 6 February 1858.

的上海，也結束了在中國十九年的醫學傳教活動[5]。

回到英國後，合信的生活並不順遂，他本可支領倫敦會規定的半薪退休金，但他覺得公款應該用於直接傳教比較有效，自己可以憑著開業門診自食其力，因而放棄退休金[6]；不料懸壺後卻發現同業競爭激烈，他即使兩次遷移診所地點，並從外科改行內科，收入仍不如預期，以致經濟拮据，又因中風而難以行醫，倫敦會幾次給予金錢補助[7]，最終在 1873 年 2 月 16 日病故，年 57 歲。

二、編印《全體新論》的背景與構想

合信來華後的醫學活動，包含直接從事醫療治病、培訓中國醫學人才，以及編印醫學圖書等三者。其中又以編印圖書傳播醫學知識的成就和影響最受後人關注，而《全體新論》是他的第一種醫學著作，因此其背景動機與構想值得探究。

印刷出版一向是基督教用以輔助傳教的重要工具，十九世紀初來華的傳教士也從一開始就重視印刷出版工作，最初主要進行聖經等傳教書刊的傳播，隨後擴大到兼顧引介科學知識給中國人。不僅一般傳教士重視印刷出版，傳教醫生也不例外，初期的傳教醫生如寧波的瑪高溫(Daniel J.

---

[5] Ibid., 2.2.B., B. Hobson to A. Tidman, Shanghai, 20 September 1858; ibid., B. Hobson to A. Tidman, Hong Kong, 28 December 1858.

[6] LMS/HO/IL, B. Hobson to A. Tidman, Clifton, 28 June 1860.

[7] LMS/BM, 13 February 1865; 30 July 1866; 11 November 1867; 24 February 1873.

MacGowan)與麥嘉締(Divie B. McCartee)、廣州的波乃耶(Dyer Ball)等人，都在合信之前已有相當活躍的印刷出版活動，他們也都編印出版過傳教性與非傳教性兩類書刊，不過這幾位沒有出版過中文醫學圖書。

合信在澳門和香港時期並沒有編印過中文出版品，而是分發別人編印出版的現成書刊。進入廣州以後，他開始了印刷出版的活動，並於 1848 年 12 月報導自己第一次印刷的成果，那是由梁發撰寫的祈禱文單張，以木刻印刷 1,000 份，費用才 75 分錢 [8]。此後他的印刷出版活動越來越頻繁，甚至還從 1850 年起雇用了一名專業的陳姓印工，每月的工資 5 元 [9]。

印刷生產完成後接著是分發傳播的工作，而如何讓中國人願意接受並閱讀免費的基督教書刊，卻是十九世紀中葉在華傳教士共同面臨的一個難題。合信自己和其他傳教士在這方面累積了不少的經驗與感受，例如他在 1851 年 1 月向倫敦會秘書梯德曼(Arthur Tidman)報導華人的態度：

> 「我對昨天賓惠廉(William C. Burns，英國長老會傳教士)的一番話大有感觸。他說他站在佈道站門口送書給過路的人，並邀請他們入內。貧苦窮人會欣然接受，但衣著像樣的中國士紳和商人，會先向內望一眼，知道是在講外國人的道理後，就拒絕入內，許多人還搖著頭拒絕接下書冊。[10]」

合信認為，基督教成了一種標籤，凡是與此相關的事，包括傳教士編印的書在內，中國人都拒絕接受。

---

[8] LMS/CH/SC, 5.1.A., B. Hobson to A. Tidman, Canton, 24 Decvember 1848.

[9] Ibid., 5.1.C., B. Hobson to A. Tidman, Canton, 18 July 1850.

[10] Ibid., 5.2.A., B. Hobson to A. Tidman, Canton, 28 January 1851.

半年多以後的 1851 年 8 月，合信又寫信給梯德曼。當時合信到廣州即將三年半，估計至少已有七萬人到過惠愛醫館，也分發了六萬份書冊，卻沒有什麼效果，他說：

「在醫院中，病人當然會禮貌地接受這些[傳教]書，有時候或許也仔細地閱讀了；但是，我們有證據顯示，在街道上和店鋪中，這些書經常被人撕碎，或當作廢紙，更經常遭人拒絕接受。[11]」

在 1851 年的惠愛醫館年報中，合信又表達了同樣的感受：

「再三的證據告訴我們，在本地街道和店鋪中發送的傳教小冊和書，被人極無禮的對待，毫無疑問它們是由於講求外國人的道理而遭到輕視，它們通常立即被人責罵，或者人們只看了一眼封面後就置於一旁，如果分書的人是華人，還經常會受到粗魯言語的侮辱。[12]」

這些難堪的挫折並非只是合信一人在廣州一地面臨的窘境，各地傳教士都有同樣的遭遇，已經是英國殖民地的香港也有類似的現象，1852 年時香港的傳教士理雅各(James Legge)寫信給梯德曼說：

「我可以保險地說，從來就沒有中國人為了聖經付過一塊錢。他們會花一點錢購買其中夾雜著基督教文獻的通書，以及像合信醫

[11] Ibid., B. Hobson to A. Tidman, Canton, 20 August 1851.

[12] WL/5852, no. 43, B. Hobson, *RHKCb*, *1851*.

生《全體新論》《天文略論》之類的通俗與科學性的書，但是他們從來不想要也不會買聖經和純粹基督教的書。我這麼露骨地說出這些真相(the truth)，可能會讓您及關切聖經在華流通的朋友們感到失望。[13]」

這種現象能否改變呢？合信和有些傳教士一樣，認為應該講究編印的策略，在宣達中國人陌生的基督教義時，也傳播他們可能會感興趣的基督教文明的產物，如文學、藝術、社會制度、科學、技術等等，並以此連帶引起他們對於基督教義的注意。

合信認為科學知識就是中國人可能會感興趣的內容，他並在 1849 年編印《天文略論》一書時獲得實際的經驗。《天文略論》編譯自蘇格蘭牧師兼科學家狄克(Thomas Dick, 1774-1857)的《太陽系》(*The Solar Sytem*)一書[14]，狄克原書由英國宗教小冊會(Religious Tract Society)出版，內容結合神學與科學，將上帝創造天地的恩典寓於天文知識之中，而合信也在《天文略論》的序文中先說：「此書所講雖略，而所據極真。[...] 乃經各國之天文士，用大千里鏡窺測多年善觀精算，分較合符，非由臆說。」再進一步告訴讀者：「諸天惟上帝主宰，[...] 於此試思上帝如何力量，如何神通。」提醒讀者必要敬奉上帝，倚賴耶穌等等。合信的《天文略論》出版後，在兩年內共印刷四千冊，其中 1851 年印的一千冊還附有石印的四幅天文圖。合信自己認為本書「還算暢銷」(somewhat popular)，有七所佈道站設立的學校採用為教科書之一，還有華人來要書，說是要轉送給政府官

[13] LMS/CH/SC, 5.3.B., J. Legge to A. Tidman, Hong Kong, 28 October 1852. 理雅各特地在 the truth 底下劃一道黑線以強調自己說的話。

[14] Ibid., 5.1.C., B. Hobson to A. Tidman, Canton, 18 July 1850.

員[15]。

編印出版《天文略論》的經驗，讓合信對以科學內容的書改變中國人的印象有了信心，也準備再接再厲，編印更多這方面的書，他選擇的第二種科學書是自己專長的醫學。在 1848 至 1849 年的惠愛醫館年報中，合信提及：

> 「在我們嘗試引介更好的醫學知識與實踐系統時，除了讓醫學生在醫院中目睹與治理疾病以外，最好莫過於提供一些優良的基礎讀本，如解剖學、生理學、化學、藥物學以及外科手術學，附帶能說明並引人入勝的插圖。[16]」

其實，合信不但有編印醫書以傳播醫學知識的念頭，甚至較早時也初步動手進行了。他在 1849 年 1 月底寫給梯德曼的信中，提及自己和過去的學徒阿本(Apoon)的互動：「他每星期三個晚上來找我，我繼續教導他，他也協助我準備一種能夠解說自然神學的生理學基礎讀本。[17]」但是，阿本協助準備的應該只是零星片段的材料，並沒有具體的成果，所以一年兩個月後，合信在 1850 年 3 月報導自己每天(禮拜日除外)上午教學生醫學時，仍然表達有意準備一些手冊(manuals)，以便向學生傳達醫學知識的願望[18]；又經過了四個月，合信在 1850 年 7 月給梯德曼的信中再度寫道：

---

[15] WL/ 5852, no. 43, B. Hobson, *RHKCb, 1851*.

[16] *RHKCa*, *1848 and 1849* (n. p., n. d.), p. 24.

[17] LMS/CH/SC, 5.1.B., B. Hobson to A. Tidman, Canton, 27 January 1849. 關於阿本，詳見本書「學習西醫的中國學徒」一文。

[18] Ibid., 5.1.C., B. Hobson to A. Tidman, Canton, 28 March 1850.

「入冬以後若時間許可，我期望準備一種生理學的入門書，附有許多插圖，以闡明上帝造物主的力量、智慧、恩典與合一性；我覺得這樣的書可能有利於[接近]特定階層的人，他們是無法以平常的方式接近的。書中的插圖將在此地準備和印刷。[19]」

這段話並不長，但構想中的《全體新論》已經相當具體，內容、插圖、寫法、和預定的讀者都有了。本書的內容將是生理學的入門讀本，附有許多在廣州印製的插圖，並本於自然神學的觀點進行編寫，結合醫學與神學的內容於一書，以期接觸「特定階層」的讀者。合信所謂的「以闡明上帝的力量、智慧與恩典」，是典型的自然神學的說法[20]，至於想藉著本書接觸特定階層的人，合信雖然沒有說明何謂特定階層，但應該就是前文所述那些衣著像樣的中國士紳和商人等等讀書識字之輩，合信認為《全體新論》這樣的書應該可以吸引他們，改變他們對基督教書刊的印象。《全體新論》的構想已定，接下來就是具體進行了。

---

[19] Ibid., 18 July 1850.

[20] 1830年代英國非常著名的一套自然神學叢書 *Bridgewater Treatises*，為 Bridgewater 伯爵(Francis Henry Egerton, 1756-1829)遺囑以豐厚的酬金邀請各學科專家撰寫論著，旨在「體現上帝造物的力量、智慧與天恩」(on the power, wisdom, and goodness of God, as manifested in the Creation)。此種說法隨即在自然神學界大為流行，合信也模仿此說。

三、《全體新論》的生產

(一) 內容與編輯

《全體新論》的編印和合信的醫學教育工作密切相關，甚至可說是他醫學教育的成果之一。由於自身工作需人幫忙，也為了將西方醫學傳播給中國人，合信從 1840 年初到澳門不久便招收中國青少年做為學徒[21]，不僅讓他們從工作中接受醫學訓練，同時特意為他們上課講授醫學知識，因此他也經常稱呼這些學徒為學生。此後合信在香港、廣州都持續有中國學徒，最後在上海時期也繼續雇用並教導前任雒頡的學徒黃錞(春甫)[22]。

《全體新論》正是從合信為學徒授課的教材內容整理付印的。1850 至 1851 年時他有三名學徒，合信在 1851 年 1 月底報導上課的情形：

> 「幾個月來，我們每星期上三堂課，每堂兩個小時，已經上完了生理學與一般解剖的課程，目前我們正接著上藥物學，隨後將是臨床醫學與外科。我的[中文]老師也是其中一名學生，他以草書記下我授課的內容，課後再寫成優美的中文，並送來讓我改正，

---

[21] 關於合信招收與教導學生的事，參見 *CRM*, vol. 11, no. 12 (December 1842), pp. 659-672, B. Hobson, 'Annual Report for 1841-42, of the Hospital at Macao, under the Patronage of the Medical Missionary Society.' 尤其是 p. 660。

[22] W. Lockhart, *The Medical Missionary in China* (London: Hurst and Blackett, 1861), p. 142。合信對黃錞很滿意，稱讚他是「可信賴、勤奮而很有幫助的醫學助手」，也是「非常踏實而優秀的青年」(LMS/CH/CC, 2.2.B., B. Hobson to A. Tidman, Shanghai, 14 April 1858)。

這樣一部生理學的書幾乎就已完成到可以付印的程度了。[23]」

合信的中文老師應該就是《全體新論》序文中提到的陳修堂，也就是前文所提阿本的兄弟[24]。本書除了合信署名的序文外，並沒有如一般中文書的作法在正文每卷的卷頭刻印作者姓名，而是再版時才補上，先署為「西國醫士合信氏著」，接著是「南海陳修堂同撰」。合信給予筆記內容並整理謄正的陳修堂「同撰」的名義，以及幾年後合信在上海雇用管茂材(嗣復，字子異)協助《內科新說》等書的編譯，一樣是給予「同撰」之名，這種作法比後來翻譯西書大都署為外人「口譯」、華人「筆受」等方式，顯得較為平等相待。其實合信在《全體新論》中文序中已表示，自己是與陳修堂「商確定論、刪煩撮要」才能成書，在英文序中也表示，如果不是這位聰明才智的華人，本書不可能寫成優美流暢的中文。

《全體新論》內容分三十九章，他歸納成三大部分：第一，各器官及其功能描述；第二，討論消化、循環與呼吸系統；第三，討論生殖器官。合信表示本書內容都取自各家生理學與解剖學的現成著作，所以他在英文序中稱本書是「概要」(Compendium)的性質，也認為自己的身份是編者(editor)。合信又說書中共 18 頁、約 270 幅大小不一的插圖，是描繪自奎恩(Jones Quain, 1796-1865)、威爾森(Erasmus Wilson, 1809-1884)等七位當代專家的著作原圖[25]。

合信首先列舉的專家奎恩，正是他就讀倫敦大學學院時的生理學與解剖學教授。目前在倫敦衛爾康圖書館所藏合信大學時期的文獻中，至少有

---

[23] LMS/CH/SC, 5.2.A., B. Hobson to A. Tidman, Canton, 28 January 1851.

[24] Ibid., B. Hobson to A. Tidman, Canton, 20 August 1851.

[25] Ibid., 5.3.C., B. Hobson, *RHKCc, 1852*.

兩件和奎恩有關，第一件是他在 1838 年 7 月 24 日親筆為合信所寫的推薦函，表示自己和合信密切熟識，稱讚合信有高度的求知欲和充分的專業知識，足以達成任務 [26]；第二件是合信於 1837 至 1838 年修讀生理學課程獲得榮譽獎的證書，在證書上親筆署名的任課教授即奎恩 [27]。奎恩的著作之一是解剖學的教科書《描述與實用解剖學原理教本》(*Elements of Descriptive and Practical Anatomy for the Use of Students*)，1828 年初版，1832、1834、1837 等年分別再版，其中 1837 年第四版應該是合信上課時使用的教科書，也非常可能就是他在廣州授課的教材與《全體新論》內容的重要來源。

合信既然定下以自然神學觀點傳播醫學知識的寫法，在《全體新論》中便儘量具體實現，不僅將上帝冠於「例言」之首，各章內容也隨處加入一些神學文句，或是頌讚上帝造人的權能，或是提醒讀者敬畏上帝與感恩，而本書最末一章「造化論」討論人類的起源、發展和人種等，更是明顯結合科學與神學的觀點，甚至連這些觀點也大有來頭，合信表示是取自著名的自然神學家巴雷(William Paley, 1743-1805)的《自然神學》(*Natural Theology*)，以及 1830 年代英國著名的自然神學系列論著《布理治瓦特叢刊》(*Bridgewater Treatises*)等書 [28]。

合信還意猶未盡，等到《全體新論》印成後，他在「造化論」之後附帶一紙傳教單葉，裝訂在書末。到了《全體新論》再版時，傳教單葉不見了，卻又在「造化論」之後加上「靈魂妙用論」一篇，稱「救世主基督，

---

[26] WL/5840, Diplomas and Testimonials, 1838-1860. 此函已無信封，信中也未說明推薦合信擔任什麼工作，但從此函的日期可知是向倫敦會推薦合信擔任傳教士；衛爾康圖書館此卷還有其他醫學教授同一日期前後的推薦信，明指是傳教士一職。

[27] WL/5840, Diplomas and Testimonials, 1838-1860.

[28] LMS/CH/SC, 5.2.A., B. Hobson to A. Tidman, Canton, 20 August 1851.

靈魂之醫師也；新舊約聖書，靈魂之方藥也。」不過，很明顯而值得注意的是合信在《全體新論》以後出版的其他醫書中，再也隻字不提這些傳教的內容，應該是他自己發覺還是「就醫論醫」比較單純妥當，因而放棄了自然神學立場的結果。

(二) 技術與費用

內容實證新穎是《全體新論》大開中國讀者眼界的主要原因，而其印刷以中國木刻與西方石印兩種技術兼具並施也很獨特。本書的文字部分為木刻，而部分插圖與說明文字以及書前的英文序則出之石印，兩者再以線裝合訂而成。

木刻為傳統中文圖書的主要生產方式，中國讀者也習以為常；石印則不然，自從 1826 年由馬禮遜傳入中國後，到合信印刷《全體新論》時已有二十五年，應用者主要是少數傳教士和中國助手，以及需要使用貨品表單的外國商人[29]；其中，合信對石印可說是情有獨鍾，以此種技術先後印刷出版至少七種書冊[30]，而最引中國讀者矚目的就是《全體新論》的插圖。

合信接觸石印是在印刷《天文略論》期間，他覺得中國木刻工匠無法精確無誤地繪刻他們不熟悉的天體星球圖，於是他在 1849 年 8 月以 110

---

[29] 關於石印傳入中國及初期的應用，參見蘇精，《馬禮遜與中文印刷出版》(台北：學生書局，2000)頁 171-189，「中文石印，1825-1873」。

[30] 這七種是《天文略論》、《全體新論》、*Dialogues in the Canton Dialect*《廣東方言會話》，以及四種傳教單張：「聖地不收貪骨論」、「聖主耶穌啟示聖差保羅復活之理」、「詩篇」、「論仁愛之要」(參見 Alexander Wylie, *Memorials of Protestant Missionaries to the Chinese* (Shanghai: American Presbyterian Mission Press, 1867), p. 127)。

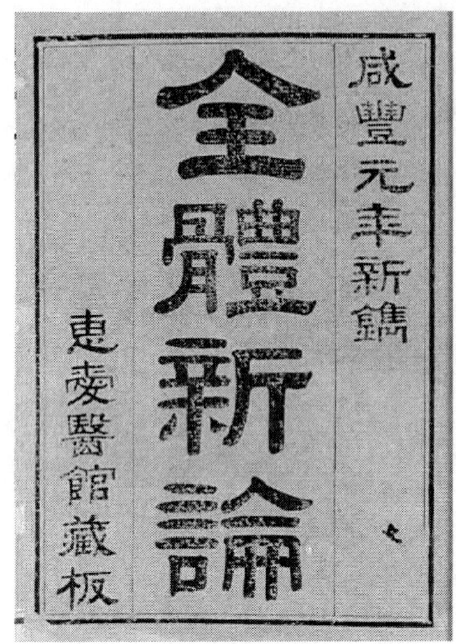

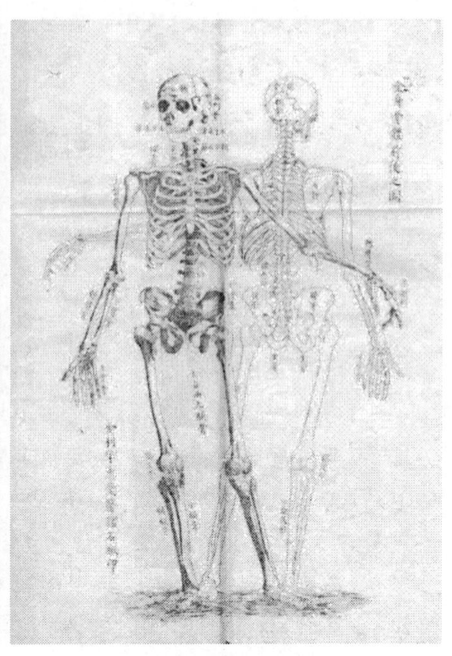

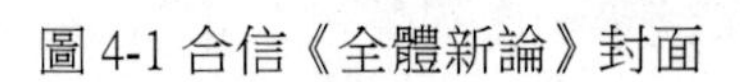
圖 4-1 合信《全體新論》封面

圖 4-2 《全體新論》石印插圖

銀元代價從香港購得一部二手的鐵製石印機[31]，先短暫僱請印度工匠印出《天文略論》中的插圖，稍後合信自己閱讀有關石印的文獻和屢次嘗試，也摸索出掌握石印的技巧，再教給華人印工。

《全體新論》的 18 頁、270 餘幅插圖，並非全部石印，而是其中七張大摺頁的圖才是，合信自己也說只約四分之一數目的插圖為手繪後石印，其他都是木刻印工在他的監督下細心刻成的作品[32]，但這些木刻插圖的線

[31] LMS/CH/SC, 5.1.C., B. Hobson to A. Tidman, Canton, 28 March 1850.

[32] Ibid., 5.3.D., B. Hobson to A. Tidman, Canton, 10 March 1854.

條比較生硬，不如手繪石印者流暢。《全體新論》的石印插圖大部分出於合信在廣州的一位朋友 魯特(Henry Rutter)之手[33]，少部分是合信自己的作品，至於中文說明文字則由中國助手所寫。不論是石印或木刻的插圖，都是合信雇用的陳姓印工一手操作石印機或從木刻板刷印，這位印工是基督徒，原在香港以木刻為業，1849 年改往廣州謀生，受雇於合信以後就住在醫館中，並向合信學會了石印的技術[34]。

從 1850 年 7 月合信立意編印《全體新論》開始，經過編寫教材口授、學生紀錄整理、師生商榷定稿、交付刻版印刷，再配補插圖繪刻，歷經一年三個月後，合信終於在 1851 年 10 月底報導，《全體新論》已經生產完成了，印量 1,400 冊[35]。不久他又在惠愛醫館的 1851 年的年報中比較完整地報告生產與費用：冊數修正為 1,200 冊(800 冊白棉紙、400 冊竹紙)，印刷費用包含刻板 24 元、抄工 6 元、印刷 75.5 元、石印紙張與工錢 70.5 元，以上合計 176 元[36]。

倫敦會向來不承擔傳教士個人出版品的印刷費用，合信以過去自行募得的款項支應大部份費用[37]，也接受各地傳教士付款購書，當然也有中國人向他買書，但他沒有留下書價每冊多少的紀錄，只說將以成本價供應傳

---

33 Henry Rutter 為 Hughesdon & Co. 洋行的職員，鴉片戰爭後於 1843 年到香港加入該洋行，1846 年調往廣州常駐。

34 LMS/CH/SC, 5.2.A., B. Hobson to A. Tidman, Canton, 28 January 1851.

35 Ibid., 27 October 1851.

36 WL/5852, no. 43, B. Hobson, *RHKCb, 1851*.

37 1846 至 1847 年合信回英期間，曾為了在香港籌建一所中國人就讀的醫學院，向英國大眾進行募捐，但所得只有 300 英鎊(約 1,300 元)，不足以建校，合信將款存在銀行中，作為他日建校或相關用途，參見 *RHKCa, 1848 and 1849*, p. 24.

教士和中國人[38]；若以 1,200 冊的費用 176 元計，每冊成本價應是 0.15 元。

四、《全體新論》的出版傳播

(一) 初步的反應

《全體新論》是合信為期改變中國人輕視基督教書刊的態度而編印的，本書既然出版了，他當然非常在意中國人的反應如何。1851 年 10 底他在報導本書出版的消息時表示：

> 「這是個實驗，且看一本這種主題的書會引起什麼反應。聖經和所有宗教小冊都遭人輕蔑與忽視，理由是它們談的都是不適合中國人的道理和教義，因此毫無用處。現在有了一本主題不同並且世人認為是實用而有趣的書，這能否受到不同的對待，將是有意思的事。[39]」

1851 年底，也就是《全體新論》出版兩個月後，合信報導已有初步的反應，說是本書已開始在中國人當中流傳了，他們讀得很有興味，最近的銷路很好；很有意思的是合信進一步說，他還隨書附贈聖經與傳教小冊

[38] LMS/CH/SC, 5.2.A., B. Hobston to A. Tidman, Canton 26 December 1851.

[39] Ibid., 27 October 1851.

[40]。在惠愛醫館 1851 年的年報中，合信也表示本書已被中國人接受，有些中國學者和醫生以讚賞的態度談論《全體新論》。

出版十個月後，合信在 1852 年 8 月寫信告訴梯德曼：

「我正在準備《全體新論》第二版的圖版。本書的銷路與上海、寧波及各處傳來對它的好評，都讓我感到鼓舞。有些中國高級官員派人來買，最近有人告訴我總督送了一冊給皇帝，但我無法證明這是真是假。[41]」

出版後不到一年已在準備第二版，可見初版的 1,200 冊已經存書不多，這顯示《全體新論》確實受到中國人的歡迎，也說明合信以醫書測試中國人反應的「實驗」是成功的。對此顯得相當滿意的合信，又在 1852 年的惠愛醫館年報中談到《全體新論》，認為本書是當時能夠鼓舞他的少數事情之一，因為本書受到中國讀者不尋常(unusual)的接受與認可，在廣州、上海和其他地方都受到熱烈地探求 [42]。

(二) 後續擴大傳播

合信會準備《全體新論》再版的又一個原因，是他面臨了中國人的翻刻本，而且在初版問世後的兩年半內就出現三種翻刻本，都是廣州當地知

---

[40] Ibid., 26 December 1851. 合信對於隨著非傳教書附贈聖經和小冊的作法很積極，也再三有所報導，見 LMS/CH/SC, 5.3.D., B. Hobson to A. Tidman, Canton, 20 January 1854; WL/5852, no. 44, *RHKCe, Jan. 1st 1853 to June 30th 1854.*, p. 8.

[41] LMS/CH/SC, 5.2.C., B. Hobson to A. Tidman, Canton, 21 August 1852.

[42] Ibid., 5.3.C., B. Hobson, *RHKCc, 1852*.

名的人所為。最先是曾經官至浙江鹽運使的潘仕成，在《全體新論》問世後隨即翻刻，合信在 1851 年 10 月底報導完成生產，還不到三個月後的 1852 年 1 月，潘仕成已經為收在其《海山仙館叢書》中的翻刻本寫成了序文，可見他選書眼光之銳利與刻印行動之迅速。接著是兩廣總督葉名琛的父親葉遂翁，於 1853 年將插圖翻刻成八副卷軸，供自己瀏覽並用以贈人。第三是廣州城內一家大書店於 1854 年初的翻刻本，只是合信並未就這個版本多做說明，也沒有指出書店的名稱 [43]。

《全體新論》如此受到中國人重視，合信當然很欣慰：「本書可望因此而風行於十八省中，而且主要是由中國人自動而為。[44]」只是，讓他覺得遺憾的是這些翻刻的人都沒有徵得他的同意；不過他也表示自己沒能力也無意願追究這些侵犯版權的行為 [45]。

合信對於潘仕成頗有意見，除了說他沒有徵求自己的同意外，也指責潘仕成為了讓版式統一，將原書摺葉的圖縮小刻印，導致許多圖樣變得很醜陋和錯誤，潘仕成甚至逕自刪除了原書中所有涉及耶穌和上帝的文字；不過，合信在批評潘仕成以後，還感到有些慶幸的是潘刻本總算沒有改變醫學內容的文字，不致於有礙傳播正確的醫學知識，同時合信在指責潘刻本骨骼和循環系統的插圖低劣之餘，也不吝稱讚眼、耳和部分內臟的刻畫技巧很可觀 [46]。《海山仙館叢書》一套售價 30 元，合信表示這套書相當暢

---

[43] Ibid., 5.3.D., B. Hobson to A. Tidman, Canton, 10 March 1854.

[44] Ibid., 5.3.D., B. Hobson to A. Tidman, Canton, 10 March 1854.

[45] Ibid., 5.3.C., B. Hobson, *RHKCc, 1852.*

[46] Ibid., 5.2.C., B. Hobson to A. Tidman, Canton, 21 August 1852; ibid., 5.3.C., B. Hobson, *RHKCc, 1852.* 合信還批評潘仕成在翻刻本中將著者記為「西洋合信氏注」，合信認為中國人所稱「西洋」通常指葡萄牙，他說自己可沒興趣被人視為葡萄牙人。事實潘仕成的翻刻本所記為「泰西合信氏注」，合信有所誤解。

銷，潘仕成獲利很可觀 [47]。

至於葉名琛父親的翻刻本，很可能因為是用於贈人而非出售，同時刻印品質高的緣故，合信的態度有很大的不同。雖然他也說葉氏沒有徵得自己的同意，但表示插圖的刻畫精巧，只有專家才能分辨出翻刻本和原本的差別，合信推測葉氏必然是雇用了最上乘的刻工才能達到這樣的水準；合信還特地購買一套葉刻本的八幅卷軸，又請人英譯葉遂翁所題贊語並序，連掛軸一併寄給倫敦會珍藏紀念 [48]。合信還以「有趣」(interesting)來形容葉氏的翻刻之舉 [49]，在後來的《西醫略論》中，合信在序文和例言兩度誇讚葉氏及其翻刻本：「葉公 [...] 翻刻全書，廣為傳布，蓋中土士大夫皆知為有用之書。」「粵東多有翻刻者，葉遂翁封君所刻最精。」

翻刻本接二連三出現，合信也忙著準備《全體新論》的再版，並於 1853 年 8 月中或稍前印成 1,000 冊 [50]，此外廣州的英國傳教士組成的宗教小冊會當地委員會也加印了 200 冊 [51]。再版和初版的主要差別在於插圖，一是抽換了部分內容不同的圖片，由合信挑選自業師奎恩等人的著作；二是印刷技術除了極少數插圖仍舊石印外，大多數改為木刻印刷，共 210 幅，他表示這些插圖的木刻都經過自己的指點和檢查，一位狄克森(Walter G.

[47] Ibid., 5.2.C., B. Hobson to A. Tidman, Canton, 21 August 1852; WL/5852, no. 44, *RHKCe, from Jan. 1st 1853 to June 30th 1854.*, p. 9.

[48] LMS/CH/SC, 5.3.D., B. Hobson to A. Tidman, Canton, 10 March 1854.

[49] WL/5852, no. 44, *RHKCe, from Jan. 1st 1853 to June 30th, 1854.*, p. 9.

[50] LMS/CH/SC, 5.3.D., B. Hobson to A. Tidman, Canton, 20 January 1854. 合信的書信沒有再版印成的明確時間，但他在 1853 年 8 月 19 日寫信告訴梯德曼，表示寄出幾冊再版給他的姊妹(ibid., 5.3.C., B. Hobson to A. Tidman, Canton, 19 August 1853)。

[51] WL/5852, no. 44, *RHKCe, from Jan. 1st 1853 to June 30th 1854.*, p. 8.

Dickson)醫生也幫忙，因此品質相當不錯，肯定可以傳達正確的知識[52]。非常值得注意的是他在再版的「例言」中新增了兩條文字：

「凡欲翻刻是書者，一切形圖款式，皆宜細心雕鏤，因骨肉經絡，部位岐微，縮作小圖，僅如塵末，若差之毫釐，即成畫虎刻鵠之誤，而後之覽者，亦將有別風淮雨之訛矣。」
「近見有數坊本，形圖錯處頗多，失卻本來面目，閱者需當辨之。」

對於侵犯自己版權的翻刻者，他不但沒有嚴詞警告追究，反而諄諄勸導細心刻畫，以免貽誤了讀者，同時又提醒讀者小心辨別，再加上前文所述他誇讚葉遂翁翻刻本的文字，這樣只求傳播正確醫學知識，不計個人權益的態度，可說是相當寬宏大量的。

再版的費用，由一位格拉斯哥(Glasgow)的韓德森(John Henderson)捐款50英鎊，約合220元，比初版所費還多出不少，因此合信幾次在醫館年報和寫給梯德曼的信中對韓德森深表感謝，還有上海的雒頡也捐了30元；結果因為初版的木刻版片可於再版時重刷，不必新刻，所以再版只用了這兩筆錢的一部份，其餘準備留供合信已在準備或計畫中的《內科新說》《西醫略論》等等之用。

《全體新論》再版以後，合信忙於《博物新編》的出版和《內科新說》的編寫，較少再提及《全體新論》。但在1855-1856年的惠愛醫館年報中，合信談到中國人對《博物新編》的需求程度不如《全體新論》，他說《全體新論》兩版加上潘仕成和葉遂翁的翻刻本(潘刻本也再版)合計，已有超過

---

52 LMS/CH/SC, 5.3.C., B. Hobson, *RHKCc, 1852.*

10,000 冊的《全體新論》在中國各處傳播流通 [53]。在中國傳統的圖書出版市場，一本書每一版的平均印量只有 100 冊左右 [54]，而同是 1850 年代上海墨海書館幾種科學書的印量：《代微積拾級》320 冊、《代數學》500 冊，較多的《談天》1,000 冊 [55]，也都沒有再版，而合信的兩版《全體新論》已有 2,400 冊(連宗教小冊會加印的 200 冊)，加上潘、葉翻刻本後，超過了 10,000 冊的流通量，而且這是從 1851 年 10 月初版問世以後，到合信做此表示的 1856 年 6 月的四年九個月間，已有如此可觀的結果，《全體新論》肯定是風行一時的暢銷書。

討論《全體新論》的傳播，除了合信的兩版與潘、葉的翻刻本，不能忽略本書內容曾在《遐邇貫珍》月刊連載的事實。《遐邇貫珍》於 1853 年 8 月創刊至 1856 年 5 月停刊，由馬禮遜教育會(Morrison Education Society)出版，倫敦會香港佈道站的英華書院以活字排印，宗旨在向中國人傳播中外新聞時事與各類知識，從香港發行到通商五口等地，每月的印量為 3,000 冊 [56]。本刊的主編取得合信同意 [57]，從 1855 年 1 月開始連載《全體新論》的內容與插圖，到同一年的 11 月為止分九期刊載。《遐邇貫珍》的連載已

---

53 WL/5852, no. 46, *RHKCg, 1855-56*, p. 13.

54 錢存訓，「印刷術在中國傳統文化中的功能」，《漢學研究》第 8 卷第 2 期(1990.12)，頁 239-248。錢文指每版印量平均 100 冊是「一般詩文集和學術著作而言」，翻刻或再刷另計，至於字典、讀本、通俗讀物及民間曆日等，每版印量都遠超過 100 冊。

55 LMS/CH/CC, 2.2.C., William Muirhead to A. Tidman, Shanghai, 12 October 1859, enclosure: 'Chinese Printing done at the London Mission Printing Office during the past 12 months.'

56 關於《遐邇貫珍》及其介紹討論，參見沈國威等，《遐邇貫珍》—附解題•索引　上海：上海辭書出版社，2005。《遐邇貫珍》每月印量 3,000 冊，見於該刊 1854 年 12 月號，葉 1，「遐邇貫珍小記」。

57 《遐邇貫珍》1855 年 1 月號，葉 3。

經過合信的授權與修訂內容插圖 [58]，雖然結果未全部刊完，但已刊者佔《全體新論》內容的大部分，應當可以視同本書的新版，即 1855 年由《遐邇貫珍》連載的第三版 [59]，而且其印量 3,000 冊比合信自印兩版合計的 2,400 冊還多，應該有一定的傳播效果才是。

《全體新論》第四個由合信刻印或授權的版本，是上海墨海書館的刻印本。1857 年初合信從廣州轉到上海後，直到同年底接掌仁濟醫館以前，他有較多的工夫編著醫書，同時他汲汲於在華傳播醫學知識的心願與行動，獲得上海外人社群的贊助，雖然他在上海前後還不到兩年，卻已獲得外人捐款多達 1,500 兩銀(約合 2,000 元)，用以刻印他的全部五種醫書，每種 1,000 冊 [60]，《全體新論》是其中之一。但是，本書這第四版出版的時間卻有些問題，封面上所署的「咸豐元年新鐫」是模仿廣州初版的結果，只將初版「惠愛醫館」的字樣改成「江蘇上海墨海書館」，經查墨海書館 1851 年前後印刷出版清單及傳教士書信，並沒有涉及此書，而且墨海版的本書還收入 1853 年葉遂翁翻刻本的贊語，因此不可能是 1851 年所印。

遍查倫敦會上海佈道站的檔案，包含墨海書館以及合信在上海期間的書信在內，都沒有刻印《全體新論》的專門記載。但是他抵達上海後，在 1858 年 9 月 20 日寫給梯德曼的信中表示，已將刻印完成的整套書寄回英

[58] 關於《遐邇貫珍》連載的《全體新論》修訂，參見陳萬成，「《全體新論》的撰譯與早期版本」，《中國典籍與文化論叢》第 13 輯(南京：鳳凰出版社，2011)，頁 200-221，特別是頁 214。

[59] 陳萬成「《全體新論》的撰譯與早期版本」一文認為，在 1853 與 1855 年之間，即《全體新論》再版以後與《遐邇貫珍》連載之前，《全體新論》應該還有個第三版刻印本。陳氏的推論固然不無可能，但本文作者以為，同樣可能的是《遐邇貫珍》連載依據的是合信提供的修訂稿，而非陳氏推論卻無人知見也沒有公私收藏著錄的「第三版」，後來合信又以同一修訂稿在上海刻印墨海書館的版本，如此即無陳氏推測的 1853 與 1855 年間刻印本。

[60] LMS/CH/CC, 2.2.B., B. Hobson to A. Tidman, Hong Kong, 28 December 1858; WL/5852, no. 51, *ARCHSa, 1858*, p. 9. 每種印 1,000 冊見於最後印的《內科新說》合信序文。

國，只有最後一種《醫學英華字釋》(*Vocabulary of Terms Used in Anatomy, Medicine, Materia Medica, and Natural Philosophy*)還需一兩個月才能完成[61]，如此則《全體新論》最遲在他寫這封信前已經印成了。王韜在 1858 年 10 月下旬以後的日記中，也幾次記載熟人或購或贈合信醫書數種的事[62]。

墨海書館版的《全體新論》進一步為本書的傳播錦上添花，而且在合信五種醫書陸續出齊以後，彼此共伴輝映，不論從圖書市場的銷售或醫學知識傳播的觀點而言，都會產生更大的效果。這些被王韜的朋友稱為「見所未見，聞所未聞，於靈素書外，別創一法」的醫學新知[63]，對於中國讀書識字的人必然有極大的吸引力，王韜記載協助合信譯書的朋友管嗣復說：「合信始著《全體新論》時，遠近翕然稱之，購者不憚重價。[64]」購買者除了樂於自用，也做為禮品送人，不但中國人如此，連外人也有，傳教士楊格非(Griffith John)於 1858 年 10 月間到江蘇丹陽地方傳教，以合信數種醫書贈予地方官，結果對方大為滿意('Dr. Hobson's Medical and Scientific works took his fancy mightily ...')，還回贈以茶葉、糕餅等物[65]。王韜 1858 年 12 月 25 日的日記中，也記載一位美國傳教士購買合信醫書數種寄往日本，王韜對此表示：「此書流傳甚廣，真可不脛而走矣！[66]」

---

[61] Ibid., 2.2.B., B. Hobson to A. Tidman, Shanghai, 20 September 1858.

[62] 方行、湯志鈞整理，《王韜日記》(北京：中華書局，1987)，頁 22、34、57。

[63] 《王韜日記》，頁 34。

[64] 《王韜日記》，頁 111。

[65] LMS/CH/CC, 2.2.B., Griffith John to A. Tidman, Shanghai, 6 November 1858.

[66] 《王韜日記》，頁 57。

結 語

從決定編寫《全體新論》到生產傳播的過程中，合信的想法和作法有些值得注意的修正改變，例如他在 1854 年以後不再提隨書附贈聖經或小冊的舉動，又如他在後來出版的《西醫略論》等書中不再夾雜自然神學的內容等。合信並沒有解釋這些修正改變的緣故，但很可能是他發覺附贈傳教出版品的作法，並未有助於改變中國人對傳教性出版品與基督教的態度；至於他後來的醫書中不再穿插自然神學的內容，很可能是得自潘仕成刪除《全體新論》相關內容的啟發。雖然宗教信仰與科學知識是不同的領域，兩者不必然是衝突的，有宗教信仰的科學家比比皆是，但非要將兩者混雜比附在一起傳播，不一定能產生傳播者預計的結果。

合信編印《全體新論》的初衷，是要以此傳布醫學知識，並藉以改變中國人對基督教相關書刊的輕蔑態度，進而接受基督教信仰。《全體新論》問世以後，的確引起了中國人極大的興趣與重視，但是歷史的發展顯示，多數中國人雖然接受了合信等傳教士附帶而來的科學知識，卻沒有接受傳教士主要傳播的基督教信仰。

5

黃寬的醫學生涯與中西文化夾縫

緒 言

在西醫來華的過程中，基督教的傳教醫生是人數最多的一個群體，從 1834 年第一位傳教醫生來華，到 1887 年在華傳教醫生組成「博醫會」(Medical Missionary Association of China)，約半個世紀當中共有一百五十名傳教醫生來華 [1]，在這些由歐美各國前來的傳教醫生當中，竟有一名中國人黃寬。其次，1860 年代中國海關建立醫生體系，在各地海關配置醫生，都由外國人充當其職，黃寬又是這些海關醫生中唯一例外的中國人。同時，黃寬也是西方醫學教育制度與環境下獲得西醫資格的第一位中國人。但是，身為這幾項唯一與第一的歷史性人物，黃寬回國後的生涯卻似乎有些落在中西文化的夾縫當中，不盡能適應或揮灑自如，甚至他自己還形成爭議。本文主要在關注與討論黃寬接受西醫教育的過程，擔任傳教醫生的經過、工作與爭議，辭去傳教工作後的行醫與教學，以及他醫學生涯中一些

---

[1] *CMMJ*, 1:2 (June 1887), pp. 45-59, J. C. Thomson, 'Medical Missionaries to the Chinese.'

心理與文化困境。

一、愛丁堡的醫學生

黃寬是廣東省香山縣東岸村人，生於 1829 年，十一歲時於 1840 年 3 月 13 日進入馬禮遜教育會(Morrison Education Society)在澳門所辦的學校就讀[2]，接受了七年的中文與英文基礎教育後，黃寬於 1847 年 1 月初與容閎、黃勝三人同行，隨同學校老師勃朗(Samuel R. Brown)到美國，就讀麻塞諸塞州(Massachusetts)孟松學校(Monson Academy)，黃寬畢業後依香港贊助者《德臣西報》(*The China Mail*)出版者蕭德銳(Andrew Shortrede)等人之意，於 1850 年秋間獨自前往蘇格蘭愛丁堡大學(University of Edinburgh)就讀醫科。

由於愛丁堡大學沒有宿舍，學生都住校外，黃寬就寄住在聖約翰丘(St. John's Hill)的巴爾福(Andrew Balfour)先生家中，離校並不遠，黃寬住了兩年。巴爾福原是一名軍醫，退伍後回到愛丁堡開設印刷所與出版社，他有三個兒子和黃寬關係密切，長子約翰(John H. Balfour)是愛丁堡大學的植物

---

[2] *CRM*, 12:12 (December 1843), p. 623, 'Catalogue of the Pupils that Have Been, and Now Are in the Morrison Education Society's School.'
王吉民與伍連德的英文本《中國醫史》(K. Chimin Wong and Wu Lien-Teh, *History of Chinese Medicine* (Shanghai: National Quarantine Service, 1936))一書，記黃寬生於 1828 年(頁 373)，許多人也如此說法；但本文此處所引 *CRM* 的馬禮遜學校學生名單，記黃寬於 1840 年學時為 11 歲，則其生年應為 1829 年，後來 1855 年黃寬親筆所填加入倫敦傳教會申請表，記為當時 26 歲，同樣應是生於 1829 年。
據一位「譪如彤輝」編、民國 9 年秋月印《黃如在堂族譜》，頁 60 有黃寬，祖字仲信，父字汝祥，母北山鄧氏，黃寬有一兄早夭。此項族譜內容由李叢與張娟夫婦提供，謹此致謝。

學教授，也是黃寬修讀此科的老師；另一位兒子威廉(William Balfour)是蘇格蘭自由教會(Free Church of Scotland)的牧師，因為與父親同住的緣故，和黃寬每日見面而更為熟識，後來也成為黃寬擔任傳教醫生的推薦人之一[3]；不過，巴爾福的兒子中和黃寬最有淵源的是安德魯(Andrew H. Balfour)，他就是愛丁堡大學醫科的畢業生，1844 年取得醫生資格後，受雇於半島與東方汽船公司(Peninsula & Oriental Steamship Company)，擔任香港的海員醫院(Seamen's Hospital)醫生，隨後在香港自行開業。

安德魯在港期間積極參與馬禮遜教育會和在華醫藥傳教會(Medical Missionary Society in China)的事務，連續多年出席兩個團體的年會，在教育會方面，他曾免費為馬禮遜學校的學生看病，也擔任檢查學生學習成效的考試官，當馬禮遜學校於 1846 年最早開設化學課時，就是他在當年 4 月至 8 月間義務教導第一、二班學生此科，每週兩次[4]，因此是黃寬的化學啟蒙老師；在醫藥傳教會方面，當負責該會香港醫院的合信(Benjamin Hobson)於 1847 年 10 月改往廣州後，香港醫院陷於停頓，安德魯自願在本身工作外，每天上午到醫院為中國病人義診兩小時，持續四個月，直到醫藥傳教會的醫生於 1848 年 2 月中到職為止，安德魯隨即自 1848 年起當選為該會的副會長之一[5]。就安德魯的學校出身和上述這些熱心義舉而言，黃寬會前往愛丁堡大學就讀醫科並住在安德魯父親家裡，應當和安德魯的建議、贊助與安排大有關係。他和蕭德銳都是蘇格蘭人，也同是馬禮遜教

---

[3] LMS/CP/UC, box 63, no. 25, 'Wong Fun,' enclosure, Rev. William Balfour to William C. Milne, [Edinburgh], 2 October 1855. 此封及另幾封他人推薦信，不知何故被倫敦會檔案管理員誤置於「未被接受的候選人」(unaccepted candidates)文件中。

[4] *CRM*, 15:12 (December 1846), pp. 605-615, 'Mr. Brown's Report to the Trustees of the Morrison Education Society;' *ibid.*, 16:11 (November 1847), pp. 568.

[5] *RMMSC, 1848*, pp. 1, 22. *CRM*, 18:1 (January 1849), p. 55.

育會和在華醫藥傳教會中積極活躍的成員，以往關於容閎、黃寬和黃勝留學美國的研究，都引述容閎在英文本《西學東漸記》(*My Life in China and America*)所說，他在美國學成回香港時，特地去見贊助者蕭德銳致謝，於是許多研究者都以為贊助者就是蕭氏一人；其實，容閎也說自己記得三名贊助者的姓名，其他不知[6]，而勃朗則表示他帶三人赴美是出於馬禮遜教育會四名成員的要求和負擔費用[7]，可惜勃朗沒有列出四名贊助者的姓名，無法求證容閎不知道的第四名贊助者是否就是安德魯，當 1854 年容閎回到香港時，安德魯已在前一年回愛丁堡了[8]，兩人不可能見面。

愛丁堡大學醫科創立於 1726 年，十八世紀後期發展成歐洲著名的醫學教育機構，吸引不少各國學生前往就讀，到 1799 年為止共培養出 1,143 名英國與各國的合格醫生[9]，從 1825 年起修讀年限自三年延長為四年，1833 年起畢業論文可以英文取代拉丁文撰寫，但拉丁文仍是學習的基本條件，因此 1850 年 11 月初黃寬在愛丁堡大學註冊後，先入文科專讀拉丁文一年，經考試及格後才自 1851 年起讀醫科，為期四年。從四年的修課單可知[10]，

---

[6] Yung Wing, *My Life in China and America* (New York: Henry Holt and Company, 1909), p. 20. 容閎記得的三名贊助者，除蕭德銳以外，有美國商人 A. A. Ritche 和蘇格蘭人 A. A. Campbell。

[7] Edward E. Salisbury, ed., *Biographical Memoranda Respecting All Who Ever Were Members of the Class of 1832 in Yale College* (New Haven: Tuttle, Norehouse and Taylor, 1880), pp. 25-42, 'Samuel Robbins Brown.' 此處引自 p. 31.

[8] LMS/CP/UC, box 63, no. 25, 'Wong Fun,' enclosure, A. H. Balfour to W. C. Milne, Portobello, 1 October 1855. 安德魯這封推薦黃寬當傳教醫生的信上清楚地說，自己是 1853 年從中國回愛丁堡。他回英後在愛丁堡附近的 Portobello 地方行醫。

[9] H. P. Tait, 'Medical Education at the Scottish Universities to the Close of the Eighteenth Century,' in F. N. L. Poynter, *The Evolution of Medical Education in Britain* (London: Pitman Medical Publishing Company, 1966), pp. 53-68.

[10] Wong Fun: Course of Study & University Attendance. 此項文獻由李叢與張娟夫婦提供，謹此致謝。

黃寬的老師都是望重一時的教授，例如解剖學教授古德塞(John Goodsir)是細胞學先驅；前文述及的植物學教授約翰巴爾福又是愛丁堡皇家植物園園長(Royal Botanical Garden Edinburgh)；黃寬的外科學教授米勒(James Miller)則身兼愛丁堡皇家醫院(Royal Infirmary of Edinburgh)的主治醫師；化學教授威爾森(George Wilson)是蘇格蘭工業博物院(Industrial Museum of Scotland)的院長；藥物學教授庫瑞司迪森(Robert Christison)是著名的毒物學家，曾任愛丁堡皇家內科協會(Royal College of Physicians of Edinburgh)會長及全英醫學會(British Medical Association)會長；法醫學教授崔樂(Thomas S. Traill)也曾任愛丁堡皇家內科協會會長，並且是第八版大英百科全書(*Encyclopedia Britannica*)的主編；而婦產科學教授辛普森(James Y. Simpson)是創用氯仿麻醉手術第一人，並因醫學成就被封為爵士等等。

黃寬把握親炙這些名師的機會努力學習，每科的成績都在 B 以上，婦產科學教授辛普森也說，黃寬曾贏得不只一項同學間比賽的榮譽 [11]；而倫敦會在上海的傳教醫生韓雅各(James Henderson)，曾在愛丁堡和黃寬相識一年，親眼見過黃寬診病和開刀，韓雅各表示黃寬在校表現傑出，在眾多同學參與的三項競賽中，獲得兩項第一名的優異成績 [12]。雖然韓雅各和辛普森都沒有指出黃寬得獎的比賽名稱，在美國的勃朗卻明確地表示，黃寬是先在希臘文競賽中奪魁，接著又在植物學的考試中名列前茅 [13]。希臘文奪魁應該是黃寬第一年就讀文科期間的事，而植物學競試則是 1852 年由該

---

[11] *Christian Advocate and Journal*, November 22, 1855, 'Dr. Wong Fun;' *New York Observer*, 22 November 1855, 'Dr. Wong Fun.'

[12] *Memorials of James Henderson, M.D., Medical Missionary to China* (London: James Nisbet and Co., 1869), p. 179.

[13] E. E. Salisbury, ed., *Biographical Memoranda Respecting All Who Ever Were Members of the Class of 1832 in Yale College*, p. 31. 勃朗會如此肯定表示，應該就是黃寬寫信告訴他的。

科教授約翰巴爾福主持的，參賽者共 67 人，有多達 114 道考題，結果由黃寬獲得第一名，因為是破天荒由中國學生奪魁，消息就廣泛傳開來，連大西洋彼岸美國的《紐約醫學時報》(*The New York Medical Times*)和《國家雜誌》(*The National Magazine*)都刊登了這項消息 [14]，甚至消息也傳到了印度，在馬德拉斯(Madras)任教的植物學家柯烈宏(Hugh Cleghorn)寫信告訴巴爾福，自己的印度學生知道一名中國學生贏得競試第一名後，都覺得大受鼓舞 [15]。

黃寬的課業進行順利，還能抽暇進行一些課外活動，例如他參加一個基督徒醫學生組成的社團，每兩個星期聚會禮拜一次，也偶爾在威廉巴爾福牧師的主日學校教書 [16]；他還曾於 1853 年應邀前往英格蘭的曼徹斯特(Manchester)，在當地長老會青少年傳教協會(Juvenile Missionary Association)的年會上發表中國為題的演講，內容以中國的教育為主，也展示一些中國服裝和圖書，講完後還和聽眾逐一握手而別 [17]。

不過，黃寬總是顯得保守低調，比較沈默寡言，他到愛丁堡都已五年了，所屬的公理會憲政街教會(Constitution Street Chapel)牧師庫林(G. D. Cullen)卻還表示，黃寬的勤奮向學眾所周知，行為舉止也一直符合基督徒之道，但是由於他的特殊處境和個性保守(reserve)或羞怯(shyness)的緣故，

---

[14] *The New York Medical Times*, 2:2 (November 1852), p. 64; *The National Magazine*, November 1852, p. 477.

[15] 'Cleghorn Letters in J. H. Balfour's Incoming Correspondence at Royal Botanic Garden Edinburgh.' Vol. 4, no. 159, Hugh C. Cleghorn to J. H. Balfour, Madras, 10 October 1852. http://www.rbge.org.uk/assets/files/science/Cleghorn/RBGECleghorn.pdf (retrieved 14 February 2018.)

[16] LMS/CP, Answer to Printed Questions, no. 274, Wong Fun.

[17] *The English Presbyterian Messenger*, vol. 6 (January 1854), p. 62.

直到最近大家才熟悉瞭解他[18]。所謂特殊處境當然是指他一人身在異國，而且是前所未有的第一位就讀大學醫科的中國人，但牧師沒有說或者不清楚的是黃寬現實生活的費用壓力。他就讀愛丁堡大學約一年半後，香港方面的贊助在 1852 年 7 月不知何故中斷了[19]，他將何去何從？還有他在中國的祖母和姐姐兩名僅存的家人生活又怎麼辦？

幸好大西洋兩岸都有人協助黃寬度過難關，他自己先獲得愛丁堡醫藥傳教會(Edinburgh Medical Missionary Society)的補助，祖母與姐姐則另有美國的善心基督徒捐助生活費。愛丁堡醫藥傳教會成立於 1841 年，計畫派遣傳教醫生前往海外，但是，愛丁堡雖然有著名的大學醫科，許多教授和該校出身的醫生都是這個醫藥傳教會的執事與贊助者，派遣傳教醫生的目標卻多年沒有實現，原因是要一般的醫生放棄 700 鎊以上的年薪，屈就傳教醫生只有 150 至 250 鎊的待遇，還得離鄉背井而且困難重重的海外傳教工作，實在難得其人[20]。儘管愛丁堡醫藥傳教會不斷徵求志願者[21]，醫科教授群也屢次對醫學生演講，鼓勵學生從事海外醫藥傳教工作，並將演講內容結集出版以廣宣傳[22]，卻一直無人應徵。愛丁堡醫藥傳教會不得不放棄自行派出傳教醫生的構想，轉而在 1852 年 3 月通過「學生補助款計畫」

---

18 LMS/CP/UC, box 63, no. 25, 'Wong Fun,' enclosure, J. D. Cullen to W. C. Milne, Edinburgh, 2 October 1855.

19 Patricia A. Baxter, 'Dr. Wong Fun (1828-1878) MD 1855.' *University of Edinburgh Journal*, vol. 36, no. 1 (June 1993), pp. 40-43.

20 韓雅各說自己於 1859 年取得醫生資格後，英格蘭達仁(Durham)地區的醫院找他前去工作，年薪 700 鎊以上(*Memorials of James Henderson*, p. 60)。而倫敦傳教會給予來華傳教醫生的待遇為單身每年 150 鎊、已婚 250 鎊。

21 *Fifth Report of the Edinburgh Medical Missionary Society* (Edinburgh, 1849), 'Chinese Sub-Committee,' p. 4.

22 *Lectures on Medical Missions*. Edinburgh: Sutherland and Knox, 1849. 本書收錄六篇演講內容。

(Student Grants in Aid Scheme)，補助有意擔任傳教醫生的人接受醫生養成教育的費用，相當於愛丁堡大學醫科每年的學費，鼓勵學生取得醫生資格後，向各傳教會申請擔任海外傳教醫生[23]。對於黃寬而言，這項補助款計畫有如及時雨一般，因為計畫通過幾個月後就逢他原來的香港贊助款中斷，黃寬隨即申請並成為獲得這項補助款的第二人，到畢業為止的三年間共獲得 97 英鎊多的補助[24]。

至於他在香山老家的祖母與姐姐，當初帶他赴美的勃朗牧師，於 1851 年起擔任紐約州歐本(Auburn)附近歐瓦斯科湖畔(Owasco Lake)一個教會的牧師，當地一位富有的婦女聽了勃朗講述黃寬的情況後，解囊捐贈生活費給黃寬的祖母與姐姐；黃寬於 1853 年 10 月 27 日從愛丁堡寫信請勃朗轉給捐款者感謝，勃朗又將信的全文刊登於報紙《紐約觀察家》(*The New York Observer*)，黃寬除了深表謝忱，又說當時自己還有一年半可以完成學業，希望畢業後兩年左右便有能力奉還捐款；勃朗則在黃寬的信後加上長篇申論，以自己教導的黃寬、容閎等學生為例，說明中國孩子的心智絕不輸給西方等等[25]。

費用的難題解決，黃寬得以安心繼續求學，並在 1855 年夏天畢業，獲得醫生(Medical Doctor, M.D.)學位，在同年級 54 篇畢業論文中，最佳得獎者 3 篇、次優者 5 篇、再次獲推薦者 13 篇，黃寬的論文「胃功能失調論」

---

[23] John Wilkinson, *The Coogate Doctors: The History of the Edinburgh Medical Missionary Society, 1841-1991* (Edinburgh: Edinburgh Medical Missionary Society, 1991), p. 12. William A. Duff, 'Scottish Protestant-trained Medical Missionaries in the Nineteenth Century and the Rise of the Edinburgh Medical Missionary Society.' MLitt. in Medical History Thesis, Faculty of Law, Business and Social Sciences, University of Glasgow, November 2010, pp. 76-77, 89.

[24] P. A. Baxter, 'Dr. Wong Fun,' p. 42; J. Wilkinson, *The Coogate Doctors*, p. 12.

[25] *The New York Observer*, 2 March 1854, pp. 69-70.

(On Functional Disorders of Stomach)列為推薦論文之一[26]。1855 年 8 月 4 日愛丁堡大學醫科舉行畢業典禮，婦產科教授辛普森致詞時，以 400 字篇幅稱讚中國文明和第一位中國人西醫黃寬，表揚他的勤奮謙遜，認為以他在學時的各項獲獎與榮譽，將會是西方醫學科技在中國社會一位了不起的代表人物，不只是做為醫生，而且是一名傳教醫生，將基督教福音帶回中國[27]。既是歐洲著名的愛丁堡大學培育的第一位中國人西醫，又得到大名鼎鼎的辛普森教授評點表彰，黃寬竟成為不少新聞報導的對象，眾所矚目的程度還遠甚於三年前的植物學競賽奪魁[28]。

在畢業典禮的一個月前，黃寬已通過愛丁堡皇家外科醫生協會的考試，獲得行醫資格(LRCSE, Licentiate of the Royal College of Surgeons Edinburgh)，隨即獲得愛丁堡皇家醫院的主治醫生、黃寬的外科學教授米勒延攬，進入皇家醫院擔任住院醫生，這也是黃寬懸壺濟世的開始。皇家醫院創立於 1729 年，獲得皇家特許狀而成為愛丁堡及蘇格蘭的重要醫院，1853 年建成新外科大樓(New Surgical Hospital)，有別於原來的舊外科大樓

---

[26] *List of the Graduates in Medicine in the University of Edinburgh, from 1705 to 1866* (Edinburgh: Printed by Neill & Company, 1867), p. 156.

[27] 辛普森的致詞全文至少收在以下三處：(1)他的演講集 *Physicians and Physic: Three Addresses* (Edinburgh: Adam and Charles Black, 1856), pp. 46-72, 'On the Prospects of Young Physicians;' (2)*Edinburgh Medical Journal*, vol. 1 (July 1855-June 1856), pp. 224-233, 'Valedictory Address to the Newly Made Medical Graduates of the University of Edinburgh, 1st August, 1855;'(3)*The Lancet*, vol. 2, no. 13 (September 29, 1855), pp. 289-291, 'Valedictory Address to the Newly Made Medical Graduates of the University of Edinburgh, August 1st, 1855.'

[28] 當時以較多篇幅報導此事的報刊如 *Witness* (4 August 1855)、*Wesleyan-Methodist Magazine* (February 1856)、*New York Observer* (22 November 1855) 和 *Christian Advocate and Journal* (22 November 1855)，後者註明轉載自 *London Watchman*；至於簡略報導但提及黃寬姓名及來自中國者如 *The Examiner* (18 August 1855)、*The Lancet* (18 August 1855)、*German Reformed Messenger* (26 September 1855)、*The Journal of Education for Upper Canada* (September 1855)和 *Ballou's Dollar Monthly Magazine* (December 1855)等。

(Old Surgical Hospital)，黃寬即在新外科大樓服務。此外，黃寬又在愛丁堡醫藥傳教會的牛閘門(Cowgate)診所看診，牛閘門是愛丁堡較為落後的區域，有許多愛爾蘭的貧困移民聚居當地，愛丁堡醫藥傳教會的創辦人之一韓德賽(Peter Handyside)醫生在此開辦一家診所，自 1853 年 11 月起專為愛爾蘭天主教移民看病，並向他們傳教[29]。黃寬剛畢業時，牛閘門診所的傳教醫生華萊士(Alexander Wallace)生病，便請黃寬代為主持，他也樂於接受，有時還需要到病人家中出診。一位熱心傳教工作的愛丁堡醫生寇德斯川(John Coldstream)說，自己幾次到牛閘門診所探視和協助，發覺黃寬每天都到診所看病，診斷開藥正確得宜，對病人態度又和藹可親，黃寬主持這家診所至少兩個月[30]。

二、成為傳教醫生的波折

接受西方醫學教育成為第一位中國人西醫，接著又成為對華傳教醫生群體中唯一的中國人，黃寬的遭遇應該是西方醫學來華史上的美談，事實在他的傳教醫生經歷中，卻有著文化差異與歧視引起的不小波折與困難，而且竟然是從他應邀擔任傳教醫生開始就是如此。

黃寬在畢業典禮上受到辛普森教授大力稱讚一事，經由各報刊雜誌的廣泛報導，受到了倫敦傳教會的注意。他畢業一個月後的 1855 年 9 月間，倫敦會請曾在中國傳教多年的美魏茶(William C. Milne)專程從倫敦前往愛

[29] J. Wilkinson, *The Coogate Doctors*, p. 13.

[30] LMS/CP/UC, box 63, no. 25, 'Wong Fun,' enclosure, John Coldstream to W. C. Milne, 51 York Place Edinburgh, no day October 1855.

丁堡，探詢黃寬的情形、資格和意向[31]。在此以前的 1853 年底，倫敦會的理事會曾經通過決議，儘快派遣十名傳教士前往中國，擴大對中國的傳教事業，為此還特地發起全國性的勸募活動，也在半年內獲得 11,000 餘鎊的捐款，到 1855 年 2 月時理事會又決議，在預定派往中國的十名傳教士中，應有一名傳教醫生派到廣州協助合信[32]，就在這項決議的半年多以後倫敦會注意到了黃寬。

美魏茶和黃寬早在馬禮遜學校期間就已認識，當 1841 年學校還在澳門而勃朗也未到職前，美魏茶有半年時間每天到學校義務教一小時的課，勃朗到職初期美魏茶又繼續教了一段日子[33]。十四年後師生兩人在愛丁堡重逢，當年的澳門小學生已是皇家醫院的醫生，兩人談論請黃寬回中國擔任傳教醫生的事，黃寬表示願意接受倫敦會任命派到廣州工作，他在美魏茶帶來的倫敦會候選傳教士問卷上也明白寫著，自己是在傳教學校(即馬禮遜紀念學校)成長的，很早就被教導向人傳教的觀念，但有意識想擔任傳教士是六年前在美國受洗成為基督徒以後自然萌生的念頭，讀了醫學以後他進一步認為自己很適合擔任傳教醫生[34]。

美魏茶和黃寬談過後向倫敦會推薦他，並附上自己在愛丁堡期間和黃寬的師友交談後收到的推薦信：三封來自醫學界，兩封來自宗教界。

第一位醫學界推薦者是黃寬的外科學教授及現職的主管米勒。他寫道：

---

[31] Ibid., William C. Milne to Rev. E. Prout, London, 6 October 1855.

[32] LMS/BM, 12 September, 11 October 1853; 18 April 1854; 26 February 1855.

[33] LMS/CH/SC, 4.2.A., W. Lockhart, B. Hobson and W. C. Milne to the Directors, Macao, 30 September 1841. *CRM*, vol. 10, no. 10 (October 1841), pp. 565, 570, 573, 578; ibid., vol. 11, no. 10 (October 1842), pp. 554.

[34] LMS/CP, Answer to Printed Questions, no. 274, Wong Fun.

「我非常高興地說，我對於黃寬醫生做為中國傳教醫生的資格有極高的評價，他有完整的專業知識，他的天性和才能最為合適，他也有心於傳教。我認為任何一個傳教會能用他為它們工作都是幸運的。[35]」

米勒寫完簽名後意猶未盡地又補上兩句:「他現在的職位和專業技能已經在學生之上，他不論公開或私下行醫都足以獨自負責病人。」

第二位醫界推薦者是安德魯巴爾福。他說自己從中國回英以後，經常有機會和黃寬談話，在最近一次談話中黃寬展現傳教的熱忱和精神，巴爾福認為黃寬非常適合回到自己的同胞中擔任傳教醫生，巴爾福又說寫推薦信之前和父親談論黃寬，父親覺得黃寬近來比剛到蘇格蘭時更有意願從事傳教工作 [36]。第三位醫界推薦者是前述的醫生寇德斯川，他以黃寬在皇家醫院以外又承擔牛閘門診所的額外負擔為例：

「在簡陋的診所中，一位高教育水準的中國基督教徒為可憐的愛爾蘭天主教徒解除疾病苦痛，以愛心和言語贏取他們的靈魂。[37]」

寇德斯川認為這是一幕動人的情景，充分說明黃寬非常適合傳教的任務。

來自宗教界的兩名推薦者，一位是前文述及的威廉巴爾福牧師，另位

---

[35] LMS/CP/UC, box 63, no. 25, 'Wong Fun,' enclosure, James Miller to W. C. Milne, Edinburgh, 29 September 1855.

[36] Ibid., A. H. Balfour to W. C. Milne, Portobello, 1 October 1855.

[37] Ibid., J. Coldstream to W. C. Milne, 51 York Place [Edinburgh], no day October 1855.

則是黃寬所屬教會的牧師庫林。前者對住在他家裡兩年的黃寬是毫無保留的好評，不論在道德或信仰方面、在言行舉止或求學能力方面，都極力推崇，也覺得黃寬十分願意回中國傳播基督教福音[38]。後者則是稍有保留，表示黃寬個性保守羞怯，因此教會中有人擔心他是否適合傳教，但是庫林說自己樂於推薦，也希望黃寬會有助於傳教[39]。

既然倫敦會先已決議需要一名到廣州協助合信的傳教醫生，而黃寬有五名醫學界和宗教界的推薦人，看起來正是順理成章的合適人選。事實卻非如此，倫敦會主要考慮的不是黃寬的醫學知識技能，而在於雇用華人擔任對華傳教士是否適當的問題。當時倫敦會在中國已有許多本地職員，但是都在英籍傳教士的指揮監督之下工作，中國職員沒有和傳教士平起平坐的地位，包含黃寬的留美同學黃勝在前一年(1854)就任倫敦會香港佈道站印刷所的主管，也是在英籍傳教士之下[40]；加上倫敦會的宗旨本在傳教，醫藥服務不過是手段而已，黃寬雖是基督徒，卻沒有任何神學訓練，而且少小離華已將近十年，不再能以母語和人溝通，因此能否擔當傳教重任，倫敦會有些猶豫難決，於是邀請他到倫敦面談，最後終於決定進行這項史無前例的「實驗」，結果倫敦會決定給黃寬的薪水待遇儘管和英國傳教士相同，仍只任命他為「助理傳教醫生」(assistant Medical Missionary)[41]。

倫敦會的紀錄並沒有說明或根本不便說明黃寬職稱降級的原因。問題是黃寬和在他前後任命的英國傳教醫生一樣都是合格的醫生，何以他的職

---

[38] Ibid., W. Balfour to W. C. Milne, [Edinburgh], 2 October 1855.

[39] Ibid., J. D. Cullen to W. C. Milne, [Edinburgh], 2 October 1855.

[40] 關於黃勝的職位和他與傳教士之間的關係，參見筆者，《鑄以代刻：傳教士與中文印刷變局》(臺北：臺大出版中心，2015)，頁 240-246。

[41] LMS/BM, 8 and 29 October 1855.

稱必須低人一等？唯一的解釋是因為他是中國人。倫敦會一開始或許沒有歧視心理，才會主動邀請他擔任傳教醫生，但倫敦會很可能也沒有把握任命中國人為對華傳教士會有甚麼樣的後果，再加上同一年(1855)倫敦會一位對華助理傳教士楊(William Young)退休帶給倫敦會靈感，於是也以低一級職稱任命黃寬。楊是到當時為止倫敦會唯一的對華助理傳教士，他出生於巴達維亞(Batavia，今雅加達)，在印度受教育，1828 年起在倫敦會的巴達維亞傳教士麥都思(Walter H. Medhurst)訓練下，協助對當地華人傳教，1844 年轉到廈門，1855 年退休[42]。但是，楊與黃寬是不能類比的，楊是一般傳教士，卻缺乏一般傳教士必須具備的神學資格，當然只能屈居助理傳教士；黃寬是傳教醫生，他出身於著名的愛丁堡大學醫科，專業能力至少不遜於其他傳教醫生，甚至還更為優越，若論神學背景則倫敦會從第一位傳教醫生雒頡(William Lockhart)開始，都是沒有神學背景的平信徒。因此，除了黃寬是中國人這個原因，實在找不到理事會任命他為助理傳教醫生的理由。

無論如何，黃寬接受了倫敦會的任命，他於 1856 年 1 月 15 日從愛丁堡寫信給倫敦會秘書梯德曼(Arthur Tidman)表達此意，也說自己將在當年夏天啟程返回中國就職，並再次確認他的薪水將是每年 150 英鎊，加上一戶住宅，以後若是結婚，年薪則提高至 250 英鎊[43]。接著黃寬繼續在皇家醫院工作，同時也準備返回中國。

---

[42] 關於楊，參見 John O. Whitehouse, *London Missionary Society Register of Missionaries, Deputations, etc., from 1796 to 1896* (London: London Missionary Society, 1896, 3rd ed.), pp. 78-79, no. 275, William Young.

[43] LMS/CP/UC, box 63, no. 25, 'Wong Fun,' enclosure, Wong Fun to Arthur Tidman, Edinburgh, 15 January 1856.

事情就此定案，不料卻從中國傳來反對黃寬任命的強烈抗議，而且還是出自黃寬預定協助的對象合信。早在黃寬畢業的一年前(1854)，合信已經知道他可能會到廣州和自己共事，前述的寇德斯川醫生寫信給合信時提到這件可能的事，合信即向梯德曼表達反對之意：

「希望您不要接受這項建議，我幾乎可以確定這將是危險的實驗，有人告訴我，他[黃寬]相當合作，但是以往的經驗讓我不願和他有職務上的關係，他可能成為讓我焦慮的來源，而且即使他確有良好的教育和穩健，也無法賦予太多責任和信賴，也無法如歐洲人一樣獲得中國人的尊敬。[44]」

這段文字顯示合信並不反對黃寬的醫生身份，他反對的是黃寬的中國人身份，合信所謂「以往的經驗」指的是自己和中國人相處的經驗，他擔心黃寬和自己的一些學徒和中國基督徒同樣，工作不夠負責、信仰不夠虔誠而讓他焦慮不快，合信也對中國人尊崇自己的外國醫生身份很有把握，唯恐黃寬來後不利於此種職務上的形象，所以認為一旦黃寬獲得倫敦會任命為傳教醫生將是危險的試驗。

雖然合信對黃寬的態度不友善，但當時黃寬尚未畢業，倫敦會的任命言之過早，梯德曼也沒有就此回應合信。不料一年半後黃寬的任命成真，梯德曼通知合信這項人事案前，合信先已從姐姐和黃寬的牧師庫林分別來信中獲得消息，合信幾乎是憤怒地寫信向梯德曼抱怨，說理事會派遣英籍傳教士到其他佈道站的同時，卻只派一名「受過教育的中國人」(an educated Chinese)到廣州，他不認為這是一項明智的任命，也懷疑黃寬多少是被人

---

44 LMS/CH/SC, 5.3.D., B. Hobson to A. Tidman, Canton, 25 November 1854.

拱上傳教醫生的工作，不見得是真心奉獻於此，合信同時又說自己的健康欠佳，應該易地調養，藉以表示不願與黃寬共事 [45]。有些氣急敗壞的合信沒有說明何以認為黃寬並非自願擔任傳教醫生，但顯然指他是應邀加入倫敦會的特殊個案，有別於通常由自願者申請的常態做法。

合信在激動生氣中又趕往香港會見當地的倫敦會傳教士理雅各(James Legge)和湛約翰(John Chalmers)，尋求他們聲援他的想法，結果合信失望了。理、湛兩人應他的要求，召開香港與廣州佈道站的聯合委員會正式討論此事，但理雅各和湛約翰都認為，東方的基督徒或協助傳教的職員固然經常令人失望，卻難以就此推斷黃寬必然也是如此，從他的家世也看不出有何不良遺傳因素，既然黃寬接受了完備的醫學教育，其基督徒的品格也獲得瞭解他的多位推薦人認可，又經倫敦會多方考慮後才鄭重任命，則在傳教士同工的立場就應盡量協助黃寬的工作才是 [46]。不過，理、湛兩人為了顧及合信個人的感受，聯合委員會達成合情合理的三項決議：(1)合信健康的確不佳，亟需返英調養，因此黃寬到職後應加緊學習廣東話，以便合信可以在六個月後安心離職；(2)為加強廣州站人力，湛約翰調往廣州站協助，負責醫療工作以外的傳教事務；(3)請理事會加派傳教士，一名到廣州、兩名到香港 [47]。

合信悻悻然回到廣州後，寫信給倫敦會秘書表示，如果無法收回成命，應告誡黃寬兩件要事：(1)不得私自在外看病；(2)到職後表現出像個中國人，而非英國人或其他外國人 [48]。但合信實在不甘心，所以兩天後又寫信

---

[45] Ibid., 5.4.C., B. Hobson to A. Tidman, Canton, 12 April 1856.

[46] Ibid., James Legge to A. Tidman, Hong Kong, 12 April 1856.

[47] Ibid.

[48] Ibid., B. Hobson to A, Tidman, Canton, 12 April 1856.

給秘書，強調廣州和其他方不同，在廣州的佈道站和醫院兩者合一，其他地方如上海則醫院只是佈道站的一部份，因此派到廣州的應該是「極具手術能力又虔誠而有愛心的英籍外科醫生」，至於黃寬則上海應該比廣州更適合他，合信還說自己是為了佈道站和黃寬好才這麼說，絕對不是出於私心[49]。過了一段時間合信怒氣較緩，又寫了兩封長信委婉地表示，自己的健康其實還不到必須儘快離開廣州回英的地步，並說先前的反對實在是有鑑於：「不論是在美國或中國受教育的中國青年，都不具有虔誠的信仰，也欠缺引導中國同胞皈依基督應有的關心。[50]」事實合信反對黃寬到廣州的態度一直沒變，也始終堅持倫敦會派到廣州的應是信仰虔誠而受過良好教育的歐洲人才對[51]，即使四個多月後他說自己將盡力使黃寬的到來成為「一項滿意和成功的任命」，其實也只是勉強的飾詞，因為他在同一封信中仍然藉詞空間不足，斷然拒絕讓黃寬住到惠愛醫館中，只願意設法代為租用鄰近的房屋[52]。

令人驚訝的是合信在華一向致力於傳播醫學知識，也教導中國學徒習醫，還曾募款試圖為中國人建立西醫學校，現在來了一位中國人西醫黃寬，豈不是合信擴大多年努力成果的一大助力與機會，甚至還可望實現建立醫學校的心願，何以卻反對黃寬到如此激烈的地步？這恐怕只有從合信自己的優越心理才能解釋，由於自己的西方醫學圖書受到中國人歡迎，合信獲得極大的成就感，教導中國學徒或構想中的醫學校也能獲得中國人的尊重，教出來的學徒都是受他之惠與在他影響之下；至於黃寬前來共事則是

[49] Ibid., 14 April 1856.

[50] Ibid., 8 May and 10 September 1856.

[51] Ibid., 8 May 1856.

[52] Ibid., 10 September 1856.

不同的一件事，論醫學知識與技術兩人都是合格西醫，論地位則同樣是傳教士，只是黃寬職稱較差而已，黃寬來到以後確有可能影響到合信在中國人心目中的地位，因為黃寬當然能和合信一樣為人治病，也可能傳播西醫知識和教導學生，有如後來黃寬在博濟醫院的教學一般，如此合信的「獨特性」即使未消失，也會被稀釋或分享了，很可能這正是合信擔心的所在，才會在黃寬未到之前就急著以輕率的言行極力阻擋這項意外的人事。

合信的反對並沒有耽誤了黃寬的回國準備。1856 年 6 月 23 日愛丁堡醫藥傳教會歡送黃寬，從 1841 年在華傳教醫生伯駕(Peter Parker)訪問愛丁堡而促成該會的成立，歷經十五年以後該會終於有機會歡送前往中國的傳教醫生，雖然不是該會派遣，卻是由該會補助並在愛丁堡養成的黃寬，因此歡送的場面熱烈，會長布朗(William Brown)代表婦女成員送他一部印製精美的多種語文聖經，並由巴爾福教授代表該會致贈黃寬全套眼科用具[53]。隨後黃寬告別了學醫和懸壺合計六年的愛丁堡南下，倫敦會的理事會也致送 40 英鎊供他置裝、10 英鎊購買手術用具[54]，並於 1856 年 8 月 2 日從倫敦外港葛瑞夫顯德(Gravesend)登船回華。理事會在發給他的「工作指示」('Letter of Instructions')中，先是提醒他的任命是史無前例的個案，理事會是基於在華傳佈基督教福音的重要性而從事這項「實驗」；其次，交付他的任務是藉著自己專長的醫學知識技術進行傳教，在行醫活動中毋忘自己的目標在於傳布福音；第三，特別要求他務必與合信合作，協助經營惠愛醫館；第四，指示他回華後加緊學習廣東話，以便與自己的同胞溝通。最後又通知他的待遇是年薪一百五十鎊，自到達廣州之日起算，並供給免

[53] P. A. Baxter, 'Dr. Wong Fun,' p. 42.

[54] LMS/BM, 30 June 1856.

費的宿舍[55]。

三、香港與廣州行醫

回到中國後，黃寬沒有前往預定的目的地廣州，而是先在香港行醫，再轉往廣州，他也沒有長期擔任傳教醫生，而是在四年後辭職了，接著在香港和廣州兩地擔任醫生和教學工作，直到過世為止。

(一) 香港開設下市場診所

1857 年 1 月 15 日黃寬抵達香港，上距 1847 年初他和容閎、黃勝三人赴美，幾乎整整十年。沒有料到就在他回華的這 166 天航程中，中英兩國局勢發生重大的變化，由「亞羅號」事件引發的中英第二次鴉片戰爭正熾，在英軍砲轟也攻入廣州的緊張情勢下，外人從廣州分別撤往香港與澳門，合信和家人也在 1856 年 10 月底到達香港避難，並決定在短期內前往上海，接替即將退休的雒頡掌理當地的仁濟醫院。這樣意外的變化消除了先前合信為黃寬將來共事引起的不快，但是黃寬預定的工作計畫因而完全不可行，他也只能暫時留滯在香港。

黃寬抵達香港六天後，倫敦會在港的理雅各、湛約翰、合信、黃寬等四名傳教士，於 1857 年 1 月 21 日開會商討在新局面下黃寬何去何從為宜，決議認為黃寬應暫時留港，並就香港佈道站在上環地方的下市場(Lower

---

[55] LMS/CH/OL, A. Tidman to Wong Fun, London, 3 September 1856. 這件工作指示函在黃寬離英後才以快信發出，比他還先到達香港，而由理雅各轉交給他。

Bazaar)房舍開辦一間診所，合信則將帶到香港還堪用的儀器勻出一些給黃寬，並從惠愛醫館收到的捐款中撥助 15 英鎊 [56]。

1857 年 2 月 9 日下市場診所開張，三個月後黃寬詳細報導醫療的狀況。診所每週自星期一至六，每天自上午十點開門至下午二、三點鐘關門，每日的病人平均約 60 人。黃寬說當時華人因為戰爭局勢的關係紛紛離港回鄉，能有這個數字算是很多了；病人中只有少數的上層人士，大多數是中下階層民眾，許多人並非香港居民，而是逃避中國政府的緝捕來港；病患中最常見潰瘍、皮膚、眼睛、風濕、發燒等方面的症狀，他也割除一些腫瘤和其他手術，因而在華人中聲名鵲起；診所的用藥大部份購自屈臣氏，但石膏和眼藥水則是自製，至於奎寧之類的高貴藥品則不得已時才用，黃寬並希望倫敦會能自英國運送牛痘苗到港備用 [57]。

人手方面，黃寬有一名就住宿在診所中的「苦力」(coolie)當助手，負責打點一切雜務，包括協助藥劑和開刀，必要時訪視回家後的病人等。此外，還有兩名香港佈道站的華籍傳道人每日到診所傳教分書，其中之一是洪秀全的堂弟洪仁玕，黃寬說他極為聰明又善於言詞，每日對病人的集體講道都由他負責；另一名老者則和病人個別談話。黃寬認為診所是個非常便於傳教的場所，因為可以聚集大批有時間和耐心的聽眾，更特別的是當時許多華人準備前往澳洲淘金，在港候船期間經常到診所拿藥兼打發時間，他們甚至比當地的病人更專注傾聽講道 [58]。

---

[56] LMS/CH/SC, 6.1.A., Wong Fun to A. Tidman, Hong Kong, 28 January; John Chalmers to A. Tidman, Hong Kong, 29 January 1857.

[57] Ibid., 8 May 1857.

[58] Ibid.

此後診所的病人繼續增加，1857 年 6 月有 1,531 人，7 月增加到 2,070 人，8 月有 2,187 人，9 月又增加為 2,519 人，同年 10 月時達到 2,875 人，每天平均病人數目則從 6 月的 59 人，到 10 月時提高至 106 人。病人中最常見的是發燒和痢疾，黃寬表示治療發燒而使用的奎寧消耗量很大，卻是少不了的藥品，他不得不撙節著用，給與中國病人的劑量比在愛丁堡治療歐洲人同一病症少得多；黃寬也表示，病人都很感謝他給予的內科和外科治療，黃寬認為如果有住院設施的話，治療的成果一定更好。只是，他也承認病患中並無一人顯現出接受基督感化的徵象，因為窮苦的中國百姓每日但求溫飽都不一定可得，實在很難分心於宗教[59]。

(二) 廣州重開惠愛醫館

黃寬在香港的診所維持了整整一年，這期間中國與英法聯軍在廣州的戰爭勝負已分，聯軍佔領廣州，逮捕兩廣總督葉名琛。廣州在英法統治之下，一度實施戒嚴，1858 年 2 月解除封鎖後，黃寬立刻結束香港的診所，在理雅各和循道傳教會(Wesleyan Missionary Society)的傳教士郭修理(Josiah Cox)陪同下離港，在同月 16 日抵達廣州。

廣州一名倫敦會的教徒主動提供自有的一戶房屋作為診所，雖然不太理想，三人卻也找不到更好的房屋，於是接受教徒的好意建立暫時性的診所，並在 1858 年 2 月 23 日開幕，由於是位在城內，交通方便，3 月份每日平均病人 108 人，4 月份立即提高至 262 人，當月下旬甚至超過 300 人[60]。至於傳教活動則由郭修理和一名華籍傳道人負責。黃寬發現很有意思

[59] Ibid., 26 November 1857.

[60] Ibid., 6.1.B., Wong Fun to A. Tidman, Canton, 4 May 1858.

的一種情形，他剛到廣州的第一個月，許多城內居民感到好奇，甚至認為和洋人來往可能會有些好處，因此除了病人外，特地來聽講道的人也很多，後來發覺沒有什麼特別，看熱鬧的人潮隨著散去，他因而感嘆到處的中國人都一樣，對於宗教不會有深度的興趣[61]。

雖然城內診所地點很好，卻很難容納日增的病患人數，在當時瀰漫著仇視外人的環境下，在城內難以找到其他合適的場所，黃寬決定遷到合信原來在城外西關金利埠租用的惠愛醫館，房主也同意從每年的 300 銀元房租中提出部份作為修繕之用。1858 年 5 月 31 日惠愛醫館重新開幕，不料一個月後廣州又發生新動亂，有人懸賞殺害外人，卻換來英法聯軍大肆報復。有人警告郭修理將是殺害的目標，又有人警告打算放火焚燒惠愛醫館。到 6 月 25 日，黃寬終於將醫館委託四名中國助手看管，自己押送衣物、圖書、藥品與儀器，和三名傳教士撤退到澳門，借住美南浸信會(Southern Baptist Convention)傳教士啤士(George Pearcy)的住宅中。在澳門期間，黃寬步行在闊別已十二年的澳門街道上，他說自己的心裡充滿著特殊的親切感[62]。

在澳門停留四個月，等廣州情勢較為平靜後，黃寬在 1858 年 10 月 2 日回到廣州，發覺在留守的助手看管和街坊鄰居協助維護下，惠愛醫館免於遭到惡意破壞，黃寬也在 10 月 5 日重新開業。此後到 1860 年 11 月底的兩年稍多期間，惠愛醫館得以比較正常的經營，黃寬在每週一、三、五及日看診，從 1858 年 3 月至 1859 年 6 月間，扣除遷址和避居澳門的四個月，在十二個月中黃寬共醫治了 26,946 人次[63]；接著從 1859 年 7 月到 1860

[61] Ibid.

[62] Ibid., Macao, 19 July 1858.

[63] *RHKCf, 1858-59*, p. 4.

年 6 月，又有病人 26,030 人次 [64]；前後合計醫治 52,976 人次，其中男性約 72%、女性約 28%。黃寬稍前在香港與廣州城內的兩個診所都無法收容住院病人，而惠愛醫館則設有病房，在 1858 年 10 至 12 月有 36 人住院、1859 年 1 至 6 月有 119 人，從 1859 年 7 月到 1860 年 6 月的住院病人大幅度增加至 430 人。黃寬一人難以應付惠愛醫館的眾多門診與住院病人，他有兩名助理和兩名僕人，都是合信原來的幫手，也都盡力協助黃寬，他還在 1858 年底新收了一名年輕的學徒，希望能訓練成醫藥助手 [65]；同時，在廣州的開業西醫狄克森(Walter G. Dickson)經常到惠愛醫館來協助手術，而美國長老會的傳教醫生嘉約翰(John G. Kerr)及合信以前的中國助手何景門，有時也會幫忙黃寬。

在傳教方面，黃寬在歷經兩年的傳教醫生工作後，終於在 1859 年初有了第一個成果，在 2 月間有一名中國人鍾民志(Chun Meen-tse)接受洗禮成為基督徒。鍾民志曾是刑部的官員，後來因為廣州戰事的緣故家道中落，從黃寬初到廣州起，鍾某幾乎每天都到醫院聆聽講道，經過一年終於由郭修理施洗 [66]。到這年 6 月底，又有十二人請求洗禮，其中五人受洗成為基督徒，包含黃寬的一名僕人和兩名惠愛的病人 [67]。

從 1858 年 10 月初重開惠愛醫館起，戰爭變亂等外在的因素日漸遠離，黃寬應該從此可以專心進行醫藥傳教的工作了，而且香港和廣州的中外商人也開始捐助惠愛醫館，捐款收入還超過了原來由倫敦會自行支應的金額

[64] *RHKCf, 1859-1860*, p. 2.

[65] *RHKCf, 1858-59*, pp. 3.

[66] LMS/CH/SC, 6.1.C., Wong Fun to A. Tidman, Canton, 11 April 1859.

[67] Ibid. *RHKCf, 1858-59*, p. 3.

[68]。卻沒想到不愉快的遭遇又接踵而至，而且還都發生在他和倫敦會的理事會與傳教士同工之間，以致於他從 1859 年下半年起寫給倫敦會秘書的信件內容，提到醫療工作的部份大為減少，反而是長篇累牘在討論和解釋他遭遇的連串困擾，最後甚至導致他離開了傳教醫生的工作。

第一樁不愉快事件關於黃寬的薪水。1859 年時黃寬已經三十歲，友人覺得既然局勢和工作都已穩定，他應該可以成家了，他也寫信向倫敦會透露意願，並詢問是否照規定改為支領已婚傳教士每年 250 鎊的薪水 [69]。倫敦會對於他的要求初步回應較為委婉，只說如果比照印度的情形，倫敦會任用的一些印度籍傳教士，按照慣例都支領比英籍傳教士低的薪水，因為後者「顯然要付出較高的生活費用」；不過，倫敦會也表示願意針對黃寬的個案廣徵意見再作最後決定 [70]。倫敦會徵求意見的對象是香港的理雅各和廣州的湛約翰兩人，他們會商後回報：(1)黃寬不需要和歐洲人傳教士相同的薪水，因為他的中國人生活方式較為便宜，各方面的需求少得多，自從他於 1857 年回華以後，「必然已經有了大量的存款」；(2)黃寬和中國女性結婚，實質上不會改變上述的情況；(3)但是，倫敦會既然未能在一開始給黃寬低於歐洲人傳教士的薪水，或許不宜在他結婚之際有不同的做法 [71]。

結果，倫敦會在 1860 年初做成非常嚴峻的決議，指他支領的 150 鎊單身年薪，已經超過倫敦會其他中國人職員的三倍，並且「有充分的理由」

---

[68] 1858 年 4 月至 1859 年 6 月，倫敦會支應惠愛的金額 955.64 元，而 1859 年 7 月至 1860 年 6 月，香港與廣州商人捐助惠愛的金額 1,050 元。參見 *RHKCf, 1858-59*, 'Statement of the Receipts and Disbursements;' *RHKCf, 1859-1860*, 'Statement of the Receipts and Disbursements.'

[69] LMS/CH/SC, 6.1.C., Wong Fun to A. Tidman, Canton, 11 April 1859.

[70] LMS/CH/OL, A. Tidman to Wong Fun, London, 19 August 1859.

[71] LMS/CH/SC, 6.1.C., J. Legge and J. Chalmers to A. Tidman, Hong Kong, 12 October 1859.

認定他的單身年薪遠高於他的實際花費，因此拒絕他在婚後提高任何待遇[72]。但是，在黃寬而言，他認為先前的詢問只是禮貌性的程序，以求確認他的權益而已，因此收到倫敦會答覆後大感意外，決定據理力爭。依照回國以前倫敦會給他的文件，他的確享有和英籍傳教士同樣的一切權益，包括結婚後提高薪水在內，他除了附上相關的文件抄本作證，並且聲明：

> 「我沒有只需付出較歐籍傳教士為低的生活費用的權力，而且我也確定無法只領 150 鎊而做 250 鎊的事。[73]」

既然有明確的書面文件為證，顯然理屈的倫敦會只有同意了他的要求[74]。

第二樁不愉快事件有關黃寬的工作內容，並且和上述薪水問題同時發生，就是倫敦會指責他只顧醫藥服務，卻忽視了傳教工作，等於是捨本逐末[75]。起因則是香港和廣州的傳教士同事，屢次在書信報告中明指他一直侷限於醫藥事務的範圍之內[76]。黃寬接到倫敦會的指責後，承認自己回國三年來，的確沒能像其他在華傳教醫生一樣，就醫療與傳教兩者並重，但是他也為自己辯護，原因之一是自己的廣東話還不甚流利，中國傳道人也勸他不必勉強為之；原因之二是惠愛醫館已有英國傳教士和中國講道人，講道的人手充足，而他的醫療工作本身非常繁重，以致難以兼顧；但他同

---

[72] LMS/BM, 9 January 1860.

[73] LMS/CH/SC, 6.2.A., Wong Fun to A. Tidman, Canton, 15 April 1860.

[74] LMS/BM, 3 April 1860; ibid., CH / OL, A. Tidman to Wong Fun, London, 3 July 1860.

[75] LMS/CH/OL, A. Tidman to Wong Fun, London, 10 January 1860.

[76] LMS/CH/SC, 6.1.B., J.Chalmers to A. Tidman, Hong Kong, 1 May 1858; ibid., 29 September 1858; ibid., 6.1.C., J. Legge and J. Chalmers to A. Tidman, Hong Kong, 12 October 1859.

時表示此後將努力而為，以符合倫敦會的期望 [77]。稍後他報導說已經組織一個查經班，成員包括兩名中國傳道人，黃寬自己也非常投入並從中獲得樂趣和滿足，他還表示有意將查經班辦成一項長期性的固定活動 [78]。事實在他當初回華時，倫敦會給他的工作指示中，已經明白揭示應以傳教為根本、醫藥為手段，而且這是倫敦會從派遣第一位傳教醫生以來就立定的原則 [79]，因此黃寬只有承認自己的疏忽並設法改善。

上述兩件不愉快的事，由於雙方都願意自我檢討而解決了問題，但接著發生的第三樁不愉快事件，卻涉及中西文化認知上的巨大差異，而且嚴重到黃寬身為傳教士的清譽受人質疑，最後演變成黃寬的辭職。

1859 年原在香港的傳教士湛約翰調到廣州，1860 年倫敦會又加派傳教士丹拿(F. S. Turner)到粵，惠愛醫館因此新建丹拿的宿舍，事後卻發現醫館的華人助手集體接受建屋商人的金錢後朋分花用，金額為建屋合約的 10% (210 元)，湛約翰和丹拿認為這是收取賄賂的罪行，違背基督徒的戒律，因而進行調查並準備嚴懲；黃寬則認為這是中國社會取得工程合約後「吃花紅」的習慣，施受雙方並不會有犯罪的感覺，最多只能算是一種陋規罷了。湛、丹兩人和黃寬因為看法不同已經產生芥蒂，又因為黃寬曾經借款給同一名建商並收取高額利息，而借貸雙方對於數目的說詞又有出入，引起湛、丹的不滿和懷疑，認為黃寬此舉有違傳教士的名譽和立場；黃寬則辯說傳教士借錢給人並收取利息並無不妥，並指責建商顢頇以致金額的說法前後

[77] Ibid., 6.2.A., Wong Fun to A. Tidman, Canton, 15 April 1860.

[78] Ibid., Wong Fun to A. Tidman, Canton, 23 August 1860.

[79] 倫敦會在錄取雒魏林為傳教醫生，並要求他前往進一步面談的通知上，宣稱該會派遣赴華的是具有醫學知能的傳教士，並以醫學知能輔助傳教的「偉大目標」('It is to send out missionaries to China having medical science & rendering their medical science and practice subservient to the great object.' LMS/CP, William Lockhart)。

不一。湛、丹堅持解雇惠愛醫館所有涉及此案的助手，並將黃寬的借錢收息問題一併呈報倫敦；黃寬終於自行在 1860 年 11 月底向理事會說明，並對於湛約翰調查此事時對他的不禮貌言詞態度表示不滿，他進一步表達彼此既無法再和諧相處，只有自行辭職[80]。

黃寬的辭職結束了自己四年的傳教醫生工作，也結束了倫敦會這場不成功的實驗。這場實驗顯示，十九世紀中葉的倫敦會理事和傳教士們，心理上還沒有準備好要接受華人傳教士的事實；另一方面，黃寬同樣也沒有準備好在他的科學訓練和服侍上帝兩者之間求得平衡點。在上述三樁不愉快事件中，有兩樁都牽涉到金錢，在薪水問題上，黃寬以中國式生活而要求英國式待遇，雖因掌握倫敦會先前的承諾而贏得爭議，卻不免要受到其他傳教士的批評，等到黃寬知情卻任由屬下華人吃花紅，甚至自己發生放高利貸的問題，不但令人驚訝何以他回國不久便沾染中國社會的陋習，也不符傳教士應該有的較高道德形象，結果他再如何自我辯護也只好辭職了事。理雅各在幾年前合信排斥黃寬時極力維護他，但對他在金錢方面的態度與行為則感到非常失望，還說他從此再也不能受人尊敬，理雅各進一步表示，黃寬的辭職讓傳教士們感受到解脫甚於遺憾[81]。

---

[80] LMS/CH/SC, 6.2.B., F. S. Turner to A. Tidman, Canton, 5 and 27 November 1860. 黃寬的長篇自我辯護見 ibid., Wong Fun to A. Tidman, Canton, 28 November 1860. 湛約翰的調查報告見 ibid., J. Chalmer to A. Tidman, Canton, 14 December 1860, 'Notes of Evidence Relative to Certain Charges Brought Against the Chinese Christians in the "Benevolent Hospital," Kum Le Fau, Canton, in 1860.'

[81] Ibid., J. Legge to A. Tidman, Hong Kong, 28 November 1860.

(三) 離開倫敦會後的工作

黃寬的醫學專長，讓他離開倫敦會後很快地找到新工作。1860 年 12 月 10 日他從惠愛醫館離職，前往香港就任政府公立醫院「皇家醫館」(Government Civil Hospital)的院長(Superintendent)[82]。但是，不知何故黃寬在職僅一年多便卸任了，又回到廣州自行開業，並以外人為對象。1860 年代正逢廣東人民大量移往英屬西印度群島工作，英人為此在香港和廣州分別設立招工所(British West Indian Emigration Agency)，在 1865 年的廣州外人名錄中，黃寬名列廣州招工所的醫生 [83]。

赫德(Robert Hart)管理下的中國海關在 1860 年代建立醫療體系，陸續在各地的海關配置醫生，都由外國人擔任，而黃寬也被延攬為粵海關醫生，成為海關醫生中唯一例外的中國人，並一直在職到 1878 年過世。黃寬入海關前已經認得赫德，兩人很可能在 1858 年赫德擔任廣州任英軍翻譯官，及翌年成為粵海關副稅務司期間相識，赫德到北京擔任總稅務司後，1864 年 2 月 29 日在日記中寫下：「郭修理今日來訪，和他長談(a long talk)關於黃寬。[84]」可惜赫德沒有記下長談的內容，不過一個月後(1864 年 3 月 30 日)赫德的日記內容卻很有意思：

「黃寬醫生今日來訪，他剛從廣州來。我告訴他，如果我是他的

---

[82] Ibid., Wong Fun to A. Tidman, Hong Kong, Government Hospital, 14 December 1860.

[83] *The Chronicle and Directory for China, Japan and the Philippines for 1865* (Hong Kong: The Daily Press Office, 1865), p. 166.

[84] Richard J. Smith, *et. al.*, *Robert Hart and China's Early Modernization: His Journals, 1863-1866* (Cambridge, Mass.: Harvard University Press, 1991), p. 65.

話，二十年後就會是某個地方的總督。但是，我不認為他有這個衝勁(got the ‘go’)，他很在意的是自己要先有錢(make his pile)才能為國家做事，這就突顯了他是中國人的天性，英國人的愛國熱忱是先做了再說，中國人相對的卻是先想到要有錢財(wherewithal)才行動；同時，他似乎非常擔心會受到官僚的牽絆與折磨。他告訴我巡撫希望他能效力，也已經給了他六品官位，他提起這事時，臉都羞紅了。[85]」

赫德的記載生動地描述了黃寬的保守個性與在意錢財，認為自己有錢才能為國出力，赫德卻沒有說明黃寬為何臉紅，也沒有寫出那位要招黃寬入幕的巡撫之名，但也許就是王吉民與伍連德兩人所說的江蘇巡撫李鴻章[86]，只是黃寬有所遲疑與擔心，結果放棄了追隨巡撫為官的機會而回到廣州，稍後被赫德延攬為粵海關的醫生[87]。

海關醫生的工作量比傳教醫生少得多，以黃寬的病人數量而言，每半年只有接近 200 至 250 人之間，這和惠愛醫館有時一天就超過兩百名病人的情況不能相提並論，因此他有多餘的時間做其他事。他在中國海關半年出版一期的《醫學報告》(*Medical Reports*)中，共六期撰寫了七篇報告。海關編印的《醫學報告》由各地海關醫生撰寫駐在地區的健康衛生、流行病，

---

[85] Ibid., p. 83.

[86] K. Chimin Wong and Wu Lien-Teh, *History of Chinese Medicine*, p. 372. 王、伍兩人並沒有提供李鴻章招聘黃寬的史料依據。

[87] 黃寬開始擔任粵海關醫生的時間不詳，1870 年 12 月底赫德要求創刊海關《醫學報告》(*CMR*)的通函中，附載當時各地海關醫生的名單中，黃寬名列粵海關醫生；但查 1867、1868 與 1869 年在華外人名錄(*The Chronicle and Directory for China, Japan & the Philippines*)，黃寬名下都只記為廣州的醫生而非粵海關醫生，在粵海關之下則無醫生職位與人員，因此黃寬極可能是 1870 年起才入海關任職。

以及中國人傳統醫療的狀況等等，從 1871 年創刊，一直出版到 1911 年，記載晚清四十年中國設有海關地區的衛生、疾病和醫療實況，赫德對於《醫學報告》相當重視，創刊兩年後也對其成功感到自豪，深信將會發展成一流的醫學刊物，填補西方對東方知識的不足 [88]。黃寬對《醫學報告》也有不小的貢獻，先後撰寫六篇關於廣州狀況的半年報告，以及一篇關於痲瘋病的備忘錄。在痲瘋病的備忘錄中，黃寬討論此種病症和當地氣候水土的關係、痲瘋病和瘧疾的關連性、痲瘋病和飲食的關係，以及痲瘋病症狀、傳播和一些病例，他也表示當時中國關於痲瘋病的治療，幾乎完全操之於沒有科學知識而唯利是圖的江湖郎中之手 [89]。不過，在黃寬的這些報告中，有時候稱中國人為「他們」或「他們的」，自己則歸於和西方人一類的「我們」或「我們的」，這種典型的外國人論述中國的筆法，讓人乍看之下以為作者是外國人海關醫生；而當時由外人每年編印的在華外人名錄中，一直收錄有黃寬，顯然外人也視他為自己人。

除了海關醫生的專職工作，黃寬也到博濟醫院協助手術與教學，因此博濟和所屬在華醫藥傳教會兩者的年報都年年表達對黃寬的感謝。他還在惠愛醫館時已經到過博濟醫院進行重大的手術，例如 1860 年時為搶救一名產婦的生命而施行胚胎截開術，嘉約翰並說那是在中國第一次進行的這種手術 [90]。黃寬離開惠愛後仍在手術上協助嘉約翰，1867 年 4 月至年底嘉約翰暫時離開廣州期間，黃寬更代為主持博濟醫院達九個月，當時惠愛醫館已在 1865 年間併入博濟醫院，因此黃寬代理期間還每週兩天前往舊日自己

---

[88] John K. Fairbank, *et. al.*, ed., *The I. G. in Peking: Letters of Robert Hart, Chinese Maritime Customs 1868-1907* (Cambridge, Mass.: Harvard University Press, 1975), p. 110.

[89] *CMR,* no. 6 (1873), pp. 41-47, 'Dr. F. Wong's Memorandum on Leprosy.'

[90] *RMMSC*, 1860, p. 12.

的醫院看診與手術，而這年博濟醫院的年報也是黃寬署名發表的[91]。1868年嘉約翰又特別感謝黃寬，因為這年內許多重大的手術都是他施行的，單是泌尿系統的結石手術，有三分之一（七次）是由黃寬開刀的[92]，第二年(1869)黃寬又在博濟醫院進行更多的十次結石手術[93]，在博濟的歷年年報中，經常可見到他進行或參與其他外科手術的記載。

在教學方面，1866 年 10 月博濟醫院新建大樓完成後，嘉約翰開辦醫學校，請黃寬、關韜一起擔任教學，黃寬負責解剖學、生理學與外科學，嘉約翰自行負責藥物學與化學，關韜則教實用醫學與中國醫藥[94]，這是黃寬參與教育中國西醫的開始，此後也繼續教學，嘉約翰表示黃寬不但教學成果大，他本人就是中國人學習西方醫學的好榜樣，能激勵學生向學的動力[95]。不過，嘉約翰反覆表示教學上的一大困擾是中文西醫書的缺乏，所以他自己不斷致力編寫出版各種教科書，而黃寬持續教了十年以上，當然也知道學生亟需這種教材，而且社會民眾同樣需要正確的醫學知識，他卻沒有一種中文醫書或文章問世，尤其連外國人傳教醫生的嘉約翰和合信兩人，都積極在中國助手幫忙下編寫出版並且很有成就，在中國和日本都很受推崇，而黃寬身為中國人，海關醫生的工作又比傳教醫生事少錢多，何以他除了在外人讀者為對象的海關《醫學報告》撰文之外，竟沒有任何中文醫學著作，其原因令人費解。

---

[91] *RMMSC, 1867*, p. 7.

[92] *RMMSC, 1868*, p. 14.

[93] *RMMSC, 1869*, p. 15.

[94] *RMMSC, 1866*, pp. 2, 9. 但關韜實際並未任教，見本書「學習西醫的中國學徒」一文。

[95] *RMMSC, 1868*, p. 10.

1878 年黃寬因為後頸部疔瘡，經兩次手術後過世 [96]，得年才 49 歲。王吉民與伍連德的《中國醫史》(*History of Chinese Medicine*)說，黃寬卒於這年 10 月 12 日，至死獨身未婚，卻留下大筆的財富 [97]；但是，美國長老會的廣州傳教士哈巴安德(Andrew P. Happer)與香便文(Benjamin C. Henry)兩人，在黃寬死後兩天即各自寫信報導其事，兩人分別明確地說黃寬是 10 月 10 日過世的 [98]，這是和黃寬熟識的兩人在當時當地的第一手報導，足以說明王吉民和伍連德後來間接得知的日期是錯誤的。

研究黃寬生平不能忽略他對錢財非常小心在意的事，因為黃寬這種態度再三影響或決定了他對重要事情的判斷與舉止。當倫敦會邀請他回中國擔任傳教醫生時，他先透過牧師庫林要求美魏茶確認他的年薪數目，接著在自己寫信給倫敦會秘書表示接受邀請時，再度申明自己的年薪金額。黃寬這樣再三確認的作法非常特殊，也是傳教士中罕見甚至很可能是僅有的例子。後來他有結婚的念頭而尚未行動前，又特地先向倫敦會求證婚後年薪提高一事，這些還都可以視為是黃寬小心謹慎的態度，但是接著發生他的薪水即使已經足夠有餘，卻仍要借錢給建築商人收高利的不愉快事件，甚至因此離開傳教工作後，仍在和赫德的談話中，讓赫德對他重視錢財的程度印象深刻，特別記載下來並有所評論。甚至在黃寬身故後，王吉民與伍連德也要特別提及他留下大筆的財富。黃寬所以如此重視金錢，並且從小心謹慎進一步到追求失當，恐怕只有從心理層面才能解釋，由於他從小貧困，從十一歲(1840)到二十六歲(1855)長達十五年多，從中國到美國再到

---

[96] *CMR*, no. 18 (1879), p. 57.

[97] K. Chimin Wong and Wu Lien-Teh, *History of Chinese Medicine*, p. 395.

[98] BFMPC/CH, vol. 14, no. 125, A. P. Happer to F. F. Ellinwood, Canton, 12 October 1878; ibid., no. 124a, B. C. Henry to J. G. Kerr, Canton, 12 October 1878.

英國，一直仰賴不同的人資助才能生活與求學，很可能因此缺乏安全感，所以即使已有能力賺錢並有相當餘裕，仍要設法積存而不嫌其多，以滿足自己心理上的需要。

結語

黃寬的歷史定位在於他是第一位中國人西醫，又是在外國環境與制度下獲得的西醫資格，並在學習過程中表現優異，非常難能可貴，而且他回國後也以傳教醫生身份努力以所學為社會服務，卻因未能正確認知自己身受的中西雙方文化，和把握擔任傳教醫生犧牲奉獻的初衷，反而在處理金錢方面舉止不當，以致不多久便不愉快地中斷了傳教醫療事業，後來雖然仍參與傳教醫療工作和萌芽初期的中國西醫教育，畢竟只是他在海關醫生專職以外的業餘活動而已，更遺憾的是他中年早卒，未能在十九世紀西醫來華的過程中展現更顯著的成果和影響力，令人惋惜。

6

上海第一位中國人西醫黃春甫

緒 言

從 1830 年代開始，基督教的傳教醫生陸續來華，他們為了自身工作需人幫忙，也為了將西方醫學傳播給中國人，都會雇用一至數名青少年擔任學徒，在工作中接受訓練。此種學徒式的醫學教育方式延續到十九世紀末甚至二十世紀初年，才由專門實施醫學教育的醫學院校逐漸取而代之。

由於語文的隔閡及西方醫學在中國事屬陌生等等因素，從做中學的學徒式醫學教育並沒有顯著的成效，傳教醫生既難以兼顧繁忙的工作與傳授完整的醫學知識，而學徒也因個人或家庭因素而來去不定，以致於成材的人並不多見，其中上海仁濟醫館的黃春甫是專心壹志、長期在職並有所成就的一人。由於仁濟醫館是上海第一家西醫院，在近代上海的醫學史上有特殊象徵性的角色和地位，而黃春甫是出自這家醫院的上海第一位華人西醫，也持續在仁濟工作長達四十三年之久(1854-1897)，受到當時上海華人官民的普遍尊敬，有很高的社會地位，而且儘管他接受的學徒式西醫訓練有所侷限，卻經常獲得西人公開推重他的工作態度與成果。這些來自中西雙方的尊重，都顯示黃春甫是十九世紀一位非常突出的中國人西醫。

不過，在關於近代西醫來華的論著中，雖然經常出現黃春甫的名字，但是內容都很簡略，也未見有專門關於他的論著，這種情形和當年他受到的尊重程度顯得很不相稱[1]。本文從傳教士的文獻與當年的中英文報刊搜羅關於黃春甫的史料，探討分析他的生平，包含早年的學習與準備、在仁濟醫館行醫、參與慈善活動、社會地位與影響力，以及他的醫學教育侷限與未實現的醫學教育夢想等等。

一、學習與準備

黃錞，字春甫，祖籍江西，生長於松江，1833 年 6 月 29 日出生[2]，卒於 1911 年，享年七十八歲[3]。他的家世背景不詳，只知道「少貧失學」[4]，他有位兄長黃吉甫，少年時不知何故前往英國，能通英語[5]，1855 年回到上海，翌年領洗成為基督徒，自 1856 年 7 月起受雇於倫敦傳教會的上海

---

[1] 關於黃春甫的論著都很簡略以及沒有專文的現象，很可能和他同時代的人經常以不同的形式書寫他的姓名有關係，中文有黃錞、黃春甫、黃春圃等名，英文更為複雜，其姓有 Wang、Wong 之別，名字則有 Chun-foo、Chun Foo、Ching-fu、Ching-foo、Chin-foo、Chin Foo、Chang Foo、Chen-foo、Tsun-foo、Chén-afoo、Chung-foo、Sing 等等，這些不同的姓和名搭配後形成許多不同組合，以致於研究者難以知道指的都是同一人，例如王吉民與伍連德的英文本《中國醫史》(*History of Chinese Medicine*)一書提及黃春甫時，先後使用了陳福、黃振甫、Chun-fu、Hwang Chen-foo、Wang Chung-fu 等五個差別很大的姓名。本文使用他比較普遍為人所知的黃春甫一名。

[2] 《申報》1893 年 9 月 31 日第 5 版刊登黃春甫的友朋祝他六十壽辰的啟事「壽分助賑」，提及他的生日，但沒有說明是中曆或西曆。

[3] 張在新，「名醫黃春甫先生事略」，《中西醫學報》3:5 (1912.12)，頁 1-2。

[4] 張在新，「名醫黃春甫先生事略」，頁 1。

[5] 韓雅各(James Henderson)，《上海醫院述略第十四冊》，葉 2 下。

佈道站，先在城內的教堂講道[6]，約兩年後改在英租界內的仁濟醫館講道，和黃春甫一起分工合作，黃吉甫卒於 1873 年[7]。

黃春甫十七歲(1850)時到上海，成為倫敦會上海佈道站男生寄宿學校的學生。鴉片戰爭後上海開埠，倫敦會最早在此開教，其傳教士雒頡(William Lockhart)與麥都思(Walter H. Medhurst)於 1843 年底抵達上海，初期以講道(天安堂)、醫藥(仁濟醫館)與印刷出版(墨海書館)三項工作為範圍。隨後幾年間，其他英美傳教會也陸續在上海建站，並在講道以外又開辦了學校，這引起倫敦會傳教士的注意與討論，並在 1849 年初決議在佈道站土地上開辦男生寄宿學校，招收至少二十名學生，由佈道站負擔學費與生活費，入學年齡為七至十二歲，試讀三個月後決定去取，修業七年，課程包含三類：中國經典、西方知識及基督教義，全部課程都以中文上課[8]。這所學校由傳教士之一的慕維廉(William Muirhead)負責創辦與管理。

上述原則性的決議在實施時遇到一些困難而改變，例如傳教士認為由於中國人父母的偏見，寄宿學校很難招收到足額的學生，慕維廉在 1849 年 11 月報導只有三名學生而已[9]，此後緩慢增加，直到開辦的四年後(1853)才湊齊二十名學生[10]。人數不足連帶不得不放寬入學的年齡，而招收十二歲以上的學生，黃春甫入學時已經十七歲，遠長於傳教士預訂的入學年齡。

---

[6] LMS/CH/CC, 2.1.B., Joseph Edkins to Arthur Tidman, Shanghai, 2 September 1856.

[7] 潘恂如，「傳道教友黃吉甫逝世傳」，《中國教會新報》6:251(1873 年 9 月 6 日)，葉 3。

[8] LMS/CH/CC, 1.2.B., William C. Milne to A. Tidman, Shanghai, 13 February 1849.

[9] Ibid., 1.2.C., W. Muirhead to A. Tidman, Shanghai, 16 November 1849.

[10] Ibid., 1.4.A., W. H. Medhurst to A. Tidman, Shanghai, 19 April 1853. 慕維廉在 1850 年 11 月報導有九名學生，1851 年 10 月增至十六名，1852 年 10 月有十八名(ibid., 1.3.A., W. Muirhead to Tidman, 10 November 1850; ibid., 1.3.C., W. Muirhead to the Directors, 15 October 1851; ibid., 1.3.E., W. Milne to Tidman, 12 October 1852)。

至於學生修業期限，也不見得就是原訂的七年，黃春甫就讀五年後進入仁濟醫館，另有五名學生修業不到七年也進入墨海書館工作[11]。

儘管辦學遭遇困難而改變一些原則，傳教士倒是堅持了其中一項，就是所有的科目都以中文教學。中學聘請一名中國老師講授儒家經典，而西學則由傳教士負責教學，包含天文、地理、自然神學(即格致)、萬國史與數學等科，主要是慕維廉擔任，偉烈亞力(Alexander Wylie)和艾約瑟(Joseph Edkins)也分擔一部份教學。傳教士們還儘量編寫西學科目的中文教材，並交由墨海書館出版以廣流傳，例如慕維廉的《格物窮理問答》(1851)、《地理全志》(1853-54)、《大英國志》(1856)，以及偉烈的《數學啟蒙》(1853)等書，本來都是為學生編寫的教材。至於課程中的基督教義是由慕維廉講授，他在 1851 年 10 月間報導，有幾名學生表達了領洗的意願[12]，並開始接受特別的神學指導；到 1853 年 10 月間，慕維廉又報導有兩名比較年長的學生已經領洗入教，其中之一是黃春甫[13]。

帶著在寄宿學校獲得的中學與西學知識，黃春甫於 1854 年進入仁濟醫館學習西方醫學。當時雒頡建立的仁濟醫館已是第十一個年頭，最初是 1844 年 2 月在上海東門外與麥都思的墨海書館同租一處民宅開張，同年 5

---

[11] Ibid., 2.1.A., J. Edkins to Tidman, 3 October 1855.

[12] Ibid., 1.3.C., W. Muirhead to the Directors, Shanghai, 15 October 1851.

[13] Ibid., 1.4.B., W. Muirhead to the Directors, Shanghai, 20 October 1853. 慕維廉並未指出這兩人的姓名，但是佈道站 1855 年下半年的報告顯示，受洗過的寄宿學校學生已有五人，包含醫館助手在內(Ibid., 2.1.A., J. Edkins to Tidman, 3 October 1855)；而這五人中的三人是在 1854 年 8 月 22 日和王韜一起受洗的，傳教士也列出三人的英文姓名是 Ching-keun-pang、Kin-heën-fuh、Chang-she-ming，黃春甫肯定不在其中(Ibid., 1.4.C., W. C. Medhurst to Tidman, 11 October 1854)，由此可知他就是較早於 1853 年受洗的兩名學生之一。

月底醫館遷到南門外另立門戶[14]，1845年底雒頡與麥都思在英租界分別購置比鄰的兩筆土地，陸續建立起仁濟醫館、墨海書館、天安堂、寄宿學校及傳教士住宅等，世人合稱為麥家圈。仁濟醫館在1846年7月落成啟用，醫治的病患人數也逐年遞增，從 1844 年到黃春甫入館學醫前一年(1853)為止的十年間，病例一共多達105,318名[15]，平均每年超過一萬名，忙碌的雒頡需要訓練一些學徒來幫忙，事實他也一直有學徒，只是如他自己所說，擔任學徒的年輕人都不能久於其位[16]，最後雒頡終於在黃春甫身上看見了專心壹志學醫的精神毅力。

黃春甫從1854年進入仁濟醫館，到1857年底雒頡離華返英為止，跟隨雒頡三年多時間。雒頡在1861年出版的《傳教醫生在華：二十年經驗談》(*The Medical Missionary in China: A Narrative of Twenty Years' Experience*)書中提到，黃春甫在協助自己的那段期間學到了豐富的內外科經驗[17]。雒頡離華後，黃春甫繼續協助接掌仁濟的合信(Benjamin Hobson)，合信對他很滿意，稱讚他是「可信賴、勤奮而很有幫助的醫學助手」，也是「非常踏實而優秀的青年」[18]。合信於1858年的仁濟醫院年報中表示：

「黃春甫已經證明自己是堅定而有用的青年，他很熟練地進行仁濟醫院所有較小的外科手術，也能診斷一般內科病症和開藥，我

[14] Ibid., 1.1.A., William Lockhart to Tidman, 6 June 1844.

[15] 這個數目為筆者統計雒頡信件與仁濟醫館的各年度報告中的數字所得。

[16] W. Lockhart, *The Medical Missionary in China* (London: Hurst and Blackett, 1861), p. 141.

[17] Ibid.

[18] LMS/CH/CC, 2.2.B., B. Hobson to A. Tidman, Shanghai, 14 April 1858. 合信在此封信中也稱讚負責講道的黃吉甫。

對他非常滿意。[19]」

合信離職返英後，仁濟在名義上由英國聖公會的傳教醫生顧惠廉(William Henry Collins)代管，平常則由黃春甫照料，在一年四個月期間，他進行小手術和醫治內科病症，比較嚴重的病例與手術則請顧惠廉指點[20]，直到 1860 年 4 月新任的傳教醫生韓雅各(James Henderson)接掌仁濟為止。

韓雅各接掌仁濟醫館的第一年中，仍然有他教導黃春甫醫術的記載[21]，此後則未見韓雅各再談論教導他的事。1862 年 1 月韓雅各返英結婚，到同年 9 月攜眷回到上海的八個月期間，仁濟不再由其他西人醫生代管，而是交在黃春甫手中，這段期間黃春甫不僅完成仁濟的喬遷工作，從麥家圈靠西邊上的原址遷到靠東邊山東路的新建館舍，更重要的是他獨力在這年的前七個月醫治了多達 21,080 個病例 [22]，平均每月 3,000 個有餘，直到這年 8 月他因為自己罹患黃疸病才停診。因此，1862 年可以視為黃春甫西醫生涯的一個重要年份，也就是他經過八年左右的學徒階段後，醫術已經相當純熟，可以承擔診斷治療的責任了。仁濟醫館的西醫給予黃春甫的職稱頗值得注意，雒頡稱他是「學生」(pupil)[23]，合信則是「助手」(assistant)[24]，韓雅各除了用一般性的「助手」外，更常以特定的職銜稱呼黃春甫，在 1860

---

[19] *ARCHSa, 1858*, p. 10.

[20] Lockhart, *MMC*, pp. 142, 281.

[21] *ARCHSa, 1860*, p. 4.

[22] *ARCHSa, 1862*, p. 9.

[23] Lockhart, *MMC*, p. 281.

[24] LMS/CH/CC, 2.2.B., B. Hobson to A. Tidman, Shanghai, 14 April 1858.

年的仁濟年報中，他是「藥劑師與住院外科醫生」(apothecary and house surgeon)[25]，1863 年的年報則改稱「住院外科醫生與藥劑師」[26]，到 1864 年時又進一步只稱「住院外科醫生」[27]，只在介紹他的最後加上一句:「他也是一位優秀的藥劑師」[28]。黃春甫這些職稱的演進說明了他工作內容的改變與地位的提升，而 1865 年起繼韓雅各之後主持仁濟的不同西醫也都稱他是住院外科醫生，不曾再提及藥劑師之名。

在黃春甫三十歲以前的學習與準備時期，還有兩件事值得特別注意：他的結婚成家以及他和王韜的交情。

黃春甫於 1859 年 4 月 27 日舉行西式婚禮，在場的王韜於 4 月 30 日的日記中追述由牧師裨治文(Elijah C. Bridgman)主持婚禮的經過：

> 「前日為春甫婚期。行夷禮。[...]其法：牧師衣冠北向立，其前設一几，几上設婚書條約；新郎新婦南向立，牧師將條約所載一一舉問，儐相為之代答，然後望空而拜。繼乃夫婦交揖。禮成即退，殊為簡略。[29]」

王韜日記公開出版後，這場婚禮也普遍被人認為是最早有紀錄的中國人西式婚禮。卻沒有人疑問：何以屬於倫敦會的基督徒黃春甫結婚，不由同會的慕維廉或其他傳教士主持，而由美國美部會傳教士裨治文為之？這

---

[25] *ARCHSa, 1860*, p. 4.

[26] *ARCHSa, 1863*, p. 5.

[27] *ARCHSa, 1864*, p. 22.

[28] Ibid.

[29] 方行、湯志鈞整理，《王韜日記》（北京：中華書局，1987），頁 111。

是很不可能的事。

美部會檔案中裨治文妻子伊莉莎(Eliza G. Bridgman)的一封信解答了這個問題。伊莉莎在這場婚禮的次日寫信給美部會的秘書，報導她的學校一名女生沈氏在前一天和倫敦會一名華人基督徒結婚的消息[30]。伊莉莎信中沒有寫出新郎的姓名，但當然就是黃春甫了。伊莉莎接著敘述，沈氏是1853至1854年小刀會佔領上海縣城期間，由伊莉莎收容的中國貧苦女孩，在1857年受洗為基督徒，她非常聰慧敏捷，在五年內完成了其他學生要九年才能讀完的學業，也開始擔任教學和傳教活動，成為伊莉莎的得力助手，還將在結婚滿月後接辦一位英國女傳教士留下的學校，負責教導十二名女生[31]。

王韜參加黃春甫的婚禮，顯示兩人的好交情。他們都是麥家圈倫敦會佈道站的基督徒與職員，王韜是協助麥都思翻譯聖經的中文老師，黃春甫則是仁濟醫館的助手，兩人都住在麥家圈的宿舍中，不論生活、工作或信仰，彼此見面熟識的機會很多。王韜在1858至1860三年的日記中，經常有他和黃春甫及其他友朋喝茶聚餐、散步聊天的記載[32]，王韜除了上述記載黃春甫的婚禮過程，也記下1859年2月24日兩人討論種牛痘的一些問

---

[30] ABCFM/Unit 3/ABC 16.3.8, vol. 3, no. 202, Eliza G. Bridgman to Rufus Anderson, Shanghai, April 28, 1859. 在伊莉莎信中，沈氏的名字是Quagee，並未提及其姓沈，但根據《申報》1886年9月24日第4版「助賑求痊轉危為安」的消息內容，謂黃春甫之妻姓沈氏。

[31] Ibid.

[32] 在方行、湯志鈞整理的《王韜日記》（北京：中華書局，1987）中，1858年至少有九天記載和黃春甫交往的活動，1859年與1860年也各有七天。王韜雖是受洗過的基督徒，他的日記中卻不乏青樓召妓與吸食鴉片的記載，但在這三年間，黃春甫兄弟和一位潘恂如牧師都沒有出現在這些場合中。

題，黃春甫向王韜解釋牛痘漿若存放過十日即失效力的緣故等等 [33]。

最值得注意的是 1862 年王韜上書獻計於太平天國而遭到清廷追緝時，黃春甫參與解救的行動，不顧窩藏人犯可能帶給自己危險的後果，先收留王韜在自己家中藏匿了五天，再轉避於英國領事館，最後由英國人掩護逃往香港 [34]。約半年後王韜已在港安頓下來，黃春甫又和慕維廉一起設法將王韜的妻女送往香港，讓他們得以一家團聚，亡命天涯的王韜感念其情，在日記中寫下「萬里羈人感激涕零」的文字 [35]。黃春甫在王韜滯港期間繼續和他保持通信，王韜在日後出版的《弢園尺牘》中，收錄了從香港寫給黃春甫的兩封信 [36]，等王韜終於回到上海後，又為黃春甫的「垂釣圖」題詩，抒發兩人交情三十年的感懷 [37]。

二、「醫館的核心與典型」

仁濟醫館每年的年報都會介紹該年的一些特別病例，卻幾乎不曾提過黃春甫經手的個案，只有一次例外，是韓雅各在 1864 年的年報中追溯兩年前發生的事：一名參加婁縣泗涇鎮對抗太平軍之役的清軍武官馬天魁，被

---

[33] 《王韜日記》，頁 80。但是，多年後王韜卻將黃春甫為他解釋的牛痘相關內容，誤說成是雒頡所告（王韜，《瀛堧雜志》，卷 6，葉 8 下）。

[34] 《王韜日記》，頁 195。

[35] 《王韜日記》，頁 201。

[36] 王韜，《弢園尺牘》（天南遯窟，1876），卷 10，葉 20，「與黃春甫比部」；卷 11，葉 1，「與黃春甫比部」。

[37] 王韜，《蘅華館詩錄》（弢園，1880），附存，葉 3-4，「題黃春甫主政垂釣圖」。這首詩又刊登在《申報》1882 年 6 月 24 日第 3 版，「題黃君春甫垂釣圖」。

槍彈擊碎脛骨，經中醫治療無效，慕名找上韓雅各，不巧正逢韓氏回英結婚，便由黃春甫醫治，住院兩個月後已能行走如常，另一處深可見骨的大腿槍傷也告痊癒，馬天魁深感自己能繼續「上達國恩，下掃逆氛，皆出自春甫所賜」，於是致送題有「功贊耶穌」及受傷與治療經過的一方匾額，高掛在仁濟醫館的大廳；韓雅各認為從這件事可以見得黃春甫外科技術的高明，以及中國同胞對他的深深謝意，韓雅各並特地在年報中仿製了匾額的內容文字和寫法格式[38]。

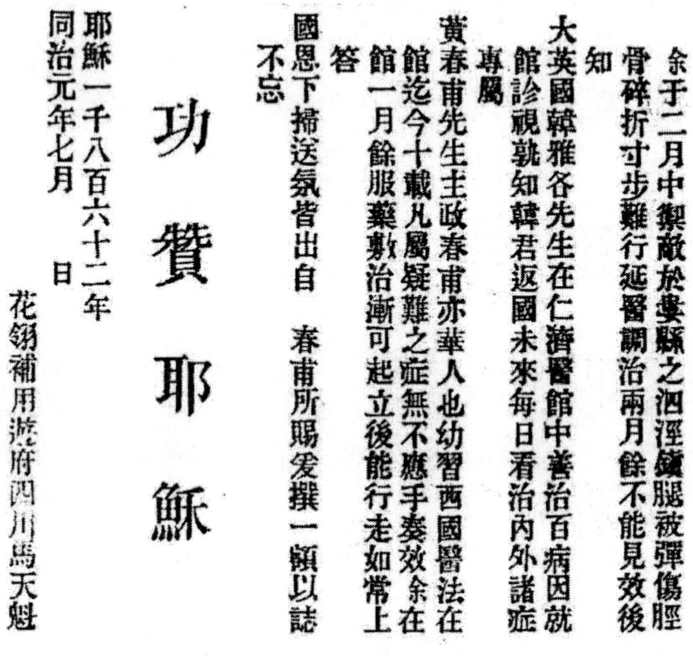

余于二月中禦敵於婁縣之泗涇鎮腿被彈傷脛
骨碎折寸步難行延醫調治兩月餘不能見效後
知
大英國韓雅各先生在仁濟醫館中善治百病因就
館診視孰知韓君返國未來每日看治內外諸症
專屬
黃春甫先生主政春甫亦華人也幼習西國醫法在
館迄今十載凡屬疑難之症無不應手奏效余在
館一月餘服藥敷治漸可起立後能行走如常上
答
國恩下掃逆氛皆出自　春甫所賜爰撰一額以誌
不忘

功贊耶穌

耶穌一千八百六十二年
同治元年七月　日
花翎補用遊府四川馬天魁

圖 6-1 清軍官贈黃春甫謝匾(1862)

---

[38] *ARCHSa, 1864*, p. 30.

就在這 1864 年年報的另一處地方，韓雅各稱讚黃春甫是一位「處理骨折、脫臼、槍傷和切割傷害的專家。[39]」上海自開埠後快速發展，人口大量增加，又經歷小刀會、太平軍與清政府軍的對仗，而仁濟自成立後長期是上海城內與租界唯一醫治華人的西醫院，免費收治的各種意外傷害急診病例一向很多，就以 1864 年為例，仁濟收治了 130 個槍彈刀劍傷害的病人，另有許多因操作蒸汽設施受傷的病患[40]，因此黃春甫經常有機會面對韓雅各說的各種意外傷害病例，也磨練成精湛的醫術。此外，經常送到仁濟的又一種急診病例是吞食鴉片的自殺者，在整個十九世紀一直為數不少，例如 1864 年有 45 人[41]，而黃春甫退休的 1897 年有 134 人[42]，黃春甫搶救這類病人的經驗非常豐富，大部分的自殺者也都獲救，1890 年時主持仁濟的西醫韓德森(Edward Henderson)公開表示，黃春甫在這方面的經驗是無人可及的[43]。

上海地區每到夏日容易流行傳染病，仁濟醫館對於防治疫病相當積極，並不坐等病患上門，而是主動宣傳，提醒居民將病患送至仁濟醫館治療，例如 1886 至 1890 年間，上海每年都發生霍亂疫情，黃春甫也經常投書《申報》，以下是其中一次投書的內容：

「霍亂之症每起於夏秋之際，醫治稍緩勢必無救，甚可憫也。現悉本埠業已漸起是症，本館向有靈妙藥餌，歷年以來試之甚效，

---

[39] Ibid., p. 22.

[40] Ibid., pp. 1-2.

[41] Ibid., p. 4.

[42] *NCH*, 19 February 1897, p. 295, 'The Chinese Hospital.'

[43] Ibid., 21 March 1890, p. 343, 'Chinese Hospital, Shanghai.'

危而轉安者實屬甚眾，故用敢自信，如患此者，不論何時宜速送來醫治，毋猶豫不決以致自誤，況敝館為救治起見，凡來就醫者不取分文，實可共諒，並祈閱報諸君更相傳佈是幸。[44]」

投書內容不僅提醒患者儘快就醫，不費分文，也考慮到民眾不可能人人都看報，因此希望民眾互相轉告傳播這項消息，可說是相當細心周到。這些投書都由黃春甫或仁濟醫館具名，若是後者，報紙編輯也往往加註黃春甫之名。

黃春甫以醫術救人，也以仁心待人，《申報》1889 年 2 月 20 日刊登一則消息，內容是山西人王某投黃浦江尋短，被法租界巡捕救起送到仁濟醫館，黃春甫予以治療後，又聽說王某欲往漢口而無川資，黃春甫不但給以船費，還親自前往招商局代購船票，他的善舉也引發法租界官員贈送 3 元生活費給王某，而《申報》即以「好行其德」為題刊登這項消息[45]。

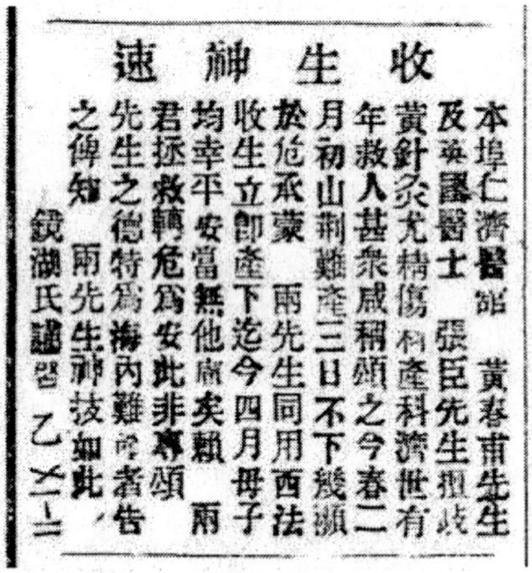

收生神速

本埠仁濟醫館 黃春甫先生
及華醫士 張臣先生
黃針灸尤精傷科產科濟世有
年救人甚衆咸稱頌之今春二
月初山荊難產三日不下幾瀕
於危承蒙 兩先生同用西法
收生立即產下迄今四月毋子
均幸平安當無他病矣賴 兩
君拯救轉危為安此非專頌
先生之德特為海內難產者告
之俾知 兩先生神技如此
錢湖氏謹啓

圖 6-2 《申報》1882 年 7 月 24 日病人感謝黃春甫啟事

黃春甫既是仁濟醫館的住院醫生，又住在醫館的宿舍中，因此他全天候都處在隨時待命出動的情況

[44] 《申報》1888 年 8 月 9 日第 3 版，「仁濟醫館來信」。類似的投書至少還刊登於《申報》1886 年 9 月 11 日、1887 年 7 月 8 日、1889 年 7 月 13 日、1890 年 7 月 24 日，以及 1890 年 8 月 5 日等。

[45] 《申報》1889 年 2 月 20 日第 3 版，「好行其德」。

下，有如 1887 年仁濟醫館召開年度捐款人大會時，慕維廉談論黃春甫非常有效率的盡忠職守，每天不分早晨、下午或深夜都準備看診急救[46]。儘管如此忙碌，他的醫療活動空間還超出醫館以外，在上海城內為本地及鄰近地區的孩童種牛痘，長達數十年之久。

早自雒頡到上海以後，從 1845 年起便開始施種牛痘[47]，也教導黃春甫和願意來學的中國醫生種痘的技術。但是，由於本地居民不知或不願接種西方來的牛痘，寧可繼續使用中國傳統的人痘接種，加以上海需要的牛痘疫苗得仰賴香港或印度供應，來源與效果都不穩定，因此仁濟醫館初期施種牛痘的孩童人數相當有限，從 1845 到 1868 年的二十三年間，合計僅有 5,125 人而已[48]，平均一年只約 220 人。

從 1869 年起情況大為改觀，黃春甫另闢蹊徑，在上海道臺應寶時及其後歷任道臺支持下，種牛痘的人數快速遞增。黃、應兩人何時與如何結識尚待考證，但 1868 年兩人都是李鴻章、曾國藩、丁日昌等聯名奏獎機器局與通商洋務的同一批有功人員，其中應寶時以道臺賞加布政使銜，而「仁濟醫院幫辦施醫」的黃春甫則獲得五品銜藍翎[49]。應寶時曾以膝下無子為憾並就此請教黃春甫，黃於是建議應寶時多行善事如鼓勵種牛痘等等以積德，或可得子為報；應寶時接納這項建議，捐款在上海城內城隍廟旁花園

---

46 *NCH*, 23 March 1887, p. 324, 'The Chinese Hospital.'

47 Lockhart, *MMC*, pp. 237-238; *CRM*, 15:6 (June 1846), pp. 281-291, W. Lockhart, 'Report of the MMS's Hospital at Shanghai, from 1st of May 1844 to 30th of June, 1845.'

48 *NCH*, 14 August 1869, p. 95, 'Report of the Chinese Hospital at Shanghai for the Year 1868;' ibid., 7 June 1873, pp. 501-502, 'The Chinese Hospital.'

49 《上海新報》新式第 169 期(1869 年 3 月 9 日)，頁 2；《中國教會新報》，第 1 卷第 26 期(1869 年 3 月 6 日)，葉 144 下，「獎賞功能人員」。

內的鐵錨業公所開設牛痘局，請黃春甫主持[50]。從 1868 年起，黃春甫每星期一、三、五、六到局為上海及鄰近地區的孩童種牛痘[51]，他特地印發傳單給上海居民，內容分三部分：(一)說明牛痘比中國傳統人痘簡易安全有效，(二)孩童種痘後的護理注意事項，(三)上海道臺鼓勵種痘的措施：「道憲愛民如子，體恤情殷，凡種痘日給錢一百文買物助漿，第八日復看，再給錢二百文為調養之費。[52]」黃春甫自己則是不取酬勞的義務性工作[53]。

牛痘局開辦後，1870 年接種的人數大幅度增加至 1,861 人[54]，幾乎是 1868 年時 750 人的 2.5 倍，而 1872 年更達到 2,558 人之多，接下來每年持續成長，1876 年為 3,982 人[55]，1879 年時又增至 5,129 人[56]，此後在 1886 年達到 7,230 人[57]，1890 年有 7,389 人[58]，1896 年(黃春甫退休的前一年)

---

[50] E. S. Elliston, *Ninety-five Years a Shanghai Hospital 1844-1938* (Shanghai, 1940), p. 28. 據張在新，「名醫黃春甫先生事略」，牛痘局又於三林塘、閔行鎮另設有分局，但〈事略〉未說明何時分設及其運作情形。

[51] 《上海新報》新式第 173 期(1869 年 3 月 18 日)，頁 2，「中外新聞」；《中國教會新報》，第 1 卷第 41 期(1869 年 6 月 19 日)，葉 188 下-189 上，「上海城隍廟花園內官設牛痘局單」。1893 年英租界衛生官韓德森(Edward Henderson)向工部局的報告中表示，黃春甫在春季是每天到牛痘局，冬季為每星期兩天，在夏季則完全停止種痘工作(*NCH*, 16 February 1893, p. 235A, 'Municipal Council.')。

[52] 《中國教會新報》，第 1 卷第 41 期(1869 年 6 月 19 日)，葉 188 下-189 上，「上海城隍廟花園內官設牛痘局單」。

[53] *NCH*, 23 March 1887, p. 324, 'The Chinese Hospital.'

[54] Ibid., 22 March 1871, p. 201, 'The Chinese Hospital.'

[55] Ibid., 12 May 1877, p. 470, 'The Chinese Hospital.'

[56] *ARCHSa, 1879*, p. 7.

[57] *NCH*, 23 March 1887, p. 324, 'The Chinese Hospital.'

[58] Ibid., 20 March 1891, p. 342, 'Shantung Road Hospital.'

也有 7,163 人[59]。就以上述的數字約略估計，從 1869 到 1897 退休的近三十年間，黃春甫經手施種牛痘的孩童當在十五萬人上下，從保護上海地區孩童免於天花肆虐甚至致命而言，這肯定是非常可觀的數目與成就，他也因此連年受到中西人士的共同讚佩。其實有如前述，在開辦牛痘局以前，黃春甫已在仁濟醫館種牛痘超過十年，而從仁濟退休以後，仍應上海道臺之聘繼續主持牛痘局的事務，又長達十年以上[60]，也就是說，他為上海的種痘防疫工作貢獻了五十年以上的心力！

在黃春甫長期服務仁濟醫館的期間，醫館的主持醫生和董事、捐助人等全部都是英國人為主的西方人，而且從 1865 年起，倫敦傳教會失去仁濟醫館的經營權利，改由上海的一般西醫主持，但不論傳教醫生或一般西醫，對於黃春甫的工作都異口同聲感謝，他們或者在醫館年報中，或是在捐助人年會中口頭表達謝意，幾乎年年如此。以下是其中比較凸顯的幾例。

在 1870 年的捐助人年會中，主持醫館的莊斯頓(James Johnston)說明黃春甫極為顯著而赤誠的貢獻，他在牛痘局的工作沒有酬勞，在醫館的薪水是每月 20 元，服務已長達十八年，也善盡住院醫生的職責；莊斯頓說黃春甫雖然沒有任何醫學文憑或執照，卻有相當程度的解剖學與手術知識；由於他的服務是如此珍貴，莊斯頓認為應該提高他的薪水，「即使從 20 元提高至 100 元也不足以充分反映他的服務」，莊斯頓又特地聲明，黃春甫從未

[59] Ibid., 17 April 1896, pp. 295-296, 'The Chinese Hospital.'

[60] 《申報》1906 年 7 月 3 日第 17 版，一則「滬道情殷保赤」的消息，為上海道臺瑞澄致函黃春甫，希望他在牛痘局施種期間能「親臨診視」云云。很可能當時黃春甫年事已高，因而未每日到局。

要求加薪[61]。

莊斯頓在主持仁濟醫館十九年後離華返英，在離去前的 1884 年捐助人年會中，莊斯頓報告接班醫生的安排時談到黃春甫，表示如果他不提黃春甫的服務就太不像話了(ungraceful)，黃春甫已經服務二十八年之久，「我只能說，若沒有他的幫助，我根本無法經營仁濟醫館。[62]」莊斯頓報告時黃春甫也在場，這是已知他僅有的一次獲邀參加捐助人年會。

1894 年時莊斯頓再度來華，回到仁濟醫館參觀病房等設施，並參加了捐助人年會。當眾人討論到訓練與任用華人助手的問題時，莊斯頓發言表示，相對於一般華人助手帶來的諸多難題，黃春甫總是非常有效率，是仁濟醫館工作的「核心與典型」(life and soul)，莊斯頓說自己主持仁濟期間，每件事都仰賴黃春甫，而黃春甫也從來沒讓他失望過[63]。曾經長期主持仁濟醫館的西醫，將屬下的華人醫生形容成醫館的「核心與典型」，可說是極致的推崇了，這不會是莊斯頓離職多年後再度相見時的客套，而是出於真誠的感謝，因為對照這次的推崇和以往他對於黃春甫的歷次讚賞，莊斯頓的態度是前後一致的。

---

[61] *NCH*, 12 April 1870, p. 259, 'The Chinese Hospital.' 此則新聞報導中並沒有顯示黃春甫是否確定獲得加薪。

[62] Ibid., 27 February 1884, p. 231, 'The Chinese Hospital.'

[63] Ibid., 9 March 1894, p. 363, 'The Chinese Hospital at Shanghai.'

三、熱心慈善活動

以醫術救治病人的同時，黃春甫也以善行關懷社會，尤其因為自己出身貧困，對於社會底層民眾的感受很深，他一生勤儉自律，初入仁濟醫館時省吃儉用一年多，以期為母親購置皮襖，而自己少年貧苦時穿的一件布衣，後來也一直珍藏不忘[64]。黃春甫在仁濟的月薪 20 元，全年 240 元，明顯高於一般為傳教士工作的華人[65]，又長期住在醫館供給的宿舍內，妻子沈氏任教於教會女校，應當也有收入，而且兩人婚後近二十年才生育一子，如此多年下來自然會有些積蓄，1878 年他寫信給仍然滯居香港的王韜，表示自己已在生長之地的松江營建房宅，王韜回信對其「積儲之富」表示欣羨不已[66]。

1878 年時黃春甫四十五歲，松江建屋可視為他在經濟上達到自立無虞的地步，而且就從這時候起他有比較顯著的以捐款關懷社會的行動，並持續到晚年[67]，他不但自己捐款，還屢次熱心進行募款。

---

[64] 張在新，「名醫黃春甫先生事略」。

[65] 據 1875 年美國長老會上海佈道站傳教士范約翰(J. M. W. Farnham)填報他雇用的華人助手薪水表，薪水最高的三人每月各是 9 元(BFMPC/CH, vol. 12, no. 187, J. M. W. Farnham, 'Schedule of Salaries of Teachers and Helpers, Shanghai Station, 1875)。再據 1888 年同一佈道站傳教士 J. N. B. Smith 所填上海站摘要報告表，四名華人牧師的年薪各是 114 元、120 元、126 元及 156 元(ibid., vol. 47, no. -, J. N. B., 'Summary Report of Shanghai Mission Station, November 5, 1888')，都遠不及黃春甫的年薪 240 元。

[66] 王韜，《弢園尺牘》卷 11，葉 1，「與黃春甫比部」。

[67] 黃春甫晚年的家境顯得相當寬裕，有店面出租，有餘錢借人，並開設三家典號(《申報》1892 年 11 月 13 日第 3 版，「房租轇轕」，1903 年 11 月 9 日第 9 版，「英美租界公廨晚堂案」、

(一)山西賑災：1877 至 1879 年山西發生嚴重旱災，上海各界紛起賑濟，黃春甫也領取了一本編號「天字十八號」的捐冊，向二十三戶商號與個人募得 684 元助賑 [68]。這次賑災活動，他除了向一般居民募款，又為外人組織的賑濟團體(China Famine Relief Fund)向上海高級官員勸募，獲得 3,000 元的捐款 [69]。

(二)山東賑災：1880 年代黃河屢次決口，山東頻生水災，上海仕紳發起成立山東賑捐公所，由盛宣懷經理其事，著名仕紳徐潤、沈善登、張叔和等人擔任「經勸董事」，黃春甫也名列其中 [70]。在這次助賑中，他有兩件引人矚目之舉，一是其間正逢妻子沈氏懷孕卻患病，經他自行醫治無效，延中醫看診依然沒有起色，垂危之際，他以基督徒而求諸神佛，獲得「古方」三帖，服用後竟然見效轉危為安，他不但在神前還願捐款一百元作為山東賑款，並由代為求方的上海著名慈善家、主持絲業會館籌賑公所的施善昌撰寫經過，刊登於《申報》[71]。另一件其實是前者的延續，沈氏病好後在 1887 年初生產，親朋好友祝賀黃春甫年過五十而得子，紛紛致送滿月湯餅之禮，他一概移做山東賑款，《申報》也分批刊登其事，讚譽他此種「為

1911 年 3 月 4 日第 1 版，「黃春甫廣告」)，又於 1906 年在新閘路創辦「三育學堂」，至 1910 年止共斥資 30,450 銀元(《教育公報》第 2 卷第 3 期(1915 年 6 月)，頁 49-50，「咨江蘇巡按使查故紳黃錞捐貲年月不符未便給獎文」)。

[68] 《申報》1879 年 9 月 10 日第 4 版，「記上海新太古內協助晉賑收解公所經收 7 月 11 日起至 22 日止捐款」。

[69] *NCH*, 4 April 1879, p. 330, ‘The Chinese Hospital.’

[70] 《申報》1883 年 8 月 21 日第 3 版，「山東賑款解數」。

[71] 《申報》1886 年 9 月 24 日第 4 版，「助賑求痊轉危為安」。

兒曹種德」的善行，足以為世人之師[72]。

(三)順天賑災：1890 年夏季北京連下豪雨，永定河潰堤淹沒數百村落成災，翁同龢發起設立梁家園圓通觀粥廠合賑局，向江南仕紳募捐。1890 年 10 月，上海由施善昌、葛純孝與黃春甫三人率先響應，並共同具名勸募，收受捐款處即是仁濟醫館[73]。據《申報》的評論表示，這件事是黃春甫奉到戶部尚書翁同龢自北京來函而為[74]。至 1891 年 4 月賑濟活動結束，施、葛、黃三人在《申報》刊登六次徵信清單，合計收受捐款銀 129 兩、銀元 2,752 元，及其他現款與白米等實物[75]。順天賑災是黃春甫直接參與主辦的一次賑濟行動，但由於還有其他數個團體也在進行同樣的行動，分散了每個團體獲得的捐款數量。

(四)山西賑災：1892 至 1893 年間，山西再度發生旱災，而 1893 年正逢黃春甫六十生日，交往的親友官紳紛紛送禮祝壽，他將賀禮全部移做賑款，代收壽儀的施善昌在《申報》分六批刊登啟事徵信[76]。

(五)紅十字會捐款：1895 年上海萬國紅十字會為籌建醫院發動募捐，黃春甫是出力最多的中國人，除了個人捐出 20 元，還為此向輪船招商局等

---

72 《申報》1887 年 4 月 29 日第 3 版，「文報局內賑所瑣記十五」；1887 年 5 月 3 日第 3 版，「文報局內賑所瑣記十六」；1887 年 5 月 6 日第 11 版，「湯餅筵資續助賑款」。

73 《申報》1890 年 10 月 18 日第 4 版，「京都梁家園圓通觀粥廠合賑局募捐啟」；1890 年 10 月 31 日第 1 版，「附送捐冊」。

74 《申報》1890 年 10 月 21 日第 1 版，「號寒辭」。但黃春甫和翁同龢的關係待考。

75 《申報》1890 年 6 月 27 日第 9 版，「上海四馬路麥家圈仁濟醫館施善昌、葛純孝、黃春甫經手代收[...]第六次清單」。

76 《申報》1893 年 5 月 31 日第 5 版，「壽分助賑」；1893 年 6 月 9 日第 4 版，「黃君第二批壽儀移助」；1893 年 6 月 16 日第 10 版，「甘露生春」；1893 年 8 月 21 日第 4 版，「壽福同登」；1893 年 8 月 24 日第 4 版，「壽福同登」；1893 年 9 月 1 日第 4 版，「黃君壽分第六批移賑」。

勸募得款 1,201 元 [77]。此後他陸續又為紅十字會募款 [78]，到 1908 年時，商約大臣呂海寰等奏保紅十字會有功人員，中國與外人總董、董事等都獲獎，黃春甫也以創始及辦事人之一而獲賞配戴中國紅十字會一等金質勛章 [79]。

四、社會地位與影響力

隨著黃春甫的醫療工作與慈善活動而來的是其社會地位與影響力。黃春甫的一項重要「功能」，是代表仁濟醫館與中國地方當局交往聯繫的管道。他主持施種牛痘的工作是這種功能的一種表現，還有兩種場合更足以顯示他的代表性：作證與驗屍。前文說過，仁濟醫館收治了許多意外傷害或死亡的個案，也就經常出現需要作證和驗屍的場合，而主持仁濟的西醫都不可能會到上海縣署或會審公廨作證，也不會出面接待前來醫館驗屍的上海知縣，而是由醫館中職位最高的華人黃春甫代表出面，於是在《申報》中屢次出現他具結作證說明傷勢的消息 [80]，也經常可見上海知縣到醫館驗屍或者就訊傷犯時和黃春甫談話的報導 [81]。

---

[77] *NCH*, 25 February 1895, p. 241, 'Red Cross Hospital Fund.'

[78] 《申報》1904 年 12 月 3 日第 3 版，「紅十會棉衣捐款」；1904 年 12 月 8 日第 3 版，「萬國紅十字會來函」；1905 年 1 月 19 日第 10 版，「續錄上海萬國紅十字會捐款」。

[79] 《申報》1908 年 4 月 28 日第 10 版，「東督等奏保紅十字會名單」。

[80] 例如《申報》1887 年 6 月 7 日第 3 版「會訊命案」；1893 年 4 月 1 日第 4 版，「放鳶肇禍續述」等則。

[81] 前者如《申報》1890 年 10 月 16 日第 3 版，「驗屍兩志」；1892 年 11 月 3 日第 3 版，「捕頭闖禍」；以及 1886 年 6 月 27 日第 2 版，「傷鼻逃逸」等則。

黃春甫代表仁濟醫館出席上述這些場合，固然是為了符合法律的規定，其實也提供了他與地方官員認識熟悉的機會，以及展現他在醫學上的權威性，從而有利於他在上海華人社會中地位的提升，尤其是有關知縣在醫館和他談話的新聞報導內容，清楚地顯示雙方是主客相待的立場，而非中國傳統官尊民卑的從屬關係，這當然是因為黃春甫代表的仁濟醫館是位在租界內的英國機構的緣故。1887 年，英租界會審公廨的中國正會審官蔡匯滄因在押人犯過多，環境不良，容易致病，於是計畫新建押所，並與黃春甫約定，人犯患病即送仁濟醫館，隨到隨醫；《申報》評論此事，認為蔡匯滄此舉是「仁人之用心」，又說黃春甫「樂為之，無倦意」，「是則兩賢相濟，其用意之仁厚，為何如乎！[82]」黃春甫代表仁濟與中國官員商議合作事宜，被輿論認為是「兩賢相濟」的一樁美事，這充分顯示他的此種代表性為醫館與他個人帶來的良好正面效應。

《申報》的主筆對黃春甫一向頗為讚揚，也屢次引用他的醫術實例或西學見解來印證與支持主筆自己的觀點，這些引用的文章還分佈在長達二十餘年的期間。例如 1873 年在一篇題為「論西國醫藥」的評論中，主筆敘述黃春甫與中醫包蓉洲同時應邀診治同一名內科病人，結果黃春甫代表的西醫迅速見效，勝過中醫，主筆據此駁斥「西醫長於外科而短於內科」的誤解 [83]。再如 1886 年一篇題為「論中西醫學之所以不同」的評論，作者以自己使用黃春甫的外國藥粉治病「越夕而愈」，作為西醫效果迅速的證據 [84]。又如 1887 年一篇題為「目謀新語」的文章，作者引用黃春甫為其講解眼球構造與視力變化的原理，以駁斥中醫所謂眼睛於五臟屬腎，腎氣不足

---

82 《申報》1887 年 9 月 13 日第 1 版，「論新署擬添押所」。

83 《申報》1873 年 12 月 16 日第 1 版，「論西國醫藥」。

84 《申報》1886 年 11 月 20 日第 1 版，「論中西醫學之所以不同」。

以致近視的說法[85]。還有 1895 年一篇題為「論西藥將盛行於中國」的評論，主筆回顧同治初年所見黃春甫所用各種藥品「簡便而有法度，心竊諱之」，認為這是西醫藥必能盛行於中國的明徵之一[86]。《申報》上至少刊登七篇這類的主筆評論文章[87]，全部都在第一版最醒目的位置，這些評論以及許多內容有他名字的仁濟醫館與種牛痘的消息，還有再三出現他行善賑濟的報導等等，黃春甫應該算得上是《申報》創刊後三十年間經常見報的上海人物之一。

上海格致書院是引介科學新知與思想來華的重要機構，該院董事會一向由上海的中外官商名流組成，1876 年底舉行董事會時，由英國駐滬領事麥華陀(W. H. Medhurst, Jr.)擔任主席，出席者有吉羅福(George B. Glover，江海關稅務司)、傅蘭雅(兼書院秘書)、唐廷樞(輪船招商局總辦)與徐壽(科學家)等，會中討論增聘三至四名中西董事以遞補出缺名額，並請唐廷樞提名「有影響力的中國人」擔任新董事，唐氏當場就提名兩人：他自己的兄弟唐茂枝與黃春甫[88]。黃春甫也從此擔任格致書院的董事。

前述 1879 年黃春甫為山西旱災向上海高級官員募捐一事，是慕維廉在同一年的仁濟醫館捐款人年會中當眾宣示的。慕維廉進一步說，黃春甫在醫館和牛痘局的工作，普遍獲得上海居民與中國官員的稱道與信賴，因此他能夠發揮影響力，順利地向官員募到可觀的山西賑款[89]。

---

[85] 《申報》1887 年 5 月 27 日第 1 版，「目謀新語」。

[86] 《申報》1895 年 10 月 2 日第 1 版，「論西藥將盛行於中國」。

[87] 除上述四篇外，還有 1887 年 3 月 4 日第 1 版，「原濕」，1887 年 4 月 28 日第 1 版，「論醫院宜籌經久擴充之法」，以及 1891 年 4 月 30 日第 1 版，「溫泉考」。

[88] *NCH*, 28 December 1876, p. 628, ‘The Chinese Polytechnic Institution.’

[89] Ibid., 4 April 1879, p. 330, ‘The Chinese Hospital.’

和上海本地官商的酬酢往來，也可以視為考察黃春甫社會地位的一項指標。以下舉例的這兩件活動發生的時機應該都很有代表性：一是 1893 年他六十壽辰時，具名發起祝壽的五人，除前文提到的施善昌以外，有曾任英、法租界會審公廨的會審官葛繩孝、上海電報局總辦經元善與提調楊廷杲、《申報》經理席裕祺等 [90]，而致送壽儀者包含英租界會審公廨的會審官蔡匯滄、經營遍及多種行業的商界聞人徐潤等等 [91]。二是關於 1883 年英租界會審公廨的會審官陳福勛的辭職，這項官職由上海道臺派員充任，官等約當同知或知府，負責審理涉外司法案件，與本地紳商士民的法律權利關係十分密切，因此在上海官場有特殊重要的地位與角色，各界紳商對其到職離任照例有設宴迎送並致贈牌匾等儀式性的活動，陳福勛辭職後即由徐潤、唐廷桂等三十四人具名發起這項活動，黃春甫也名列其中 [92]。其實，仁濟醫館的病人絕大多數是貧苦的底層民眾，上海的仕紳除非個別請黃春甫到府出診，不可能直接前往仁濟醫館接受他的醫療之惠，但是他們必然都知道也敬佩仁濟與黃春甫長期免費施醫種痘的善行，所以會為他祝壽或是邀他參與酬酢等活動。

最足以表現黃春甫社會地位的一次事件，發生在他去世前一年的 1910 年。他的座車車伕未曾違章卻遭到巡警毆打與拘押，他寫信向上海道臺蔡乃煌抗議，蔡氏的批示謂：

「黃紳為本道衙門延主牛痘局事，力盡義務，垂數十載，年高德劭，婦孺皆知。沈香閣巡局，近在咫尺，竟茫無見聞，其平日玩

[90] 《申報》1893 年 5 月 31 日第 5 版，「壽分助賑」。

[91] 《申報》1893 年 9 月 1 日第 4 版，「黃君壽分第六批移賑」。

[92] 《申報》1883 年 11 月 21 日第 2 版，「紳商頌德」。

洩不職，概可想見。[93]」

上海道臺集軍事、民政、外交、洋務於一身，事繁任重，牛痘局不會是優先關注的重要部門，蔡乃煌卻知道黃春甫已為此力盡義務數十年，而且高度推崇他年高德劭、婦孺皆知，同時又嚴厲斥責巡警當局玩忽職守，道臺甚至還瞭解沈香閣巡局和黃春甫住所近在咫尺這樣的細節，這份批示的內容與用字遣詞，非常生動地顯示了黃春甫受到尊重的程度。

五、醫學教育的侷限與夢想

雖然黃春甫相當受到上海中西人士的尊重，卻不能諱言他學習西醫的過程有些問題，從而導致他在醫學成就上的侷限。首先是早在1860年時，韓雅各在主持仁濟醫館第一年的年度報告中，除了盛讚黃春甫各方面的表現非常令人滿意，對他有如下的評論：

「若非黃春甫缺乏解剖實務，他會是一名好外科醫生，卻由於中國人愚昧的偏見，他從未見識過屍體的內部，雖然我[韓雅各]曾經就著解剖圖片教他，但那是不夠的；他可以在我的指導下熟練地進行小手術，卻恐懼自行操刀，即使已特別指點他在何處及如何下刀也沒有用。[94]」

---

[93] 《申報》1910年1月21日第18版，「巡警擾累行旅」。

[94] *ARCHSa, 1860*, pp. 4-5. 這年的仁濟醫館年報除了照例為英文本，又為了分送給華人而特別編印中文本《上海醫院述略第十四冊》，其中關於黃春甫的內容（葉2下），大致是擷要意譯自英文本，卻省略了此處引用的英文本批評黃春甫缺乏解剖實務的部分:「若非 ... 那是不夠的。」

韓雅各明白指出黃春甫的嚴重缺陷，在於他沒有基礎性的解剖人體經驗，也由於中國人的傳統觀念而害怕操刀。

解剖是中西醫學有別的重要關鍵，自 1851 年合信出版《全體新論》一書，解剖學的知識逐漸在華傳播 [95]，一些有識之士也重視此道，但是真要他們操刀進行解剖卻是另一回事，黃春甫就是如此，韓雅各在仁濟醫館 1860 年年報中說，黃春甫對於《全體新論》在內的合信各種醫書都已揣摩純熟，體會良多，卻仍無意甚至恐懼解剖。黃春甫這種態度無疑正是當時中國人普遍的態度，合信在 1858 年的仁濟醫館年報中指出，中國的法律與公眾意見是徹底禁止解剖的 [96]。晚至 1890 年時出使英法義比四國大臣薛福成仍認為：「中國之良醫，亦能推動人竅穴脈絡而百無一失，然不必親驗諸死人，亦未嘗為此慘酷之事也。忍哉西人也！[97]」甚至更晚的 1904 年張之洞等人奏定學堂章程中的「大學堂章程」，在醫科大學的科目表不列解剖學，其理由是：「中國風俗禮教不同，不能相強，但以模型解剖之可也。[98]」薛福成和張之洞都不是守舊頑固之輩，但是他們直到十九、二十世紀之交仍然不能接受解剖人體，如此則早在 1850、60 年代黃春甫欠缺解剖經驗是可以理解的，他身處西醫在華的過渡初期，即使經歷雒頡和引介解剖學來

又將英文本接著批評黃春甫：「他可以在我的指導下熟練地進行小手術，卻恐懼自行操刀，即使已特別指點他在何處及如何下刀也沒有用。」的一段文字，改寫成讚美他：「余醫症時，彼亦能自出新裁從事刀割。」

[95] 關於十九世紀解剖學在中國的傳播，參見高晞，《德貞傳：一個英國傳教士與晚清醫學近代化》（上海：復旦大學出版社，2009），頁 297-379，「《全體通考》：身體知識的現代解讀」。

[96] *ARCHSa, 1858*, p. 7.

[97] 薛福成，《出使英法義比四國日記·出使日記續刻》(長沙：岳麓書社，1985)，頁 957，光緒 20 年 4 月 12 日。

[98] 《奏定學堂章程》(臺北：臺聯國風出版社，1970 影印本)，頁 178。

華的合信兩人教導，也難以悖離法律和傳統風俗禮教的強大制約力量[99]。只是，此種欠缺的事實造成黃春甫醫學上的成就有所侷限，以致於遇到嚴重的病例時，還得有賴主持仁濟醫館的西醫出面治療[100]。

黃春甫習醫的第二個問題是英文。到十九世紀中葉為止，西醫在華傳播的困難之一，是教學雙方如何使用彼此瞭解而且一致的用語，韓雅各在1864年的仁濟醫館年報中表示，中國的西醫教育必須和印度同樣以英文為媒介，當時仁濟醫館中的華人助手如果教以英文，必能成為傑出的內外科醫生，但是韓雅各說自己沒有時間教他們英文，特別是「其中一人在醫館已超過十年，又有大量實務經驗，卻缺乏科學知識，一個人沒有這些就不可能成為可靠或成功的醫生。[101]」韓雅各指的是黃春甫不懂英文，以致無法學習科學的醫學知識，其成就也會有限度。

有些類似韓雅各的說法也出自最感謝黃春甫的莊斯頓之口。在 1874 年的捐助人年會中，莊斯頓談論教育華人助手的困難，認為助手連尋常病症都不容易診斷正確，只有黃春甫是例外，但也不是萬無一失的，而這還是他長期向多位西醫努力學習才有的結果；莊斯頓因此認為一個不易克服的困難就是英文，所以只有送華人到歐洲受教才可望培育出優秀的中國醫生[102]。

---

[99] 直到進入民國後的 1913 年，內務部制訂公布「解剖規則」五條，人體解剖才告合法。

[100] 例如 1893 年 3 月 31 日《申報》第 4 版刊登一則放紙鳶導致的兇殺案件，被害人送仁濟醫院後，黃春甫見其傷勢嚴重，肚腸流出，即請西醫治療，先將腸洗淨，置回腹中，並縫線敷藥等等。

[101] *ARCHSa, 1864*, pp. 39-40.

[102] *NCH*, 18 April 1874, p. 34, 'The Chinese Hospital.'

其實，黃春甫少年時初到上海本是為了學習英文[103]，有可能誤以為傳教士辦的學校應該會讀英文，結果進了倫敦會的寄宿學校，卻根本沒有英文課。傳教士不教英文的本意，是擔心學生讀了英文很容易受到其他收入較好行業的吸引，有失寄宿學校培養基督徒與傳教助手的目的，結果對於進入仁濟醫館的黃春甫而言，英文不好卻意外地成為他學醫的不利因素[104]。

黃春甫最先師從的雒頡與合信都是來華已久的傳教醫生，有相當程度的中國語文能力，合信更致力於醫學名詞中文化，師徒雙方以中文溝通應當不難。韓雅各卻是新來，自己才學中文，而莊斯頓雖在上海多年，卻以西人為開業對象，直到接掌仁濟醫館兩年後才開始學中文[105]，因此這兩人都主張在中國必須以英文才能教和學醫學，他們也都在稱讚推崇黃春甫的工作能力與服務態度的同時，又批評英文的不足影響了他在醫學上的成就。

黃春甫長期在英國人經營的仁濟醫館服務，日常與西人醫生共事往來，又處在便於閱讀西學刊物的上海，他不可能不知道自己在解剖和英文兩方面的侷限，也應當有不少檢討省思的機會，結果醞釀出自己對於中國西醫教育的一套理念，準備公諸於世並設法推動。

1887 年 3、4 月間，黃春甫設宴款待祝賀他喜獲麟兒的賓客，眾人論

---

[103] 張在新，「名醫黃春甫先生事略」，頁 1。

[104] 在中文本的 1860 年仁濟醫館年報《上海醫院述略第十四冊》中，提到黃吉甫能通英語，而黃春甫「不顧楚咮，亦知音義。」(葉 2 下)這很可能是中文本的譯者自行添加的文字，因為英文本並沒有這樣的內容，即使黃春甫不致於完全不識英文，程度也不會好，否則韓雅各和莊斯頓不會都批評他的英文能力。

[105] LMS/CH/CC, 3.3.B, James Johnston to J. Mullens, Shanghai, 1 April 1868.

及仁濟醫館的經營，他也即席發表由仁濟醫館推行西醫教育的計畫，在座的《申報》主筆聽後撰成〈論醫院宜籌經久擴充之法〉評論一文[106]，雖然未必能完整表達黃春甫的理念，多少可以看出他大略的構想。此計畫的目的主要著眼於使仁濟的華人醫生後繼有人，同時也培育中國所需的西醫人才，其實施內容則包含教育學習與考試任用兩部分：在教育學習方面，每年由仁濟醫館招收學生十人，學習期限七年，聘請外人西醫高手一名駐館專責教學，不管看診；學生每日學習西醫以外，又有中醫一名授課，學生就其興趣與資質，「可西則西，可中則中」，「合同而化」。在考試任用方面，西醫學習期滿由官府考試，合格者也由官府發給執照，可咨送各兵船擔任「官醫」。中醫學習期滿，考試合格也由官府給照後自行執業。黃春甫又表示，此事中國人若不及早籌劃，必有外人代為舉辦，「以中國人所應辦、所可辦、所能辦之事，而讓之外國人，詎不大可惜乎？[107]」

由於追記黃春甫這項計畫的《申報》主筆在文中說，黃春甫表示其計畫「蓄之已久」，因此內容應該不只上述而已，但主筆自己「無問其詳，願聞其略」[108]，而且是事後追記成文，因此內容頗為粗略，例如文中並沒有涉及解剖和英文兩者，以致無從知道黃春甫在其教育計畫中，是如何看待及解決自己以往經歷的這兩個難題。

黃春甫這項計畫準備由仁濟醫館實行，所以他就請身為醫館董事的慕維廉在 1888 年的捐助人年會中提出。其實從 1870 年以來，捐助人年會已經屢次討論過類似的教育計畫，卻總是因為經費和學生的英文條件等難題

[106] 《申報》，1887 年 4 月 28 日第 1 版，「論醫院宜籌經久擴充之法」。

[107] 《申報》，1887 年 4 月 28 日第 1 版，「論醫院宜籌經久擴充之法」。

[108] Ibid.

而無結果[109]。這次是由中國人提出，事前黃春甫還先向招商局的三名執事募得 600 銀兩作為建造教室的費用，慕維廉也曾表明自己設在醫館隔壁的學堂有許多讀英文的中國學生可供挑選[110]，卻仍然沒有獲得通過，而關於此事的新聞報導也未敘明是什麼理由[111]。1890 年，慕維廉又提議一次，還是沒有下文[112]。到了 1894 年，黃春甫進行最後一次努力，他在醫館年會前特地先告訴莊斯頓，自己已逾花甲之年，因此醫館需要後繼有人，他可以獲得中國商人支持四至五名學生的費用，甚至已有一位華商承諾負擔一年所需 600 至 700 銀兩經費的大部分，所以經費不是問題[113]。莊斯頓在這年的捐助人年會中轉達了黃春甫的意思，並建議推派代表成立委員會進行此事，而年會也的確成立了包含慕維廉在內的三人委員會，準備協助主持醫館的梅樂士(W. J. Milles)選拔學生等事[114]，結果又無下文。

黃春甫盡了最大努力希望促成的醫學教育計畫受阻，他的失望沈重可知。但是，在經費和學生都有相當把握的情況下，梅樂士仍無意接受黃春甫再三的建議，確實令人費解。但就在同一年(1894)的年會中，梅樂士報告說除了黃春甫以外，仁濟醫館還有另兩名華人助手，分別在館十四、十

---

[109] *NCH*, 12 April 1870, p. 259, 'The Chinese Hospital;' 18 April 1874, p. 33-34, 'The Chinese Hospital;' 12 May 1877, p. 470, 'The Chinese Hospital;' 28 April 1882, p. 460, 'The Chinese Hospital;' 23 March 1887, p. 24, 'The Chinese Hospital.'

[110] Ibid., 23 March 1887, p. 324 'The Chinese Hospital.' 慕維廉不教學生英文的舊法，早自 1860 年代起已經改變，他不但教學生讀英文，還特地就此刊登廣告以招徠學生，參見《上海新報》1864 年 6 月 2 日，第 356 號，「大英學堂」廣告。

[111] Ibid., 16 March 1888, p. 308, 'The Shantung Road Hospital for Chinese.'

[112] Ibid., 21 March 1890, p. 343, Chinese Hospital, Shanghai.'

[113] Ibid., 9 March 1894, p. 363, 'The Chinese Hospital at Shanghai.'

[114] Ibid., 9 March 1894, p. 363, 'The Chinese Hospital at Shanghai.' 慕維廉在年會後不久即返回英國一行，1895 年再來華。

五年及四、五年，梅樂士肯定地說：「兩人都不夠格成為黃春甫的繼任者。[115]」但是，兩年後(1896)黃春甫公開表達辭意，梅樂士即在年會中提議任命其中一人繼任黃春甫並獲得通過[116]；又經過一年(1897)，梅樂士宣布黃春甫辭職的消息，也報告了第二位華人助手的任命，表示此人在華北有些工作經驗，在仁濟醫館則有兩年，「將足以執行黃春甫的工作。[117]」到此事情豁然明朗，原來是梅樂士自己無意於耗時費事的中國學生醫學教育，寧可方便地任命立即可用的成材。其實也不能都責怪梅樂士，仁濟醫館畢竟是醫院而非醫學院，當時也只有梅樂士一名西人醫生，病人數量又多，1897 年單是門診病人已接近 76,000 人之多[118]，雖然梅樂士只看其中的重症病人，很不可能還要他兼負教學工作，若如黃春甫的計畫另聘一人專任教學，涉及的管理與協調問題可能很複雜，更何況黃春甫還想加上中醫教學！

中醫教學是黃春甫醫學教育計畫中非常引人矚目的部份，聘有中醫授課，學生依興趣與資質可西可中，以期中西醫合同而化；而學習中醫的學生考試合格後，也由官府給照執業。前者是要從醫學教育上做到中西的會通，後者則是中醫前所未有的教育與考照配套制度，儘管他的計畫中談論這些都只是原則性的構想，並沒有具體的實施辦法，但是黃春甫早在 1887 年時已具有這些觀念，可說相當得風氣之先，卻沒有機會實現，因此後人在他過世後稱他：「常慨中國醫學失墜，間有習西醫者，又偏廢中醫義理，擬設一醫學堂，冶中西之術於一爐，蓄此志二十餘年，阻不得行，引為大

---

[115] Ibid., 9 March 1894, p. 363, 'The Chinese Hospital at Shanghai.'

[116] Ibid., 17 April 1896, p. 607, 'The Chinese Hospital at Shanghai.'

[117] Ibid., 19 February 1897, p. 295, 'The Chinese Hospital.'

[118] Ibid., 19 February 1897, p. 295, 'The Chinese Hospital.'

憾。[119]」

其實，他有中西合一之志不只二十餘年，而是從早年就已對中醫感到興趣並有所涉獵，在 1863 年的仁濟醫館年報中，韓雅各對黃春甫的評述內已經提到，他具備一些中醫的知識 [120]。這應該就是他的教育計畫內中西會通的構想淵源所自。再到十九、二十世紀之交，西醫在華聲勢日上，國人對於中醫也有存廢或變通等各種主張，其中倡議中西醫學合一的李平書先後發起成立「醫務總會」、「醫學研究所」等團體，黃春甫也加入並且都擔任會董或協理職務 [121]，當時主張中西醫學合一者幾乎都是中醫，他若不是唯一也必然是極少數西醫出身者。即使黃春甫加入這些團體時已經年逾七旬，參與活動的程度也有待考察，但至少他的加入和擔任職務已經顯示，在他的醫學生涯中，是一直抱持著嘗試中西會通合一的理念。

結語

黃春甫是西醫來華的過渡性人物。作為上海的第一位華人西醫，學徒式的醫學教育和中國傳統反對解剖的觀念，造成他在西醫基礎訓練的不足，英文知識的侷限也讓他難以進修醫學新知，但是黃春甫卻以長期而熱忱的工作態度，奉獻於醫治病人和種痘防疫，贏得上海華人與西人的共同尊重，再加上他積極參與社會慈善活動，在上海地方具有高度的社會地位。

---

[119] 張在新，「名醫黃春甫先生事略」，頁 2。

[120] *ARCHSa, 1863*, p. 5.

[121] 《申報》1906 年 8 月 9 日第 10 版，「醫會成立」；《申報》1907 年 10 月 2 日第 20 版，「上海醫學研究所重訂簡章」。

黃春甫的醫學活動經歷整個十九世紀的下半葉，在這段期間內，西醫在華有長足的發展，從令人驚奇與疑慮兼而有之的外來新鮮事，變成許多人接受的生活一部份，其發展甚至威脅到了中醫的存在；而中國西醫人才的培育，原本醫院學徒式的訓練也被專門的學校教育取代。在這樣演變的潮流當中，黃春甫卻一心想要推動由西醫院兼辦中西合一的醫學教育，這顯得是過於理想性的企圖，最終也沒有成果。

7

梅威令與臺灣最早的西醫教育

緒 言

梅威令(William Wykeham Myers, 1846-1920)[1]、慕德醫院(David Manson Memorial Hospital)與臺灣最早的西醫教育，是臺灣醫學史的研究者既熟悉又陌生的三個詞句。熟悉的原因是有關近代臺灣醫學史的著作，不論是學術性或一般性，經常會提及這三者連環相扣的人與事；但是，所提的內容總是非常簡略而模糊，再加上難得一見專門討論這三者的論著，以致令人感到相當陌生。

其實，在以基督教傳教醫生與教會醫院為主的近代臺灣醫學史初期，

* 本文曾於 2016 年 6 月 16 日在臺北中央研究院人文及社會研究中心舉辦的「西洋醫學傳入東亞社會的挑戰與回應學術研討會」發表。

[1] 研究者對於他的中文姓名各有不同的譯法。根據當年海關題名錄(*Service List*)所載，梅威令的中文姓名到 1886 年為止都是買威令，從 1887 年起改為梅威令，以後即沿用此名；上海《申報》1887 年以後屢次報導他的消息時，也都稱為梅威令；而且他於 1890 至 1891 年間在《格致彙編》雜誌上發表連載三期的中文文章「種蔗製糖論略」，署名也是「臺灣關醫員梅威令」。

梅威令這位海關醫生、他主持經營的慕德醫院，以及他個人創辦的西醫教育，很有開創性的獨特角色與歷史意義。只是其史事幾乎完全淹沒在傳教醫生、教會醫院以及後來的日本殖民醫學教育形成的主流之下，隱晦不明至今，甚至還遭人誤解扭曲，例如有些著作內或展覽中的所謂慕德醫院照片其實是錯誤的，又如所謂獲得畢業文憑的梅威令醫學生之一為臺灣本地人林晟（朗如），但學有所成的梅威令學生中根本沒有臺灣本地人。

本文討論梅威令及其西醫教育，主要的史料依據是梅威令自己的著述報告與當時外文報刊的報導內容。由於以往欠缺這位長期以來被人忽略的醫生相關研究，本文因此先從零星片段的史料中重建其生平事略，其次探討他從事的臺灣最早的西醫專門教育，包含這項教育的起因、經過、轉折、爭議與結果，以及這項教育本身雖然成功卻無以為繼，也沒有對臺灣後續的醫學教育產生影響的因素。至於慕德醫院的建立、經營、變遷，以及為臺灣人的疾病與健康服務的情形，則留待有機會撰寫另篇再行討論。

一、梅威令生平事略

梅威令是英國人，他的父親(William Robertson Myers)長期在中美洲的英國殖民地牙買加(Jamaica)工作，1855 年起擔任當地殖民地政府行政委員會(Executive Committee)秘書兼樞密院(Privy Council)書記，到 1867 年時仍然在職 [2]。梅威令則於 1868 年畢業於蘇格蘭格拉斯哥大學(University of Glasgow)醫學院，取得醫生資格後即動身來華。

---

[2] Arthur N. Birch and William Robinson, eds., *The Colonial Office List for 1867* (London: Harrison, 1867). p. 236.

梅威令在華超過半世紀的生涯，可以分成三個時期：(一)自 1869 抵華至 1879 來臺灣以前的十年；(二)自 1879 至 1900 在臺期間的二十一年；(三)自 1900 離臺後至 1920 在福州馬尾羅星塔過世的二十年。

(一) 來臺以前：1869-1879，為期十年。

梅威令來華之初，先在福州短期居留，隨即北上山東的芝罘，在 1869 年 3 月獲得任命為芝罘海關的醫生，並於 1872 年 12 月在當地與來自利物浦(Liverpool)的妻子(Alice May Jones)結婚成家 [3]。梅威令在芝罘除了醫療檢疫工作外，先後四次撰寫芝罘當地衛生與健康狀態的報告，刊登在《海關醫學報告》(*Customs Medical Reports*)期刊 [4]。

除了海關的工作，梅威令從 1870 年 2 月 21 日起又在芝罘開業行醫，對象是當地的外人。幾個月後，芝罘的另一位西醫卡麥可(John R. Carmichael)因病準備回英休養，和梅威令談妥合夥計畫，由梅威令承接自己離華期間的醫療業務。不料卡麥可於 1873 年回華後，向英國駐芝罘領事控告梅威令侵佔醫療收入，要求賠償並解除合夥關係，領事判決梅威令敗訴，但他向上海的英國最高法院提起上訴，結果勝訴獲得平反 [5]。

---

[3] *NCH*, 26 December 1872, p. 545, 'Marriage;' *The Medical Times and Gazette*, 1 March 1873, p. 240, 'Marriages.'

[4] *CMR,* no. 3 (1872), pp. 37-42 , 'W. W. Myers's Report on the Sanitary Condition of Chefoo;' ibid., no. 5 (1873), , pp. 15-22, 'Dr. W. W. Myers's Report on the Sanitary Condition of Chefoo from 1st April 1872 to 31st March 1873;' ibid., no. 7 (1874), pp. 18-22, 'Drs. Carmichael and Myers' Report on the Health of Chefoo, for the Year 1873;' ibid., no. 8 (1874), pp. pp. 50-53, 'Dr. Carmichael and Myers's Report on the Health of Chefoo for the Half Year ended 30th September 1874.'

[5] 梅威令與卡麥可的訴訟經過與結果，參見 *NCH*, 13 May 1876, pp. 456-464; 16 September 1876, p. 285; 30 September 1876, p. 337.

在芝罘生活八年後，梅威令於 1877 年調往南方的浙江溫州海關，溫州是根據前一年中英煙臺條約新開的通商口岸之一，梅威令在 1877 年 4 月下旬抵達新任所 [6]，成為溫州第一位海關醫生。

梅威令在溫州任職不到兩年半，在《海關醫學報告》上出版兩篇當地衛生情況的報導 [7]。第一篇於 1878 年刊登後 ，上海的《北華捷報》(*North China Herald*)在評論這期的《海關醫學報告》時，特別提到梅威令的文章很有可讀性，有些內容很有意思，並讚許他關於溫州租界幾個可能地點的優劣比較觀點極有價值 [8]。不過，令人訝異的卻是他這段期間所寫的一篇關於商業而非醫學的長文，是他到溫州約半年多以後為英文《日本郵報週刊》(*Japan Weekly Mail*)撰寫的「中國新開港口溫州論述」(Some Account of Wenchow, the Newly-Opened Port in China)，隨後由《北華捷報》分兩天轉載全文 [9]，內容長篇大論當地的商業貿易、厘金稅則、鴉片茶葉等主要商品，最後略談傳教，卻沒有隻字片語涉及醫藥，此文或許可以顯示梅威令關注的不限於自己專業的醫學而已。

(二) 在臺期間：1879-1900，為期二十一年。

1879 年 7 月，梅威令奉調臺灣的打狗海關，這裡也是他在華居住最久

---

[6] *NCH*, 21 April 1877, p. 385.

[7] *CMR*, no. 15 (1878), pp. 38-47, 'Dr. W. W. Myers's Report on the Sanitary Condition of Wênchow;' ibid., no. 18 (1879), pp. 60-63, 'Dr. Myers's Report on the Sanitary Condition of Wênchow for the Year ended 31st March 1879.'

[8] *NCH*, 13 July 1878, p. 27.

[9] Ibid., 28 March 1879, pp. 304-305; ibid., 4 April 1879, pp. 334-336, W. Wykeham Myers, 'Some Account of Wenchow, the Newly-opened Port in China.'

的地方，直到 1900 年 6 月才離臺，這二十一年(33 歲到 54 歲)可說是他的事業最精彩多樣的時期。

在醫療工作方面，梅威令最大的變化是在海關醫生的本職以外，擴大兼顧對臺灣人(包含漢人與原住民)的服務。在芝罘時期，梅威令曾明白表示自己只服務外人，當地華人不是他的工作範圍，他也不曾醫療過華人[10]。到溫州以後，梅威令開始主動為華人治病，但是他表示華人態度保守，願意接受他醫療的人並不多[11]。來臺灣以後，情況大為不同，梅威令的本職雖然是海關醫生，但是他的醫療工作卻以臺灣人為主要對象，他曾一再表示，南臺灣人遠比中國其他地區的人願意接受西醫的治療，他也將這個特殊的現象歸因於第一位來臺的傳教醫生馬雅各(James L. Maxwell)的醫療奉獻所致[12]。

梅威令得以擴大對臺灣人的醫療工作，是因為主持旗後慕德醫院的緣故。慕德醫院是為了紀念曾在旗後熱心醫療臺灣人的海關醫生萬大衛(David Manson)，由打狗、安平、廈門與福州等地的外人於 1878 年萬大衛過世後捐款，但直到梅威令來臺一年後的 1880 年中才興建，在 1881 年間落成啟用，由捐款人代表組成的委員會管理，梅威令是委員會的成員之一，並由他負責經營，直到 1900 年他離開臺灣為止，而慕德醫院也是本文討論梅威令從事臺灣最早的醫學教育所在。

---

[10] *CMR,* no. 3 (1872), p. 40 , 'W. W. Myers's Report on the Sanitary Condition of Chefoo.'

[11] Ibid., no. 15 (1878), p. 40, 'Dr. W. W. Myers's Report on the Sanitary Condition of Wênchow.'

[12] Ibid., no. 23 (1882), p. 23, W. W. Myers, 'Report on the Health of Takow and Taiwan-fu (Anping) for the Year ended 31st March 1882;' PCEFM/FO/James L. Maxwell, W. W. Myers to James L. Maxwell, Takow, 14 September 1883.

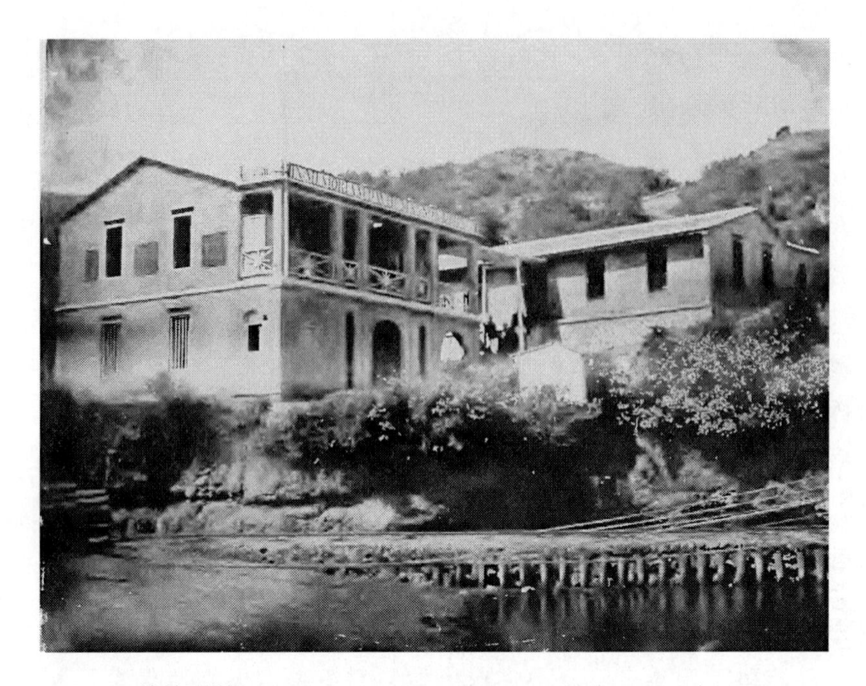

圖 7-1 慕德醫院(W. Wykeham Myers, *Report to the Subscribers to the Medical Education Scheme* (1889).

在著述方面，梅威令在臺期間撰寫四篇關於打狗與安平的健康報告，刊登在《海關醫學報告》上 [13]，前三篇比較詳細討論他醫療過的臺灣人各種病例，以及醫學教育進行的情形，第四篇則只是簡略的摘述。此外，梅威令曾撰寫「種蔗製糖論略」長文，在《格致彙編》雜誌上連載三期 [14]，

[13] *CMR,* no. 23 (1882), pp. 18-29, Myers, 'Report … for the Year ended 31st March 1882;' ibid., no. 28 (1884), pp. 22-49, 'Report on the Health of Takow for the Year ended 30th September 1884;' ibid., no. 32 (1886), pp. 39-49, 'Report on the Health of Takow and Taiwan-fu (Anping) for the Two and a Half Years ended 30th September 1886;' ibid., no. 41 (1891), p. 33, 'Dr. W. Wykeham Myers's Report on the Health of Tainan.'

[14] 梅威令，「種蔗製糖論略」，《格致彙編》第 5 年(1890)冬季號, 葉 34-39；第 6 年(1891)春季號, 葉 13-16；第 6 年(1891)夏季號, 葉 11-17。

並撰寫內容不盡相同的英文版，由英國領事霍必瀾(Pelham L. Warren)收入「1890 年臺南貿易年報」(Report for the Year 1890 on the Trade of Tainan (Formosa))作為附錄 [15]。

1895 年中日甲午戰爭後，臺灣海關歸日本人控制管理，梅威令雖離開海關，仍繼續擔任英國領事館的醫生與主持慕德醫院。由於梅威令在臺居住已久，對臺灣情勢頗為瞭解，關注的領域又不侷限於醫療，而日本統治臺灣之初遭遇困難，即於 1896 年聘請他為臺灣總督府的顧問，並贈予五等旭日勳章 [16]。梅威令接受諮詢與提出建言的範圍廣泛涉及政治與行政組織，例如他主張對臺灣人採取安撫政策，曾在參加總督主持的會議中建議，在縣以下的地方制度中納入中國傳統社會非常尊重的士紳與宗族等組織，並自鳳山縣先行試辦，再推行全臺 [17]。不過，1898 年接任臺灣民政長官的後藤新平拒絕此種主張，而梅威令的顧問職位也在 1899 年 5 月底遭到解除 [18]。五個月後他在上海接受《北華捷報》記者訪談臺灣情勢時，不但直率批評日本對臺的策略，也涉及總督與民政長官兩人不同的人格特質與作風 [19]。這篇長達兩千餘字的訪談內容刊出後，報社又補上一千餘字的社論 [20]，結果引起臺灣總督府不滿，由官員投書《北華捷報》表明梅威令的說法為

---

[15] *Annual Report on the Trade of South Formosa 1887-1909* (Taipei: Ch'eng Wen Publishing Co., 1972, reprint), Foreign Office, 1891 Annual Series, no. 875, Pelham L. Warren, 'Report for the Year 1890 on the Trade of Tainan (Formosa), pp. 13-25, Appendix.'

[16] *NCH*, 4 September 1896, p. 390; 2 October 1896, p. 571; 20 November 1896, p. 863.

[17] Ibid., 14 March 1898, p. 399.

[18] Ibid., 12 June 1899, p. 1051.

[19] Ibid., 23 October 1899, pp. 833-834, 'The Japanese in Formosa. – Interview with Dr. Myers.'

[20] Ibid., 30 October 1899, pp. 853-853, 'Formosa.'

無稽之談，並譴責他故意不提自己已被免職的事[21]。梅威令與日本當局的意見不合，應該就是他決定離臺轉往大陸的主要原因。

(三) 離臺以後：1900-1920，為期二十年。

1900 年 7 月，梅威令自臺抵達上海，不久北上天津，正逢義和團事變後八國聯軍之役，他在天津申請並獲准加入英軍擔任醫生，在楊村作戰期間曾搶救沈船的傷患，進入北京後再度請求獲准參加聯軍列隊進入紫禁城的勝利遊行[22]。

梅威令的期望是回任海關醫生，1901 年 3 月間福州海關羅星塔錨地(Pagoda Anchorage)的醫生病故出缺，他獲得海關總稅務司赫德(Robert Hart)任命遞補，並在 4 月 3 日從上海抵達任所[23]；1905 年初起又跨足外交工作，兼任當地英國副領事一職。此後梅威令即以海關醫生兼任副領事，直至 1920 年 2 月 28 日過世，享年 74 歲[24]。令人驚訝的是梅威令在福州將近二十年間，英文報紙雖然仍陸續刊登他的各項活動，但都只和外人社群有關，而沒有如同以前在臺時期醫療華人或其他和華人來往的相關報導，也不見他繼續寫作出版的消息。

---

[21] Ibid., 27 November 1899, pp. 1084-1085, 'Correspondence – Dr. W. Wykeham Myers and the Government of Formosa.'

[22] Ibid., 1 August 1900, p. 249, 'Tientsin under Siege;' 19 September 1900, p. 586, 'The Situation in Peking;' 26 September 1900, p. 645, 'Readings for the Week.'

[23] Ibid., 13 March 1901, p. 470; 17 April 1901, p. 729.

[24] Ibid., 6 March 1920, p. 664, 'Deaths;' *South China Morning Post*, 11 March 1920, p. 6, 'Death.' 梅威令過世兩個月後，妻子在離華返英途中於 1920 年 5 月底死於香港。梅威令的兒子(William Robertson Myers)於 1883 年在打狗出生，後來進入海關，歷任上海、漢口、青島及天津等地稅務司。

二、開辦西醫教育的原因

為臺灣人治病已是身為海關醫生的梅威令本分以外的負擔，他何以又更進一步在臺開辦史無前例的西醫專門教育？這在 1880 年代的臺灣是極不容易的事。

促成梅威令盡一己之力培育本地人西醫的原因，是臺灣人較能接受西方醫學的態度，卻又因為此種態度而受到假冒西醫者傷害的不幸現象。他認為，長老會馬雅各醫生在十餘年前到臺灣行醫傳教的工作，在臺灣南部社會中產生普遍性的影響力，凡是受過「馬醫生」醫療之惠的人及其親友都非常信賴西醫，此種態度在遠離城市的鄉下更為明顯。不幸的是竟也因此出現一種偏差的現象，就是不少江湖郎中利用這種對西醫的信賴而牟利，聲稱自己曾協助西醫工作，也學會了西醫的本事，甚至說自己身為本地人，因此比西醫更瞭解本地人身體問題的所在；這些郎中有的手持仿造的聽診器等西醫器材為人治病，有的以成分與來源不明的疫苗為小孩種牛痘，有的還兜售嗎啡等各種有害毒品等等，而且這些郎中還巡迴各地招搖撞騙，到處危害人們的身體健康，即使英國領事曾為此向臺灣道臺表達關切，希望官方制止此種假冒西醫罔顧人命的不幸現象，卻沒有收到實際的效果 [25]。

傳教醫生馬雅各在臺灣為西方醫學奠下的有利基礎，梅威令覺得後人(包括身為海關醫生的他自己)都有責任盡力維護，繼續增進本地人對西方

---

[25] *CMR,* no. 23 (1882), p. 22, Myers, 'Report … for the Year ended 31st March 1882.'

醫學的信賴，尤其當臺灣官方對假藉西醫之名害人的偏差現象束手無策時，總得有人挺身而出積極做為，以免假冒西醫者任意猖獗下去。梅威令認為：

> 「如果有經過適當教導的本地人可派往各處，這對於傳播外國醫學的益處無疑會大有幫助。所謂『經過適當教導』(duly instructed)，我指的是好好學習過解剖學與生理學，接著又學習進一步各科醫學實務的人。我懷疑那些在醫院中只當助手的人能否達成這樣的學習，儘管他們或許有很多實務見習的機會；這些實務見習若能配合理論，才會極具價值。[26]」

這段文字顯示了梅威令三個重要的論點：第一，如果有接受過西醫教育的本地人在臺灣各地行醫，將有益於西醫的傳播，減少或消除冒牌西醫的危害。第二，為本地人辦理的西醫教育應以解剖學與生理學為基礎，加上各科醫學實務。第三，雖然已有本地人在傳教醫院擔任助手，也因此獲得實務經驗，但欠缺基礎理論知識，價值有限。換句話說，梅威令認為要改善臺灣冒牌西醫危害的現象，應從西醫教育著手，培養足夠人數的合格西醫前往各地行醫，只在醫院中擔任過助手的人，並不足以改善臺灣的醫療情況。有鑑於此，梅威令決定開辦西醫教育。

梅威令不是當時唯一對臺灣醫療情況有深刻體認，並認為亟需培養本地醫生的人。和他同時期在臺的英國長老會傳教醫生安彼得(Peter Anderson)，於 1880 年發表「臺灣醫學傳教事工」(Medical Mission Work in Formosa)一文，認為臺灣亟需兩種人：養成的本地牧師與本地醫生；安彼

---

[26] Ibid., no. 23 (1882), p. 24, Myers, 'Report … for the Year ended 31st March 1882.'

得進一步認為傳教醫生的責任之一就是培養本地醫生，他自己也將小規模地進行其事[27]。安彼得和梅威令所見相同，不同的是安彼得採取一般傳教醫生的作法，錄用一至數名青少年擔任助手(或稱為學生)，在工作中接受學徒式的訓練。

三、最初三年作法與結果

梅威令在 1879 年 7 月到臺灣任職，經過大約半年至一年的上述觀察與考慮後，決定著手培養本地人合格醫生，他在 1880 年招收到最初的兩名本地學生，雙方立下學習三至四年的合同，並先從教學英文開始[28]。梅威令認為西醫教育應以英文、法文或德文進行，因為這些語文是當時學習醫學專業知識的基本工具，就他自己而言，又以英文最方便，而他也在 1882 年報導，兩名學生經過兩年的學習後，都已擁有不錯的英文能力，其中第一位學生林璣璋同時也是慕德醫院的配藥助手，對於工作和學習都很感興趣，梅威令也說這名學生很聰明，因此承諾只要將來通得過梅威令和其他西醫的考核，林璣璋便可以自行開業，梅威令將給予必要的支持，使他獲

---

[27] *The Messenger and Missionary Record*, vol. 5 (2 August 1880), p. 156, Peter Anderson, 'Medical Mission Work in Formosa.'

[28] *CMR*, no. 23 (1882), p. 24, Myers, 'Report ... for the Year ended 31st March 1882.' 梅威令在結束西醫教育後於 1889 年初撰寫的報告(*RSMES*)中，所說的內容和早先寫於 1882 年的報告有些出入，例如他開始教學生英文的年份，1889 年報告說是從 1879 年起(p. 2)，比 1882 年的報告所說提前了一年；至於學生人數，1889 年報告中說最初四年只有一名學生(p. 3)，但 1882 年的報告卻是兩人(p. 24)。很可能是他經過多年後在 1889 年所記的年份和人數有誤，本文仍照他 1882 年所記。

得其他職業難得的優厚收入[29]。

在教學英文的兩年中，梅威令也為隨後將至的醫學專業課程進行準備。他向蘇格蘭的親友呼籲捐款協助，俾能向巴黎訂購價值 60 英鎊的一具人體解剖模型，以蠟和紙漿製成，再加上梅威令自己擁有的骨架模型和大量的醫學書籍與圖片，他覺得應當足夠教學之用，唯一不能克服的困難是在當時的中國無法獲得解剖用的屍體，梅威令為此設想的變通之計，除了利用模型教學以外，就是在自己偶爾會有的驗屍機會時，讓學生在場觀摩見習。

當梅威令大費周章地準備接下來的醫學課程時，學生們的表現卻讓他大失所望了。他說學生們欠缺雄心和毅力，有如那些江湖郎中一樣，但求有個曾和洋人在一起的資歷，而無意克服在學習英文時面臨的困難，只圖所學的一點皮毛可以派上用場即已滿足[30]，結果英文先修進行了三年，還沒進入醫學專業課程便告失敗結束。

四、重新開始與教學情況

原有的臺灣本地學生限於英文而難以造就，梅威令也從挫折中領悟到必須改弦更張，招收條件較好與求知欲望較強的學生，才比較適合研習科學，而西醫教育的計畫也才有可能成功。他想到英國殖民地香港公立中學

---

[29] *CMR*, no. 23 (1882), p. 24, Myers, 'Report … for the Year ended 31st March 1882.' 鷹取田一郎撰《臺灣列紳傳》(臺北：臺灣總督府，1916；臺北：華夏書坊影印本，2009)，頁 308，有林璣璋簡介，但沒有記載他曾任慕德醫院配藥助手。

[30] *CMR*, no. 28 (1884)· Pp· 32-33· Myers, 'Report … for the Year ended 30th September 1884.'

的華人學生，應該具有英文能力，也比較習於西方文明，於是梅威令在1883年向香港的首席大法官費立浦(George Phillippo)爵士求助，費氏轉請香港政府秘書史釗域(Frederick Stewart)幫忙。史釗域先曾長期擔任香港著名的公立中央書院(The Government Central School)首任校長，他再請該書院當時的校長胡禮(George H. B. Wright)協助，代為招徠願意來臺習醫的學生。梅威令承諾由慕德醫院負擔學生的食宿，並給予零用金；至於修業年限，由於中央書院的學生不必再先修英文，可以直接進入醫學課程，梅威令只要求至少在臺學習兩年[31]。

梅威令的招生行動獲得了回應，有兩名中央書院的應屆畢業生願意來臺：李荃芬(Li Tsun-Fan)，21歲，籍貫廣東番禺縣；陳呈棨(Chan Ching-Kai)，24歲，籍貫廣東東莞縣[32]。梅威令表示，其中一位是家境小康的讀書人之子，另一名則是廣州海關的華人文案梁蘇之甥。這兩名學生既不必從英文學起，而且兩人的家境背景都不錯，可說完全符合梅威令到香港招生的期望，難怪他會覺得如此算是幸運了[33]。

1883年11月，兩名學生抵達打狗，梅威令的醫學教育計畫也進入了專業課程的新階段。他為此訂定一些規則，例如修業期間為兩年，分成兩個階段：第一年課程有解剖學、生理學、基礎化學、系統外科學四門課；一年結束後，學生前往香港或上海接受多國籍醫生組成的委員會考試；通過後回到打狗繼續至少一年的課程，有婦產學、臨床、手術與藥學等，一年結束後，學生再往香港或上海接受另一個多國籍的委員會考試，考試及

---

[31] Ibid., no. 28 (1884), p. 33, Myers, 'Report … for the Year ended 30th September 1884.'

[32] Myers, *RSMES*, no pagination, 'Photography II: Copy of Final Diploma.'

[33] *CMR*, no. 28 (1884), p. 35, Myers, 'Report … for the Year ended 30th September 1884.'

格者發給證書 [34]。這些規則實施後有些改變，最明顯而重要的是修業年限從兩年延長為四年，兩個階段各兩年 [35]。

關於梅威令和李荃芬、陳呈棨兩人之間的教與學實際情形，梅威令也有描述如下 [36]：

一、上課：在第一年中，兩名學生非常認真地學習，每天早晨七點就到梅威令的住宅上課，直到晚上七點為止，中間只有一小時的正餐時間。梅威令每天每門課教一小時，教學方式主要是以對話的型態進行解釋和個別教導，而非一般上課演講的模式。在上課中，師生充分利用一副從巴黎購買的「最完美」的解剖模型、一具可分解的骨架模型、一些最新而完整的醫學書籍及圖片等。

二、考試：每三個月季考一次筆試，梅威令在第 28 次(1884)《海關醫學報告》的打狗健康報告中附有第一、二次季考的考題，每門考卷有六至

---

[34] Ibid. pp. 33-34. Myers, 'Report … for the Year ended 30th September 1884.'

[35] Myers, *RSMES*, p. 3, "Regulations under which students are granted a certificate of competency in Medicine, Surgery and Midwifery from the 'David Manson Memorial' Hospital." 在梅威令於 1889 年編印的結束報告中所附這份「慕德醫院學生獲得醫學、外科學與婦產科學及格證書規則」，包含六條條文，內容與文字都相當嚴密，並註明為 1879 年 10 月訂於打狗(p. 3)。但是，這項年月並不可信：第一，慕德醫院在 1880 年中才開始興建，至 1881 年間落成啟用，梅威令如何能早在 1879 年所訂的規則名稱中即標明「慕德醫院」？第二，此項內容嚴密的規則若確實訂於 1879 年 10 月，何以在此後數年間梅威令關於修讀課程的描述都比這份規則簡略得多，在那數年中他甚至從未提到有這項規則。第三，李荃芬、陳呈棨兩人於 1883 年入學後，梅威令在 1884 年《海關醫學報告》以很長的篇幅論及修讀規定，但不論內容或文字都不如所謂 1879 年的規則嚴密，例如 1884 年所訂修業年限為兩年(分兩階段各一年)，竟然還低於所謂 1879 年規則所訂修業四年(分兩階段各兩年)的標準。基於以上這些極不合常理的情況，筆者認為所謂的 1879 年規則，應該是在 1884 年梅威令為《海關醫學報告》撰文以後，至 1886 年他準備帶學生赴香港接受初試以前，為了這項初試的目的才訂立的，並且倒填年月為 1879 年 10 月。

[36] *CMR*, no. 28 (1884), pp. 35-38. Myers, 'Report … for the Year ended 30th September 1884.'

十個問答申論題，考試時間最少的一門三小時，最長的達到十小時。梅威令認為兩名學生的回答正確地反映所學的內容，他還特地將第一次季考答卷寄給香港關心兩名學生的人士，也將第二次季考答卷寄給在上海的《海關醫學報告》主編哲瑪森(Robert A. Jamieson)，請他毫不保留地批評，哲瑪森回應說這些答卷的內容「驚人地良好」(astonishingly good)，他（哲瑪森）自己學生時期(1856-61)的一般醫學生答卷內容，也比不上打狗這兩名學生[37]。

五、香港與上海的初試

依照學習的規則，李荃芬、陳呈棨兩人第一階段兩年的學習在 1883 年 11 月開始，應在 1885 年 11 月期滿，但受到中法戰爭影響的緣故，師生三人直到 1886 年 5 月才前往香港初試[38]。

梅威令邀請香港英軍軍醫、香港政府醫官、開業西醫等七人（含德國、中國各一人）組成考試委員會[39]，考解剖學、生理學、外科學與化學四科[40]，每科各考筆試與口試，香港代理總督馬殊(William H. Marsh)特地出借

[37] Ibid.,p. 39; Myers, 'Report ... for the Year ended 30th September 1884.'

[38] Myers, *RSMES*, p. 4; *CMR,* no. 32 (1886), p. 45; Myers, 'Report ... for the Two and a Half Years ended 30th September 1886.'

[39] 考官名單：Deputy Surgeon-General Hungerford, P.M.O.（主任委員）、Staff-Surgeon Preston, R.N.、Patrick Manson, M.D., L.L.D.、Colonial Surgeon, P.B.C. Ayers、C. Gerlach, M.D.、Wm. Young, M.D., C. M., 與 Ho Kai(何啟), M.B., C.M., M.R.C.S.。

[40] 在梅威令於 1889 年編印的結束報告中，這四科的名稱是全體闡微、全體功用、外科略詳及化學初階(頁 49, Photograph I: Copy of Official Diploma)。

立法會(Legislative Council)的會議廳作為試場，1886 年 5 月 13、14 兩日筆試，15 日口試，結果李荃芬獲得 74.6 分通過(其中解剖學一科 90 分)，陳呈槃獲得 70.5 分通過(其中化學一科 85 分)[41]。

考試通過後，1886 年 5 月 28 日舉行及格證書頒發典禮，特地選在兩名考生出身的中央書院禮堂進行，先由梅威令報告打狗醫學教育的情形，再由代理總督親自頒發證書並致詞；而三年前促成其事的政府秘書史釗域、此次的各位考官、海關稅務司，以及許多華洋名流都出席觀禮，香港《孖剌西報》(*Hongkong Daily News*)也以長達 2,500 字左右的篇幅報導頒證典禮的盛況 [42]。在稍早兩人考試時，香港《德臣西報》(*The China Mail*)已有大篇幅報導並且附登試題，表示:「終於有人系統性地嘗試對中國學生進行確實、詳盡而美好的醫學教育。[43]」

香港初試的結果顯示，梅威令的西醫教育計畫可說已經成功了一半。而此次師生三人香港之行所得不僅如此而已，還有兩項錦上添花的收穫，即香港商界可觀的捐款與新增一名學生。

兩名香港的學生成功通過初試，也獲得當地媒體熱烈的讚許，梅威令便把握機會在當地發起募捐，結果獲得怡和洋行(Jardine, Matheson & Co.)、太古洋行(Butterfield & Swire)、旗昌洋行(Russell & Co.)、義記洋行(Holliday, Wise & Co.)、仁記洋行(Gibb, Livingston & Co.)等十四家公司，

---

[41] *CMR,* no. 32 (1886). p. 45. Myers, 'Report … for the Two and a Half Years ended 30th September 1886.'

[42] *Hongkong Daily News*, 29 May 1886, p. 2. 在 Myers, *RSMES*, pp. 16-18, Appendix B 也收入此篇報導，但日期誤記為 1886 年 6 月 3 日。

[43] *China Mail*, 20 May 1886, p. 3, 'The Education of Chinese Medical Students.' 在 Myers, *RSMES*, pp. 14-15, Appendix A 也收入此篇內容。

以及史釗域、遮打(Catchick Paul Chater)、夏普(Granville Sharp)等二十名個人解囊相助，一共募得 1,170 元捐款，梅威令表示這筆錢很有助於減輕慕德醫院支持醫學教育的負擔[44]。

可能比獲得捐款更重要的是多得了一名新學生——吳傑模(Goh Kit-Moh)。他來自馬來半島的檳榔嶼，年 20 歲，祖籍福建海澄縣，家境富有，畢業於檳榔嶼的官立中學，英文能力非常優越，回華在傳教士所辦廣州博濟醫局的佛山診所學習了一段時間。吳傑模在香港的父親在報上讀到梅威令師生初試的報導後，向梅威令表達讓兒子來臺學醫的願望，而且所有食宿等費用都自行負擔[45]。

梅威令當然歡迎條件如此良好的學生，而吳傑模也很快準備妥當，和梅威令師生一起從香港到打狗。由於吳傑模先已有佛山診所學習的經驗，到打狗以後的學習進度很快，第一階段原本兩年的課程，他只費時一年兩個月讀完，便準備進行初試，但考試地點不在香港而是上海。

1887 年 7 月 12 至 16 日，吳傑模進行為期四天筆試與一天口試，地點在上海公共租界最高行政中樞的工部局會議廳，筆試為外科學、解剖學、化學與生理學四科，每天一科，口試則一天考完。考生只有一人，但由各國醫生組成的考試委員會卻有八人之多[46]，又特別請一位英國海軍軍醫專門在考場監督考生，可說相當嚴密。結果吳傑模通過初試，獲得評分為解

---

[44] Myers, *RSMES*, pp. 5, 43, Appendix L.

[45] Myers, *RSMES*, pp. 5, 19; *CMR*, no. 32 (1886), p. 48; Myers, 'Report ... for the Two and a Half Years ended 30th September 1886.'

[46] 考官名單：L. S. Little (主任委員)、W. J. Milles、Edward Henderson、F. J. Burge、Neil Macleod、C. Zedelius、R. A. Jamieson 與 L. Pichon。

剖學 70 分、外科學 70 分、化學 80 分、生理學 73 分，平均 73.25 分[47]。上海的《字林西報》(*North China Daily News*)報導吳傑模考試的經過與結果時，特地說明梅威令在打狗實施的西醫教育，是以他自己接受過的蘇格蘭西醫教育制度為基礎，而梅威令證明了在中國為中國學生進行英文西醫教育是可行的[48]。

吳傑模通過初試後，也有頒發證書的儀式，場面與觀禮人數甚至比在香港所辦者更為盛大。典禮於 1887 年 7 月 23 日下午在先前做為試場的工部局會議廳舉行，並由工部局總董伍德(A. G. Wood)擔任主席，出席者包含英、美、法三國總領事與丹麥領事，上海英國最高法院首席法官，以及當地最高級的中國官員上海道臺龔照瑗等高官名流。主席致詞表示，為遠在打狗慕德醫院附屬醫學校的一名學生所辦的這場頒證典禮，是上海沒有過的創舉，由於梅威令致力為中國培育中國人西醫的行動令人感佩，所以工部局樂於提供會議廳作為試場與舉行頒證典禮，相信觀禮者都樂見將來會有更多中國青年出現在同樣的場合等等。主席致詞後隨即邀請都身著學術袍服的梅威令與考試委員會主任委員李陀(L. S. Little)醫生兩人，以及美國總領事甘迺迪(John D. Kennedy)相繼致詞，上海道臺也透過翻譯發言表示祝賀[49]。

在上海期間，梅威令又獲得協助他醫學教育的捐款 448 元，數量遠不

---

47 *NCH*, 22 July 1887, pp. 102-103, 'Medical Education of Chinese in China.' 在 Myers, *RSMES*, pp. 19-21, Appendix C 也有此篇內容，收自 *NCDN*, 19 July 1887). 此項報導附有這次初試四科的考題。

48 *NCH*, 22 July 1887, pp. 102-103, 'Medical Education of Chinese in China.'

49 Ibid., 29 July 1887, pp. 127-129, 'Medical Education of Chinese in China – Presentation of Certificate.' 在 Myers, *RSMES*, pp. 22-24, Appendix D 也有此篇內容，收自 *NCDN*, 24 July 1887.

及前次在香港所得，但相對於香港捐款者全是外人，上海的捐款者絕大多數為華人，只有五名外人，卻有三十八名華人捐款，其中半數是洋行的買辦，半數則以店鋪名義捐款 [50]。

六、上海的複試

吳傑模從上海回到打狗，和李荃芬、陳呈桀一起修讀第二階段的課程。本階段的課程著重在分科實務，其中臨床醫學、外科手術與藥學都不是問題，慕德醫院的條件可以提供足夠的機會，但是產科學卻相當為難，上海的考官要求這科的通過標準，是學生至少要有五次接生的經歷，梅威令很清楚這在傳統而保守的打狗是相當困難的門檻。

他決定從打狗當地幫人接生的產婆下功夫，先邀請當地所有產婆到醫院中喝茶建立交情，向她們展示那具來自巴黎的解剖模型，還讓她們自行探索模型以破除她們原有的一些錯誤觀念，梅威令又主動表示願意為她們每星期上三次課，講解相關的醫學知識。結果梅威令接連為產婆們講了六個星期的課，雙方建立了相當的互信，他才提出希望學生有參與產婆接生的機會，並承諾每次給予產婆一些「謝金」(douceur)，好不容易終於讓每個學生達到了考官要求的門檻 [51]。

1888 年 7 月初，梅威令帶著三名學生抵達上海參加第二階段的複試，李荃芬、陳呈桀照規定學習已滿兩年，吳傑模則僅僅一年而已，這也許是

[50] Myers, *RSMES*, p. 43, 'Appendix L.'

[51] Myers, *RSMES*, pp. 7-8.

他的表現優異所致，但梅威令沒有說明原因。

由於複試相當著重醫學實務，進行的方式和初試也大有不同。一是考試科目增加為六科：產科學、內科學、外科學、西藥學、臨床醫學、救護與急救 [52]；二是考試委員會因此擴大為六組 [53]；三是考試場地也增加，除筆試與口試仍借工部局會議廳外，內科臨床在專治西人的公濟醫院(General Hospital)，外科與手術在專治華人的仁濟醫院，救護與急救則在工部局的空地舉行。考試日期從 1888 年 7 月 13 日到同月 21 日，長達九天。

考試的結果是三人都獲得通過，至於成績則以只修讀一年的吳傑模分數 72 分最高，其次是陳呈桀 64 分，李荃芬則為 60 分。複試和初試的成績平均後，也以只修讀兩年的吳傑模 72 分最高，陳呈桀 68 分、李荃芬 66 分。其中吳傑模的內科臨床與臨床醫學兩科還分別高達 90 分與 85 分 [54]。

1888 年 8 月 1 日舉行三人的及格證書頒發典禮，地點仍在工部局會議廳，也由該局總董伍德主持，冠蓋雲集的觀禮者更多於前一年吳傑模的初試頒證儀式，除上海道臺龔照瑗外，有英、法、德、美、比五國總領事與丹麥領事，江海關稅務司，以及考官等等。伍德在頒證給三名學生時，特地分別向三人表示，佩服他們能以英文修讀醫學課程並獲得通過；而穿著學術袍服出席的考試委員會主任委員韓德森(Edward Henderson)醫生也在

---

[52] 在梅威令於 1889 年編印的結束報告中，這六科的名稱是婦科接生、內科全書、外科全書、西藥總論及各科用器諸藝，至於救護與急救不計正式的考試科目(頁 49, Photograph I: Copy of Official Diploma)。

[53] 考官名單：Edward Henderson (主任委員)、R. J. Sloan、L. Pichon、D. J. Reid、R. A. Jamieson、C. Zedelius、W. J. Milles、H. W. Boone 與 F. J. Burge。

[54] *NCH*, 27 July 1888, p. 104-105, 'The Medical Education of Chinese in China;' 4 August 1888, pp. 137-138, 'Medical Education of Chinese in China.'

致詞時表示，自己要公開宣布，這三名通過考試的學生確實已是完全合格的內科醫生、外科醫生和產科醫生[55]。

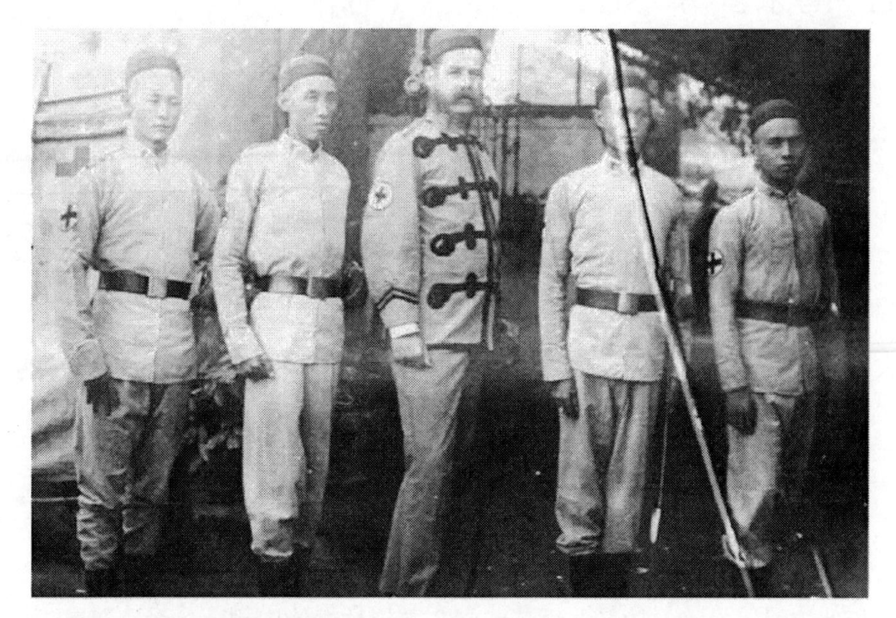

圖 7-2 梅威令及其醫學生(W. Wykeham Myers, *Report to the Subscribers to the Medical Education Scheme* (1889).

頒證典禮後，上海道臺龔照瑗於 8 月 3 日移樽就教到梅威令師生下榻處拜訪，總董伍德和醫生韓德森也在場。龔照瑗表示特意來感謝梅威令培養中國西醫的行動，並因聽說梅威令即將北上天津見北洋大臣、直隸總督李鴻章以尋求支持，龔照瑗還主動撰寫一封給津海關道臺的親筆介紹信，以方便梅威令到天津後的活動[56]。

---

[55] Ibid., 4 August 1888, pp. 138, 'Medical Education of Chinese in China.' 《申報》1888 年 8 月 2 日第一、二版，「領憑志盛」；8 月 7 日第一版，「書本報領憑誌盛事後」。

[56] Ibid., 4 August 1888, p. 123. 《申報》1888 年 8 月 4 日第二版，「致謝醫生」。

七、尋求李鴻章支持

其實，在前一年(1887)吳傑模初試通過後，梅威令已經北上天津見過了李鴻章。到當時為止，他以個人之力開辦西醫教育，已獲得一定程度的成功，當然希望能在傳統守舊的中國繼續推動或擴大這項新事業，若能獲得強有力的高官大吏支持，會比較容易見到成效，他的目標人物就是位高權重的北洋大臣、直隸總督李鴻章。

經由英國駐天津領事璧利南(Byron Brennan)的介紹，梅威令先見到李鴻章的英文幕僚羅豐祿，再於 1887 年 8 月底由羅氏引見於李鴻章。梅威令事先準備一份說帖，說明自己在打狗的醫學教育，以及鼓吹中國需要培養西醫人才，尤其是軍隊更急迫需要大量的軍醫，這顯然是針對掌握北洋軍隊的李鴻章而設定的說詞。梅威令在說帖中提出四項具體的建議：第一，授予他的醫學生適當功名，好讓他們在重視功名的中國社會受到尊重；第二，成立軍醫單位，並請李鴻章函囑臺灣巡撫劉銘傳辦理，梅威令願意承辦；第三，支持梅威令擴大醫學教育，招收更多學生學習；第四，請李鴻章給予梅威令適當的幕僚名義，便於辦事[57]。

李鴻章對這四點建議的反應如下：第一，同意只要三名學生通過複試，即授予功名及任職，又進一步希望明年學生通過複試後由梅威令帶到天津相見；第二，同意軍醫單位有其必要，並立即寫信給劉銘傳，對梅威令提供必要的協助；第三，對於擴大梅威令的醫學教育不置可否，而梅威

[57] Myers, *RSMES*, pp. 6-7, 25-30, Appendix E., 'English Version of Dr. Myers' Memorial to H. E. Li Hung Chang, when introducing the scheme to H. E.'s notice for the first time in August, 1887.'

令在考慮自己和慕德醫院的條件後，也自行取消了此議；第四，李鴻章在 1887 年 8 月 31 日任命梅威令為北洋大臣與直隸總督行轅的「醫學隨員」[58]。

獲得李鴻章上述的回應，梅威令滿意地回到打狗。不料劉銘傳另有打算，希望若成立軍醫單位，應就近設於臺北省城以便指揮運用，而非遠在南部的打狗。梅威令只能放棄創立軍醫單位的的目標，退而在自己能力可及的範圍成立一個「擔架救護班」(Stretcher Detachment)，因為至少需要四人，他只有三名學生，於是補上慕德醫院的配藥助手，也就是先前英文沒學好而放棄習醫的林璣璋，梅威令自豪地表示，其救護班的四名成員中竟然有三名是合格的醫生 [59]。四人在上課與工作之外，由梅威令教以各種救護知識與技巧，又請打狗當地曾任軍官的一名英人給予基本軍事訓練。經過將近一年的演練後，在上海複試最後一天(1888 年 7 月 21 日)下午五點半，在工部局空地舉行救護與急救演習，有眾多的中外群眾圍觀，梅威令師生五人身著卡其制服，配戴著紅十字臂章，進行各種傷患的救護演習[60]，這是歷史上在中國第一次公開出現紅十字標誌。8 月 1 日頒發複試及格證書典禮結束後，梅威令師生再度進行了同樣的演習，地點仍在工部局的空地。

---

[58] Myers, *RSMES*, pp. 7, 46, Appendix N; *NCH*, 9 March 1888, p. 267.

[59] Myers, *RSMES*, p. 7.

[60] *NCH*, 27 July 1888, p. 104-105, 'The Medical Education of Chinese in China;' Myers, *RSMES*, pp. 33-34, Appendix, F. 《申報》1888 年 7 月 22 日第二版「試演醫傷」，謂演習在河南路老巡捕房花園草地上舉行。同報 1888 年 7 月 28 日第一版「論梅威令醫生教習之認真」謂：「梅君率其徒三人，並有佐助者一人，合為四人，如法試演，奔救援拯，其捷如風，其應如響，其平日之教練認真，於此可見。觀該學生等之究心藝事，克底有成，亦足多焉，故與考諸醫生無不嘖嘖稱羨。」

1888 年 8 月 27 日下午，梅威令師生五人在天津北洋武備學堂的操場舉行第三次操演，李鴻章在大批文武官員簇擁下親自檢閱，還有許多天津外人在場，結束後李鴻章當眾慰勉梅威令，賞給 100 元獎金，並交代屬下安插三名學生任職[61]。天津這場盛大的操演是梅威令醫學教育活動的最高潮，多年的努力終於獲得權傾一時的李鴻章檢閱與獎賞認可，完全符合梅威令自己的期待，而且多家中外文報紙也大幅報導與評論，一切都可說是進行得很順利。不料，情勢卻突然急轉直下，三名學生的任職遲遲沒有著落，梅威令打聽的結果說是因為事無前例，需要從長計議，等了兩個多月後只好讓學生先回打狗，他自己到北京一趟，回天津後仍然沒有進展，事實是此後再也沒有結果，他辦了九年的醫學教育在達到顛峰時刻之後，李鴻章的鄭重承諾卻突然就此不了了之！

三名學生等候了將近一年沒有下文，只能另謀出路，但臺灣、香港與偌大的中國都無機會，結果是楚才晉用。正值開發北婆羅洲的英國北婆羅洲公司(British North Borneo Co.)招僱大批華工前往墾殖，急需華人醫生就地照料受傷染病的華工，待業中的梅威令學生成了最適合的醫生人選，1889 年 7 月間他們前往北婆羅洲[62]；兩三個月後，李荃芬寫信給梅威令報告近況，說自己負責一個有三十張病床的小醫院，也描述熱帶叢林常見的疾病等等，又說：「我要遺憾地告訴您，這裡的氣候與住民都比打狗還差！[63]」此後就再也沒有李荃芬和陳呈槃的音訊，不知是留在北婆羅洲或回到了中

---

[61] *NCH*, 7 September 1888, pp. 269-270, 'Tientsin;' Myers, *RSMES*, pp. 9, 41-42, Appendix K. 《申報》1888 年 9 月 4 日第二版「錄用醫生」。

[62] *NCH*, 1 June 1889, p. 667; 6 July 1889, p. 25. 《申報》1889 年 6 月 29 日第一版，「論人才之可惜」。

[63] *NCH*, 8 November 1889, p. 563. 李荃芬此信的內容由梅威令抄寫一份寄交《北華捷報》發表。

國或香港。至於吳傑模則轉往新加坡開業行醫[64]，他還成為孫中山的朋友，1900 年時曾經協助孫氏營救被新加坡當局拘禁的日本友人宮崎寅藏[65]，吳傑模在新加坡行醫之外，也積極參與華人各項社會事業，為 1902 年創建新加坡孔廟學堂的一名董事[66]，又是 1907 年創建義勇演武亭的捐款人之一[67]。

八、爭議、批評與結束

梅威令以個人之力進行的這項費時九年的醫學教育，可說是開始於臺灣，完成於香港上海，卻應用於南洋。在過程中既有許多掌聲與讚許，也有一些批評與質疑，加上還有報刊輿論的積極介入而推波助瀾，相當引人矚目。

給予掌聲與讚許者認為，梅威令願意以個人之力培育中國人西醫，實在是難得的仁心義舉，而且還是在中國以英語進行教與學，在當時更是不容易的事，他的創舉不僅證明在中國以英語對中國人實施西醫教育可行，而且西方醫學在中國的發展前景，以及中國人將因此在健康衛生上蒙受的

---

[64] 新加坡《海峽時報》(*The Straits Times*)1902 年 11 月 8 日第五版，'Parallel Cases'，報導在橋南路(South Bridge Road)開業的華人醫生吳傑模，由於未通報傳染病個案被當局罰鍰 100 元的消息。

[65] 顏清湟著、李恩涵譯，《星馬華人與辛亥革命》(臺北：聯經出版公司，1982)，頁 57-58。本條及以下兩條註釋內容，均為筆者新加坡友人莊欽永博士提供，謹致謝忱。

[66] 梁元生，《宣尼浮海到南洲：儒家思想與早期新加坡華人社會史料彙編》(香港：香港中文大學出版社，1995)，頁 122、124。

[67] 陳荊和、陳育崧編著，《新加坡華文碑銘集》(香港：香港中文大學出版社，1970)，頁 324。

巨大利益，都將明顯可待。讚許者將梅威令此舉視為此後一連串對中國逐一正面擴大效應的開端，因此香港與上海的商界、醫界、媒體與掌權者，許多人都樂觀其成，分別以前文所述的捐助經費、擔任考官、發表輿論、提供考場，以及舉行和參加頒證典禮等等行動，表達對梅威令西醫教育的支持；而且不只是西人如此，中國人如上海道臺、捐款的商人以及屢次刊登報導與評論的《申報》也都如此。

在紛紛叫好的聲浪中，卻有在華傳教醫生表達不同的意見，不過他們自稱並不是反對梅威令和他的西醫教育，而是認為這項教育的意義與成就被過度渲染了，尤其是上海著名的英文姊妹報《北華捷報》與《字林西報》(*North China Daily News*)，都以貶抑傳教醫生的作為來襯墊梅威令西醫教育的高度，這讓傳教醫生們不能不挺身而出維護自己的聲譽。例如 1887 年 7 月 22 日《北華捷報》報導吳傑模在上海的初試時，連帶批評各地傳教醫生對於中國學徒的訓練相當薄弱(feeble)，因為一者傳教醫生非常忙碌，再者只要學徒獲得入門知識，就被傳教醫生派往各地鄉村販售藥品與分發傳教書刊 [68]。一年後的 1888 年 8 月 4 日《北華捷報》又以社論大篇幅頌揚梅威令的醫學教育，認為這可能成為改變中國的先驅行動，並再度提及中國各地的傳教醫生雖然也有訓練學生的零星舉動，但是他們的目的是拯救靈魂甚於醫治身體，因此總是以訓練出可以配藥或治療小病的學徒為已足，比不上梅威令是以培育達到高標準可以有效行醫的學生為目標等等 [69]。

《北華捷報》這篇社論一出版，上海美國聖公會同仁醫院的傳教醫生

---

[68] *NCH*, 22 July 1887, pp. 102-103, 'Medical Education of Chinese in China.'

[69] Ibid., 4 August 1888, pp. 121-122, Front Page.

文恆理(Henry W. Boone)同一天就撰寫篇幅比社論更長的一篇投書，《北華捷報》也在同月 10日予以刊登，卻加上了「同行相嫉」(Professional Jealousy)的標題。文恆理先表明自己是參與梅威令學生複試的考官之一，也說那些學生的表現的確值得嘉許，但對於上述社論貶低傳教醫生的觀點不能苟同，接著就細述多年來各地傳教醫生教育中國學生的種種事實；文恆理還說，相信梅威令必然不樂見此種以貶低別人來墊高自己的作法 [70]。

應當就是文恆理投書的緣故，稍後梅威令在編印其醫學教育的結束報告中，雖然收入了 1888 年 8 月 4 日的《北華捷報》社論作為附錄之一 [71]，卻刻意刪除了其中批評傳教士的內容。但是，梅威令自己在結束報告中對在華傳教醫生的各種努力表示讚佩時，不知何故卻又指稱他們只是教學生一些使用藥物和儀器的簡易知識而已 [72]。這種說法引起另一位傳教醫生的批評，認為他「在不知不覺中採取了和特定報刊同樣的論調」[73]，儘管這位批評的傳教醫生表示不願明指是哪家報刊，應該就是指《北華捷報》了。不過，這位批評者基本上還是肯定梅威令的努力與成就，也祝福他的學生能有收入豐厚的前途。

批評者不只傳教醫生而已，還包括一位曾任海關醫生的梅威令同行，也是他熟識並且擔任李荃芬與陳呈桀香港初試考官之一的萬巴德(Patrick Manson)。1887 年 10 月 1 日，萬巴德在他主持的香港華人西醫書院(Hongkong College of Medicine for the Chinese)開學典禮的致詞中，將梅威

---

[70] Ibid., 10 August 1888, pp. 167, 'Professional Jealousy.'

[71] Myers, *RSMES*, pp. 39-40, Appendix, H.

[72] Myers, *RSMES*, p. 1.

[73] *CMMJ*, 3:3 (September 1889), pp. 120-122, S. R. H., 'Review: Report to the Subscribers of the Medical Education Scheme, by W. Wykeham Myers.'

令和較早的合信(Bejnamin Hobson)、嘉約翰(John G. Kerr)以及同時的馬根濟(John K. Mackenzie)三人相提並論，認為他們致力於華人醫學教育令人敬佩，但批評他們單槍匹馬的個人行動成果很有限，他們的「小」學校完全仰賴一個人的健康、精神、隨心所欲(caprice)與生命，隨時都可能中斷消失[74]。

萬巴德的批評還算是客氣的。1888 年 8 月 13 日的香港《德臣西報》出現了簡短卻直率的嚴厲批評。該報在評論香港西醫書院第一次初試的成績時，得意地宣稱遠東未來的醫學教育必須依賴香港才有的各科醫學專家，又說：「我們無法理解在一個不可能聚集各科專門教師的地方所進行的教育方法，[...]一個人不能自以為甚麼都可以教的，即使他有的是時間。[75]」可是，兩年前(1886)當梅威令兩名學生在香港通過初試時，《德臣西報》還如前文所述對他大表讚揚：「終於有人系統性地嘗試對中國學生進行確實、詳盡而美好的醫學教育。」不料時隔兩年後，卻翻轉為負面的批評了，難怪一直對梅威令相當友善的《北華捷報》主編公開為他打抱不平：「對此最好的回應是：梅威令的學生就是在香港通過初試的，而且考官正是《德臣西報》所指稱的遠東僅有的那些各科醫學專家。[76]」

梅威令當然很在意萬巴德批評和《德臣西報》嘲諷的「一人教學法」(one-man system)，也在他編印的結束報告中大力反駁，他認為只要這種方式確實能讓學生獲得所有應該有的各科知識，就沒有甚麼可以苛責的，尤

---

[74] *The China Review*, 16:2 (1888), pp. 65-73, Patrick Manson, 'The Science and Practice of Western Medicine in China – An Inaugural Address, delivered at the opening of the College of Medicine for Chinese, Hongkong (October 1st 1887).

[75] *The China Mail*, 13 August 1888, p. 3, 'Hongkong College of Medicine for Chinese.'

[76] *NCH*, 15 September 1888, p. 291.

其是他的教學採用個別指導的方式(tutorial method)，師生之間維持長期而密切的關係，這比起西方醫學教育通常採用班級上課的演講方式(lecture system)更有助於學習，也更適合於正在起步初期的中國西醫教育；梅威令說事實勝於雄辯，就結果而言，他的學生經過初試與複試共十五位(應是十八名)獨立而卓著的考官考驗合格，其醫學知識水準是一點也不容置疑的[77]！

1888 年與 1889 年之交，梅威令久等不到從李鴻章來的音訊，決定停止進行了九年的醫學教育。他的決定還不失為明智之舉，因為在這九年間中國西醫教育的情勢已經大有轉變，各地醫院先後開辦醫學校[78]，其中對梅威令的醫學教育最有影響的是以英語教學的南北兩個學校：

南方的香港華人西醫書院成立於 1887 年，網羅十五、六名教授，開設將近二十門科目，並提供獎學金，又以新穎的雅麗氏紀念醫院(Alice Memorial Hospital)作為教學醫院，其招生廣告上還標榜：「香港總督贊助」(under the auspices of the Governor of the Colony)[79]。這所西醫書院的成立意味著梅威令難以再從香港招徠學生到打狗學醫了。

北方的天津傳教醫生馬根濟獲得李鴻章支持，在 1881 年 12 月成立「醫藥館」，從撤回的留美學生中挑選八人作為第一班醫學生，學習三年，學成後分發北洋陸海軍擔任軍醫，也獲得九品官等與更高的虛銜；醫藥館在

---

77 Myers, *RSMES*, pp. 10-11. 梅威令計算的考官人數，應該是忘了上海複試新增的三人。

78 關於這段期間中國各處醫院附設醫學校的情形，參見 K. Chimin Wong and Wu Lien-Teh, *History of Chinese Medicine* (Shanghai: National Quarantine Service, 1936), pp. 436-462, 'Period 1880-1885' 與 pp. 463-505, 'Period 1886-1893'。

79 *NCH*, 15 September 1888, p. 310, advertisement, College of Medicine for Chinese, Hongkong.

1883 與 1884 年又招收第二、三班學生[80]。這種情形很清楚地顯示，當梅威令在臺灣開始醫學教育不久，李鴻章已經著手培育自己的北洋西醫，也具體支持特定的外人西醫，而梅威令或許不瞭解箇中內情，還一直企圖要攀附李鴻章，結果只能得到敷衍推托的回應。

香港華人西醫書院與天津北洋醫藥館都在體制內，得到掌權者的贊助支持，學生、經費與師資都不成問題，而梅威令只憑個人獨力奮鬥，又僻處於資源不足的打狗，實在沒有與人競爭的條件，他盱衡情勢後只能結束自己的醫學教育活動。

結 語

當梅威令的臺灣本土學生無法克服學習英文的困難而放棄習醫，他改為尋求香港學生來臺就讀時，臺灣最早的西醫教育已產生關鍵性的改變，本來是專為改善臺灣醫療情況而開辦的西醫教育，從此轉變方向為培養中國人西醫，這種轉變可以從此後梅威令的言論與報告中，都著眼於中國而不再限於臺灣得到驗證。

梅威令並未完全排除臺灣的因素，事實也無法排除，因為這項教育就是在臺灣進行的，但是除了最初的開辦動機和實施的地點這兩者以外，很難再說這項西醫教育和臺灣還有甚麼緊密的連結，或者對臺灣產生了甚麼具體的影響。李鴻章函請劉銘傳協助梅威令在臺試辦軍醫制度，本是一個

---

[80] *CMMJ*, 1:3 (September 1887), pp. 100-106, J. Kenneth Mackenzie, '"Viceroy's" Hospital Medical School.'

深化與擴大臺灣西醫教育與事業的契機，也可以讓梅威令的西醫教育多少回歸到以臺灣為主體的初衷，結果劉銘傳在臺北而梅威令在打狗的空間距離(很可能這也只是表面的藉口)，阻斷了這樣的機會。即使梅威令的擔架救護班包含了一名本地的成員，也只是為了湊足必要的人數而已，儘管這名臺灣人在上海的演習中獲得主考官的口頭獎勵，也在天津的演習後得到李鴻章賞給北洋五等獎章，但是對照李鴻章無意實踐對三名養成醫生的任職承諾，最終導致楚才晉用的後果，這些口頭獎勵與北洋獎章都輕若鴻毛了。

無論如何，梅威令開辦的臺灣最早的西醫教育培養出三名合格醫生，這是不能否認的歷史事實，也證明此項教育本身是成功的，卻也留下了不少的遺憾：第一是沒有臺灣本地的學生就讀，或者說本地學生不到半途即廢；第二是養成的西醫沒有機會留在臺灣工作；第三是甚至連這項西醫教育都無以為繼，也沒有對臺灣後來的醫學教育產生影響。對臺灣而言，這可說是一項過早來到的全英語西醫教育。

8

廣州女傳教醫生賴馬西與明心書院

緒 言

賴馬西(Mary West Niles, 1854-1933)於 1882 年自美國來華，在廣州生活長達四十六年，直到 1928 年才退休回美。在廣州將近半世紀期間，她先任職於博濟醫院，是該院第一位女醫生，但於 1899 年辭職改為直接向中國婦女傳教，並在所屬美國長老傳教會反對的不利情況下，自行辦理為盲女而設的明心書院，從 1891 年創立時只有四名學生並租借校舍，到 1913 年時有一三〇名學生並建有寬敞的校舍，成為基督教界在華規模最大的盲人學校。

賴馬西何以來華？她在博濟醫院的工作情況如何？她何以會放棄高度專業形象地位的博濟醫生職務，改為直接向中國婦女傳教？傳教會為何反對她辦理明心書院？她又如何堅持辦理明心書院，並終於獲得斐然的成果？這些都是令人好奇而值得一探究竟的問題。

一、賴馬西來華的背景

1854 年 1 月 20 日，賴馬西出生於威斯康辛州的沃特鎮(Watertown, Wisconsin)，當地是她父親向印地安人傳教的地方。賴馬西的祖父、父親和兩名兄弟都是美國長老會的牧師，這樣的家庭環境培養了賴馬西成為傳教士的志向。她出生幾年後全家搬回東部紐約州的斯圖本郡(Steuben County)，她的父親先後擔任當地兩個長老教會的牧師。1875 年賴馬西從紐約州的艾密拉(Elmira)學院畢業，前往紐約市在公立學校教了三年書，再進入紐約婦幼醫院(New York Infirmary for Woman and Children)附設的女子醫學院(New York Medical College for Women)學醫，至 1882 年畢業 [1]。賴馬西未及行醫，即獲得長老傳教會派遣，在 1882 年 6 月出發來華，而於同年 10 月 19 日抵達廣州。

醫藥治病、印刷出版和學校教育三者向來是基督教輔助傳教的工具，十九世紀初年基督教傳教士開始來華後，早期傳教士馬禮遜、郭實獵等人也從事一些醫藥活動，從 1834 年的伯駕(Peter Parker)起，開始有專業醫生身份來華的傳教醫生，但都是男性，因為十九世紀前期從歐美到海外異教徒國家傳教，是相當辛苦並多少有冒險成分的工作，所以是男性專有的事，女性則在其國內捐助或從事宣傳等支持輔助角色，或者以助理傳教士身份隨著傳教士丈夫而來等等；同時，到 1850 年為止，歐美各國的醫生工作也

---

[1] 關於賴馬西來華前的早年經歷，參見 *Ming Sum School for the Blind, Fong Tsuen, Canton, China, 1889-1939* (Hong Kong: Printed by the Standard Press, 1939), p. 13, 'Outstanding Events in the Life of Mary W. Niles.'

是男性的專利，美國直到 1847 年才有第一位獲准入醫學院的女生。就是從十九世紀中葉開始，歐美女性的自我意識普遍覺醒，她們不再甘於只是賢妻良母的角色，而要對社會有直接而更大的貢獻，在傳教方面也是如此，女性不願只是配角，而要進一步到海外直接傳教，並喊出口號：「婦女為婦女工作」(Woman's Work for Woman)，於是 1860 年紐約成立了全部由婦女組成的「女公會」(Women's Union Missionary Society of America)傳教團體，派遣自己的女性傳教士，而傳統以男性為主的各傳教會為順應女性爭取自己當家的趨勢，從 1869 年起陸續在內部成立半獨立運作的女性傳教部門，並派遣女傳教士到海外，和男傳教士一起工作[2]。這種風氣很快地促成女傳教醫生的東來。

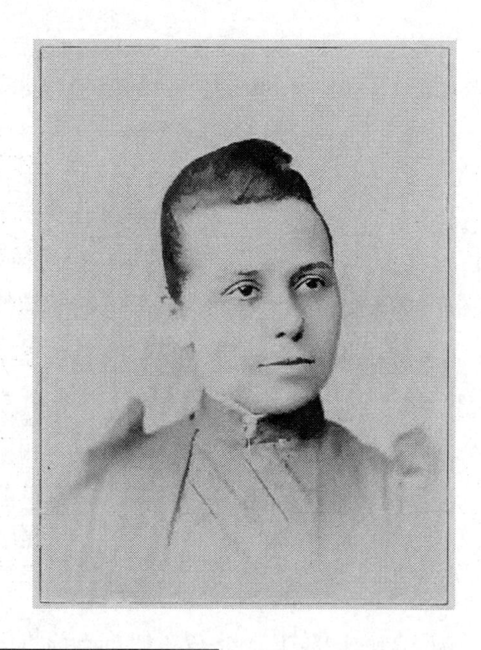

圖 8-1 賴馬西像

[2] 歐美女性來華傳教士的概略，參見 Kenneth S. Latourette, *A History of Christian Missions in China* (Taipei: Ch'eng Wen Publishing Co., 1975, reprint), pp.394-395.

在中國的男性傳教士和醫生也認為，在講究男女有別、男女授受不親的傳統中國社會，女傳教醫生應該會受到中國婦女(尤其是上層社會婦女)的接受和歡迎，可以爭取到不讓男性傳教醫生看病的大量中國婦女，這必然有助於傳教工作。於是從 1873 年第一位女傳教醫生來華，到 1882 年賴馬西抵達以前的九年間，共有各傳教會派遣的十三名傳教女醫來華，分佈在北京、九江、福州、芝罘、天津、汕頭、登州和張家口等地 [3]，賴馬西則是第一位到廣州的傳教女醫。

二、博濟醫院第一位女醫生

賴馬西的四十六年廣州歲月，可以 1898、1899 之交分為兩個時期，在此以前她是博濟醫院的醫生，以醫療協助傳教，在此以後則辭去博濟職務，投身直接傳教與經營明心書院，直到 1928 年退休回美國，五年後於 1933 年 1 月 18 日過世，享年七十九歲。

賴馬西於 1882 年 10 月 19 日抵達廣州後，到 1885 年初正式任職博濟前的兩年多期間，主要在努力學習中國語文並協助博濟的醫療工作。事實她抵達廣州時距離年底不過四十來天而已，但博濟醫院的 1882 年年報中已有感謝她屢次協助博濟的聲明了 [4]。在 1883 年和 1884 年的博濟年報中，賴馬西的名字也分別出現多次，包括感謝她在治療婦產科各種病例上的大

---

[3] 這十三名最早來華的傳教女醫，參見 *CMMJ*, 1:2 (June 1887), pp. 46-59, J. C. Thomson, 'Medical Missionaries to the Chinese.'

[4] *RMMSC, 1882*, p. 5.

力幫忙 [5]，有如主持博濟的嘉約翰(John G. Kerr)所說：

> 「本年(1883)中賴馬西醫生掌理婦女病房好幾個月，病人都很高興有個同性別的女醫生，便於訴說自己的病情；中國上層婦女寧可忍受極大病痛，也不願意接受現代醫學必要的診斷與治療；由於我們對本地人身體機能的極度不瞭解，以及他們多數家庭婦女成員與外界隔絕和謹慎的態度，讓女醫生在中國有無限發揮的空間。[6]」

嘉約翰接著說，這年賴馬西協助進行了兩個卵巢腫瘤的手術，此外也在婦女生產和外科手術方面盡力幫忙 [7]。事實博濟醫院並非賴馬西所屬長老會的醫院。早從伯駕主持的時期起，博濟就是「在華醫藥傳教會」(Medical Missionary Society in China)的產業，這個團體先和屬於美部會的伯駕合作，伯駕離華後再和長老會的嘉約翰合作，由長老會供應傳教醫生並負擔其薪水，至於醫院建築、設備、藥品、助手及經費等等都由在華醫藥傳教會負責。

1885 年 1 月 29 日，博濟醫院的管理委員會在年會中通過決議，任命賴馬西為博濟的女醫生，委員會認為賴馬西可以提升醫院為中國病人治病的效率，也能減輕主持博濟的男醫生工作負荷，委員會同時決定新建女病房，容納預期中會因賴馬西的任命而增加的女病人 [8]。

---

[5] *RMMSC, 1883*, pp. 5, 7, 8, 10, 17, 18, 19; ibid., *1884*, pp. 7-8, 9, 11, 15, 16.

[6] Ibid.,*1883*, p. 10.

[7] Ibid., pp. 17, 18, 19.

[8] *RMMSC*, *1884*, p. 7.

進入博濟醫院後，賴馬西的工作相當繁重忙碌，從她的檔案和博濟醫院的年報中，可以瞭解她的工作包括醫療和相關工作兩類。醫療工作有：(一)婦幼門診、手術與住院，(二)在各地診所門診，(三)前往病家出診，(四)各地巡迴醫療，(五)在博濟附設醫學班教學；至於相關工作則是：(六)主持博濟基督徒進德會，(七)主持博濟女子日校，(八)主持明心書院等。

博濟醫院的日常作業是門診、手術、教學各兩天：門診在星期一、五，手術在星期二、四，教學在星期三、六，而星期天則是禮拜日。博濟的門診、住院與手術病人數量，可以從以下每隔五年的三個年度情形略窺一斑：

		1885	1890	1895
門診	男性	8,343	16,193	21,633
	女性	2,481	4,544	6,558
住院	男性	506	918	1,286
	女性	215	407	418
手術	男性	(合計)1,505	1,392	1,142
	女性		712	720

上表顯示，門診的女性大約都是男性的三成；住院的女性比例較高，是男性的四成或高一些；動手術的女性比例更高一些，1885 年的數目是男女合計，1890 和 1895 年手術的女性分別超過男性的一半和六成。雖然婦女與兒童的病人數量明顯少於男性，但賴馬西還有男醫生所無的另外三項工作：開設診所門診、前往病人家中出診，以及在廣州以外各地巡迴醫療。這三項工作的目的都在深入中國人社會甚至家庭中，醫治男性傳教醫生無法接觸到的女病人，同時尋找適當的機會傳播基督教福音。賴馬西先後在十三甫、四牌樓和花地三個地方開設診所，每星期勻出兩個半天在診所工作。其次，賴馬西經常應邀到病人家中出診，例如 1889 年的博濟年報記載，這年她和助手共出診 275 次，其中有 68 次助產：正常分娩的只有 8 次，有 4 次在她到達前產婦已經死亡，10 次在她到達前已經生產，還有 21 次需要

動手術，包含 14 次動用產鉗夾出嬰兒等等 [9]。賴馬西在 1892 年博濟年報中的一段描述，很能表達她出診助產行動的辛苦：

> 「助產工作是我所有任務中最辛苦的一種，這些病例要花費比其他醫療更多的時間，而且很可能是在半夜或其他最不方便的時刻。這年中有六次前往鄉村助產，到馬涌(Ma Chong)那次去程一半乘船、一半坐轎，回程則是乘船，那是一趟漫長累人的半夜趕路。另一趟到碧江(Pik Kong)的路程，雇了一艘蒸汽小船，卜麗思(Bliss)女醫生好意陪著我去並協助，我們從晚上九點出發，直到第二天早上八點才回家。[10]」

賴馬西有時也進行每次一兩個星期的巡迴鄉村義診兼傳教。例如 1887 年時她三度進入鄉村地區醫療，共費時六週 [11]。1896 年她又前往三寧和延平兩地向當地婦女傳教和義診 [12]。

以上這些賴馬西在博濟醫院的各項工作，雖然繁忙辛苦，但她盡力而為也很有成就，獲得許多人的讚賞，就在她正式負責博濟的婦幼部門滿一年後，代理嘉約翰主持博濟的湯姆森(Joseph C. Thomson)、博濟管理委員會，以及從美國回到廣州的嘉約翰等人，都不約而同在 1885 年的年報中讚揚她，甚至連讚揚的用詞都相當一致，說她盡責、有效率、有活力及熱忱

---

[9] Ibid., *1889*, pp. 27, 29.

[10] Ibid., *1892*, p. 40.

[11] Ibid., *1887*, p. 33.

[12] BFMPC/CH, v. 51, Canton Reports, 'RAPMC, 1896.'

等等[13]。

又過了五年，在1889年的在華醫藥傳教會年會中，一位從1843年起就來華的前輩傳教醫生瑪高溫(Daniel J. Macgowan)，針對賴馬西經常出診到鄉村助產的工作說：

> 「賴馬西醫生平均每週一次在晚間到偏遠地方的髒亂小屋中為人進行接生或子宮手術，這比其他人醫療工作的總和，更能消弭中國人對外國人的敵意。[14]」

在一般百姓以外，賴馬西也有不少機會接觸上層官員，她剛到廣州不久的1884年，已應邀為廣東巡撫和廣東布政使的妻子醫病[15]。在1889年的佈道站年報中也說:「賴馬西醫生應邀到幾乎所有廣東高級官員的家中看診，醫學技術也因此為傳播基督教打開了許多關閉著的大門。[16]」

除了賴馬西自己努力工作和贏得讚許，到1894年為止美國長老傳教會又增派兩名女醫生到博濟醫院工作。一切看起來都很順利，不料賴馬西卻在1898年底辭職了。在1898年10月29日召開的廣州佈道站會議中，她提議請佈道站同意自己從博濟醫院辭職，回歸到佈道站擔任醫療和傳教工作；而佈道站也通過接受了她的提議[17]。博濟醫院隨後在1899年1月中

---

[13] *RMMSC, 1885*, pp. 7, 8, 9.

[14] Ibid., *1889*, p. 9.

[15] BFMPC/CH, vol. 52, China Reports, 'Report of the Canton Mission for the Year Ending December 31, 1884.'

[16] *RAPMC, 1889*, p. 29.

[17] BFMPC/CH, vol. 50, Canton Minutes, A. A. Fulton to F. F. Ellinwood, Canton, 29 October 1898, 'Minutes of the Annual Meeting of the Canton Mission, for 1898.'

舉行的年會上決議：接受賴馬西的辭職，並感謝她過去在博濟的工作，同時任命另一位長老會的女醫生富馬利(A. A. Fulton)繼任博濟的女醫生[18]。

離開博濟是賴馬西在華生涯的巨大改變，放棄高度專業形象並常有機會與高官往來的博濟職位不是容易的事。在二十世紀前期擔任博濟醫生和院長的嘉惠霖(William W. Cadbury)，在他著名的《博濟醫院百年》(*At the Point of a Lancet: One Hundred Years of Canton Hospital, 1835-1935*)書中說，賴馬西是為了將全部時間都用在自己創辦明心書院而辭職[19]。這種說法似乎言之成理，以嘉惠霖的身份這麼說也很有權威性，因此後來關於賴馬西的研究都追隨他的說法，但事實並非如此單純。

賴馬西離開博濟醫院改為直接傳教的原因有些曲折。在他辭職的一年八個月前，賴馬西於 1897 年 2 月寫信回美向長老傳教會要求，讓她從在博濟的診金收入中每月支取 32 元，租用位在博濟旁邊一戶寬大的新建房屋，作為她自己的住屋、明心書院的校舍，還有多餘空間分租給博濟醫學班的幾名女生住宿，其中明心的部分由書院經費自付，如此她便於兼顧博濟的工作和照料明心書院[20]。博濟醫院本來是免費醫療，自 1880 年代開始向病人收費後，診金收入由長老傳教會和在華醫藥傳教會分享，長老會得到的一部份並不歸於醫生個人，而是作為廣州佈道站經費的來源之一，賴馬西認為這 32 元是她在博濟為長老傳教會掙得的收入，其中包含她在夜間辛勞出診的代價，因此她認為傳教會應該會同意才是，而且廣州佈道站也已

---

[18] *RMMSC*, 1898, p. 9.

[19] William W. Cadbury and Mary Hoxie Jones, *At the Point of a Lancet: One Hundred Years of Canton Hospital, 1835-1935* (Shanghai: Kelly & Walsh, 1935), p. 150.

[20] BFMPC/CH, vol. 38 (1897), no. 21, M. W. Niles to F. F. Ellinwood, Canton, February 16, 1897; ibid., no. 44, M. W. Niles to F. F. Ellinwood, Canton, 27 May 1897.

經同意了她的要求，沒想到卻遭到傳教會的駁回，理由有兩點：一是佈道站年度預算中沒列這筆錢，二是她花了太多精神力氣在明心書院上，傳教會秘書勸告賴馬西，希望她專注於自己熱愛的醫療工作，不要分心於其他如明心書院的事[21]。

秘書的上述說法讓賴馬西非常意外也很不服氣。首先，所謂預算中沒列這筆錢，同一時間博濟的男醫生關約翰(John M. Swan)申請以他的診金收入購買一副顯微鏡，也未列在預算中，傳教會卻同意了，如此因人而異讓賴馬西覺得不平。其次，秘書要她專注於自己熱愛的醫療工作，不要太分心於其他事務，賴馬西回答：「我的第一也是主要的信念，不是醫療工作，而是帶領人們信奉基督。[22]」事實賴馬西先已簽約租下那戶大房屋，她和明心書院也都已經遷入了，而每月 32 元的房租超過她月薪 50 元的一半，傳教會既然不准她動用公款，她決定要自助天助離開博濟去想辦法籌措。

賴馬西辭職的又一個原因是博濟醫院的人事問題。博濟一向由嘉約翰主持，1884 年關約翰加入以後逐步改變，關約翰從原是嘉約翰的助理，到兩人共同管理，關約翰進一步單獨負責日常院務，架空了嘉約翰的權力，而且兩人對醫療的理念不同，彼此的個性差異也很大[23]。賴馬西一向受嘉約翰的照顧指導，並長期住在嘉約翰的家裡，因此很感念嘉約翰，也對關約翰的咄咄逼人，企圖取代嘉約翰的態度很不以為然，1894 年時賴馬西就

---

[21] Ibid. 筆者未能在長老傳教會中查得秘書駁回賴馬西的信，但賴馬西於 1897 年 2 月 16 日寫給秘書的信中引述了秘書的話。

[22] Ibid.

[23] 關於關約翰和嘉約翰兩名醫生間的爭執不合，詳見 Sara Tucker, 'The Canton Hospital and Medicine in Nineteenth Century China 1835-1900' (Ph.D. dissertation, Dept. of History, Indiana University, 1982), pp. 204-283, 'Growing Professionalism, Diversity and Partial Disintegration, 1880-1900.'

曾寫信給傳教會秘書，認為如果博濟不需要兩名男性醫生，應該將關約翰調離博濟才是，她還說在華醫療傳教會肯定會贊同自己這個主張，除非他們被關約翰給誤導矇騙了[24]。

可是，事情的發展並不如賴馬西的希望一般，就在 1899 年博濟醫院管理委員會的年會接受她辭職的同一個場合，宣布了關約翰是博濟唯一主持醫生的消息，也就是說嘉約翰不再是醫院的負責人之一[25]。事先完全不知情的嘉約翰也立刻聲明辭去醫生一職[26]，結果他和賴馬西兩人同時離開了博濟醫院。

三、寧當一般傳教士

從 1899 年初開始，賴馬西在廣州的生活主要有三個面向：傳教、醫療和明心書院。在傳教工作上，她主要是巡迴各地向婦女傳教；在醫學活動方面，她自行開設幾家診所看病，也在學校教婦產學與生理衛生，並且翻譯出版醫書；在明心書院方面，校務逐年發展，聲譽提高，獲得捐款增加，賴馬西操持校務也從勉強維持轉為改善提升。本節先討論她的傳教與醫療活動兩者，下節則專門探討明心書院。

---

[24] BFMPC/CH, vol. 28, no. 31, M. W. Niles to F. F. Ellinwood, Canton, 23 April 1894.

[25] *RMMSC, 1898*, p. 8.

[26] BFMPC/CH, vol. 51, Canton Reports, 'ARCM, 1899.'

(一) 傳教活動

從城市大醫院的醫生變成鄉村巡迴傳教士，要適應這兩種相去甚遠的角色轉換肯定不容易，但是賴馬西身體力行自己的新角色。她傳教的對象是廣東婦女，方式則以在各地鄉村巡迴傳教為主，她描述自己的工作情形說，由於氣候的因素，每年只有六個月適合前往廣州以外的鄉村傳教，她在那六個月中和另位女傳教士(Lucy Durham)配合，每人每月輪流下鄉半個月巡迴傳教，賴馬西負責帶領在順德和東莞等地的八名聖經婦女(Bible woman)工作，以及照料在大良的一間女生日間學校，這些聖經婦女是佈道站雇用的女基督徒，分別在各地向婦女講解聖經、勸人信教，找人參加禮拜聚會等等，賴馬西在各地活動時都由這些聖經婦女陪同，主持女性參加的聚會、建立主日學，以及拜訪當地人家等等，她說自己所到之處，不論家庭或教堂都有許多民眾在場聽講，在等候搭船時是很好的向女性講道，並邀請她們到教堂的時機[27]。賴馬西經常訪問的一個特殊地方，是廣州東邊約四公里外的痲瘋村落，她每個月到痲瘋村一次，在當地的長老會教堂裡，她和一位聖經婦女安和(Un Ho)一起主持聚會，安和是一位失明的痲瘋病人，賴馬西說前往痲瘋村的路途並不方便，但每次看到當地主日學成員歡迎她的笑臉，她就覺得有所回報了[28]。

在賴馬西的檔案中，類似上述巡迴傳教的記載很多，以當時的交通和生活環境而言，一次下鄉長達半個月，不會是舒適方便的工作，她卻樂此

---

[27] Ibid., vol. 54, Canton Reports, Report of Mary W. Niles, Canton, September 1906.

[28] Ibid., Canton Reports, Report of Mary W. Niles, Canton, September 1906. Lucy Durham 是 1902 年從美國來華的義務傳教士，自己負擔所有旅費與生活費，直到 1910 年時成為編制內的傳教士，她和賴馬西想法一致，不但樂於下鄉巡迴傳教，也成為賴馬西辦理明心書院的左右手。

不疲。她在 1902 年 12 月 1 日寫回美國的信上說：

「這些年來沒有人比我更努力於請求派來女傳教士到鄉村工作，因為我們急需要這樣的人手。女傳教士在這種類型的工作上有無限的成功機會，如果有一些女傳教士完全奉獻在鄉村巡迴傳教上，我將誠摯地感恩。[29]」

在 1909 年 2 月 11 日的另封信上，賴馬西強調：「我認為巡迴傳教最為重要，廣州佈道站至少應有三名女傳教士完全做這方面的工作。[30]」可以說，她一方面大力提倡鄉村巡迴傳教的重要性，一方面努力實踐自己的這種新工作。

(二) 醫療活動

離開博濟醫院後，賴馬西自己開設診所為中國人看病。在第一年(1899)中，她到病人家裡出診 263 次(其中新病例 144 次)，在診所的門診 162 次，在巡迴傳教中看診 568 次(全部是新病例)，在四牌樓新開診所兩個月看診 406 次，合計這年賴馬西看診 1,399 人次，其中新病例 1,062 人次 [31]。問題是她既然離開博濟改為直接傳教，為何又自己開設診所看病？原來賴馬西成為一般傳教士後，雖然仍有相同的薪水可領，但是工作上若需要用錢，就得自己想辦法。賴馬西這種情形不是唯一的特例，長老傳教會也不是唯

[29] Ibid., vol. 43, no. 86, M. W. Niles to F. F. Ellinwood, Canton, 1 December 1902.

[30] Ibid., vol. 50, no. 12, M.W. Niles to A. J. Brown, New Berlin, 11 February 1909. 寫這封信時，賴馬西正返美休假。

[31] Ibid., vol. 51, Canton Reports, 'ARCM, 1899.'

一如此做法的傳教會，因為傳教會的經費總是有限，而有些傳教士充滿熱忱，積極開拓新的工作項目，但是開辦醫院或學校等等都需要錢，傳教會不願意負擔過重，也不可能有求必應，便希望經費問題盡量就地解決，於是傳教士或向當地的外國人募款，或由傳教士自己各憑本事，而賴馬西憑的就是以醫學專業為中國人看病收費。

她的收費標準是每次到病家出診收 3 元，轎費和藥費另計；到診所門診者則收 1 元，若是各學校的學生看病則是免費 [32]。事實上大多數是免費的病人，例如 1907 年賴馬西的門診病人超過 300 人，但只有少數是付費的，大多數是免費的學生 [33]。但是，賴馬西自行開業收費和先前在博濟醫院任職時的診金不同，在博濟的收入她無權支配，自行開業後的收入則全部由她管理，用於各項傳教工作支出。主要的支出項目是中國助手的工資和診所的房租，1906 年 8 月 27 日賴馬西寫信給傳教會秘書談經費情況，說是過去一年自己的經費需求都還能應付，而解決之道就是她為中國人看病的收入；她雇有七名聖經婦女和一名出售傳教書刊的人，傳教會只負責這些人的房租和巡迴旅費，賴馬西自己得承擔她們的薪水；另外，傳教會同意她雇用兩名醫生協助看病，但這兩人的薪水同樣必須由她自行負擔 [34]。一年以後，賴馬西在 1907 年 9 月 1 日撰寫的當年度工作報告中也說，她依賴看病的收入來支付診所的租金、中國助手莫醫生(Dr. Mo)的薪水、抄寫修訂醫書內容的人工資，還有她手下那些聖經婦女的薪水 [35]。以上這些信件和年報都顯示，賴馬西要奉獻於傳教工作，還得自己賺錢養活手下約十名

---

[32] Ibid., 'ARCM, 1899;' ibid., 'ARCM, 1900.'

[33] Ibid., vol. 54, Canton Reports, Report of Mary W. Niles, 1September 1907.

[34] Ibid., vol. 47, no. 77, M. W. Niles to Arthur J. Brown, Canton, 27 August 1906.

[35] Ibid., vol. 54, Canton Reports, Report of Mary W. Niles, 1 September 1907.

的助手。

在忙於巡迴傳教和看診以外，賴馬西卻還找得到時間和餘力從事醫學教學與譯著。她離開博濟醫院後，1901 年起先後在三個學校兼任教職：夏葛女子醫學院(Hackett Medical College for Women)、公醫學院(Kung I Medical College)和真光書院(True Light Seminary)。她每週到夏葛和公醫各兩次教婦產學與內科學，每週到真光一次教師範科的生理衛生[36]。因為學生上課需要教科書，而在華傳教醫生共同組成的博醫會(China Medical Missionary Association)也正致力於中文醫學教科書的出版，於是雙方合作，由博醫會為賴馬西出版兩種醫學教科書，先是《伊氏產科學》譯自伊大衛(David J. Evans)英文原著[37]，1908 年出版後，賴馬西繼續修訂，至 1923 年時已出至第五版，並通行到 1935 年時仍在發行當中[38]；其次《嘉氏內科學》是就 1883 年嘉約翰所著《西醫內科全書》修訂而成，1909 年出版，至少也修訂出至第三版，賴馬西這兩種醫書的屢次再版，顯示兩者在二十世紀前期的中國醫學教育上有顯著的影響力。此外，賴馬西曾於 1911 年出版一種關於肺結核病的小冊[39]，到 1923 年時又出版兩冊關於廣東話拼音書寫的書，教導文盲和盲人閱讀與書寫廣東話，但這兩種書名都不詳待考[40]。

---

[36] *RAPMC, 1901*, p. 27. *ARBFMPC, 1910*, p. 193; ibid., *1913*, p. 179.

[37] David James Evans, *Obstetrics: A Manual for Students and Practitioners*. Philadelphia: Lea Brothers & Co., 1900.

[38] 《申報》1935 年 2 月 26 日，第二張，「廣協書局廣告」。

[39] *ARBFMPC, 1911*, p. 129.

[40] *SCMPC, 1923*, p. 29.

四、明心書院的開辦與經營

從 1910 年以後，賴馬西的生活逐漸置重於明心書院，一者明心自有的校舍在這年興建落成後，校務快速發展，需要她全力辦理；再者到 1914 年時賴馬西已年滿六十歲，體力上比較不便經常下鄉巡迴傳教或看診，也因此她的書信文獻中的內容大都在明心書院方面。以下討論明心書院的創辦與困難、經營與教學，以及學生出路與成果，時間上從她於 1889 年還在博濟期間醞釀創立明心，直到 1928 年她退休回美國為止，前後約四十年間事。

(一) 開辦與困難

賴馬西為什麼要創辦明心書院？她是醫生，明心書院則是一所盲人學校，是特殊教育事業，並不在醫生的職責以內。儘管如此，明心書院還是起源於她在博濟醫院工作的緣故。1889 年 2 月，賴馬西在長老傳教會婦女部編印的月刊《婦女為婦女工作》(*Woman's Work for Woman and Our Mission Field*)上，發表一篇題為「廣州盲女」(Blind Girls in Canton)的文章，這是關於明心書院歷史的第一種文獻。文章附有一張插畫，六名盲女乞丐一手持杖，一手彼此搭肩，在街上結隊而行，賴馬西的文章開頭就說，她在廣州街上步行半個鐘頭，就遇上六組像這樣成群結隊的盲女乞丐，更令人難過的是每當黃昏時刻，一些被人刻意裝扮得花枝招展的盲女，由掌握她們命運的老婦人帶進酒色場所賣唱賺錢 [41]。

---

[41] *WWW*, 4:2 (February 1889), pp. 36-37, Mary W. Niles, 'Blind Girls in Canton.' 這張插畫是賴馬西模擬一張照片所畫，照片中還有嘉約翰，但插畫中則無，此張照片現存美國耶魯大學醫學圖書館(Peter Parker Papers, Photograph Album of Canton Hospital, Identifier: PPS6B9F03_001)。

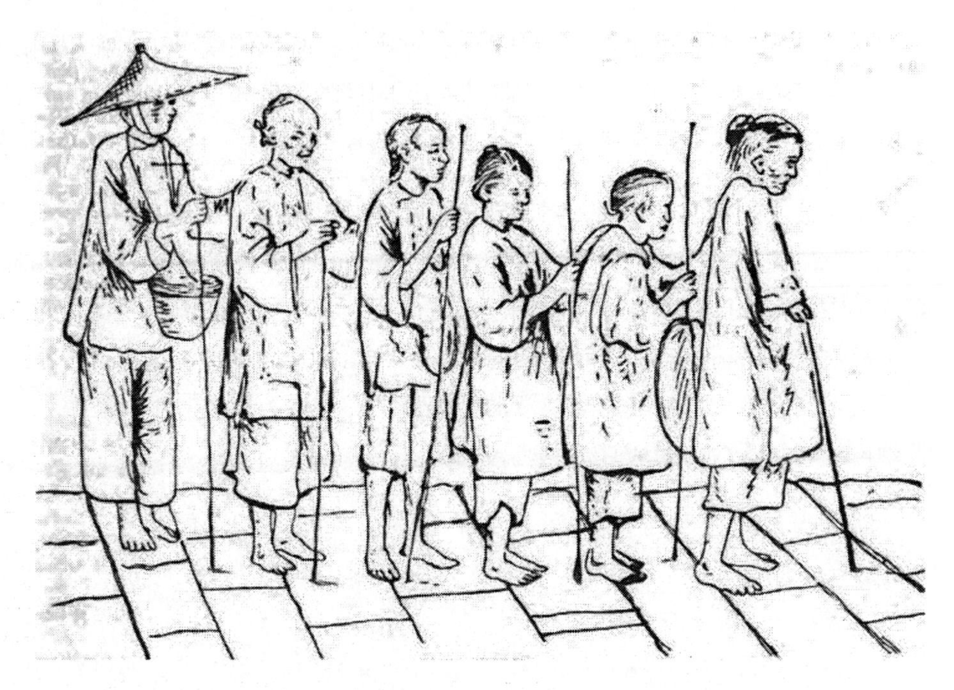

圖 8-2 賴馬西繪廣州女性盲人群像

賴馬西接著說，每年都有不少失明而被賣掉的女孩到博濟醫院來看病，賴馬西和這些生活悲慘的賣唱盲女談話後，總會感到難過不忍和同情，她甚至會為了這些可憐女孩的遭遇而在晚上輾轉失眠。在寫這篇文章的幾個星期前，有人從街上撿到一名三歲女孩帶來博濟治療眼睛，表示若能醫好就收養，否則只好給人當賣唱的。賴馬西診察後表示女孩的眼睛已經無法醫治，接著說服對方將女孩留給她。賴馬西自己並沒有時間照顧，而是每月付 2 元請一名婦人照料。賴馬西在文章裡表示，這名女孩也許會是一家盲女收容所的開端 [42]。事實證明她這種想法後來不僅實現了，還從最初

[42] Ibid.

的收容所發展成教育學生自立的學校明心書院。從這篇文章可知，賴馬西完全是出於人道或人性中的仁愛惻隱之心，同情廣州這些盲女的遭遇而想幫助她們，這和她的醫學專業並沒有太大關連。

半年後，賴馬西又在同一種雜誌寫篇短文，也附上一張她已經收容的三名盲女的畫像；只是，其中一人就在她寫文章的前晚生病過世 [43]。此後賴馬西繼續接受廣州盲女，到 1890 年他休假一年回美國前，共收養了五名，都住在博濟醫院中，委託主持醫院的嘉約翰妻子代為照料。賴馬西回美國後，向父母和姊妹吐露想要幫助廣州盲女的心願，也獲得家人支持，等她再到廣州不久，便成立了明心書院 [44]。

關於明心成立於哪一年，研究者各有不同的說法。但賴馬西自己再三確定表示，明心成立於 1891 年，例如 1905 年她編印一本介紹明心的小冊(*A Sketch of the Light Giving School for Blind Girls Canton*)，不但在封面上記載著「1891 年開辦」(Opened 1891)，書內也說 1891 年開辦了一所只有四名盲女的小學校 [45]。到 1909 年時她在一篇文章中又說，明心創辦於 1891 年 [46]。因此關於明心成立年份的其他說法都是有問題的。更進一步說，長老會廣州佈道站 1892 至 93 年的年報中，關於明心的部分表示：「1891 年 11 月 1 日起開始讀書的女生們，已經能夠讀出為她們所寫的任何內容，有些女生也能寫字了。[47]」這 1891 年 11 月 1 日應該就是明心開學的日子。

---

[43] *WWW*, 4:8 (August 1889), pp. 208-209, Martha Noyes Kerr, 'Fruits of the Hospital School in Canton.' 賴馬西的短文附在嘉約翰妻子的這篇文章之末，沒有另起標題。

[44] *MSSB*, p. 13, 'Outstanding Events in the Life of Mary W. Niles.'

[45] M. W. Niles, *A Sketch of the Light Giving School for Blind Girls Canton* (Shanghai: Printed at the American Presbyterian Mission Press, 1905), cover, p. 3.

[46] *WWW*, 24:7 (July 1909), pp. 156-157, M. W. Niles, 'School for Blind Children, Canton.'

[47] BFMPC/CH, vol. 50, Canton Mission Report, 1892-93, 'School for the Blind.'

也就是說，1889 年賴馬西開始收容盲女時，想的是辦一家慈善性的收容所 (asylum)，但隨後她修正想法，確定自己辦的應該是一所教育性的學校。

明心開辦時的規模很小，面臨的困難卻不少，主要有長老傳教會總部的反對、經費的籌措和校舍的問題三者。關於傳教會總部的反對，1889 年賴馬西開始收容盲女不久，傳教會已獲得消息，便由秘書在這年 8 月 20 日寫信給廣州佈道站，表示理事會已經討論過賴馬西為盲女建立孤兒收容所的問題，並決議反對在任何情況下做這件事，因為這些盲女「必然」會成為佈道站的負擔，也不可能期待她們能夠對其他華人發揮影響力；秘書又說，對於關注可憐的盲女並且想為她們盡點心力的人，理事會深表同感和遺憾，但是限於經費嚴重不足，不能不對工作的形式和方法有所選擇，以期發揮最大效果並能維持長久，傳教士應該就有限的經費選擇最有助於傳教的事來做，例如辦學校可以培養幫忙傳教的助手，但收容盲女沒有這種效果就不宜進行 [48]。

儘管秘書代表傳教會明白表示反對，賴馬西並沒有停止收容盲女，還進一步轉型開辦了學校。於是秘書又在 1892 年 11 月 10 日再度寫信給廣州佈道站，當時長老會面臨另一個類似的麻煩，就是嘉約翰醫生也計畫建立一家精神病院，所以秘書將兩件事一起談，表示長老傳教會長久以來經常面臨有人偏離傳教工作主軸的困擾，因此必須將這部拯救世人的傳教列車穩定保持在軌道上，避免斷電或各種枝節問題，盲女收容所或精神病院等人道救助工作有其價值，但畢竟不同於拯救靈魂的傳教大業等等 [49]。一星期後，秘書又特地寫信給賴馬西個人，勸她不要在不知不覺中逐漸陷入一

[48] Ibid., vol. 70, no. 146, F. F. Ellinwood to the Canton Mission, New York, 20 August 1889.

[49] Ibid., vol. 72, no. 124, F. F. Ellinwood to the Canton Mission, New York, 10 November, 1892.

些昂貴的工作項目，傳教經費非常有限，必須集中力量於明顯有效的項目，而非做些只是有用的或人道的事，否則將會使所有的傳教工作陷入泥淖，傳教士該做的是藉傳播福音促使中國人自行照顧不幸的同胞；秘書最後說，任何事不論多麼良善，在沒有徵求佈道站的意見以及獲得本會同意之前，都不應該貿然嘗試[50]。

儘管秘書這三封信軟硬兼施，希望賴馬西放棄收容盲女，賴馬西卻不為所動，堅持要辦這間被秘書認為枝節而不會有效果的小學校。秘書對她這種態度當然不會愉快，所以有如前文所述，當賴馬西後來請求從自己在博濟醫院的診金收入中，每月動用 32 元支應房租時，秘書便以預算中沒這筆錢為由而駁回，同時卻同意了另一名醫生也是預算中沒有的請求，秘書還告訴賴馬西要專注於自己熱愛的醫療工作，不要太分心於明心書院，結果讓賴馬西大感不公平，成為她離開博濟的主要原因。

除了傳教會反對，賴馬西也面臨明心書院的經費與校舍的困難，而且這兩者密切相關。賴馬西為明心籌錢建校的行動並不很順利，一直沒有獲得個別的大善人捐款，結果先後費了二十年的功夫籌款積累，直到 1910 年明心書院自有的校舍才興建完成。這種情形比起同時在廣州的另一位傳教女醫富馬利相去甚遠，當 1898 年底賴馬西辭職離開博濟後，富馬利隨即接替她的職位，在此後數年間富馬利接連建立柔濟婦幼醫院、夏葛女子醫學院，以及丹拿護士學校，很快就有人捐獻大筆的款項，讓她很順利地買地建造醫院和兩所學校。賴馬西比富馬利早十來年進行籌款，卻晚了好幾年才蓋成明心書院的校舍。

以往關於明心書院的研究總是忽略的一件事，是中國人對明心書院的

---

[50] Ibid., vol. 72, no. 130, F. F. Ellinwood to M. W. Niles, New York, 18 November 1892.

籌建經費有相當顯著的貢獻。1891 年，兩廣總督請賴馬西到官邸治療妻子的病，事後總督派人傳話，問賴馬西有什麼需要幫忙。賴馬西要傳話的人帶回一本捐款簿，請總督和高級官員捐些錢給開辦不久的明心書院建造校舍，結果幾週後捐款簿連同 1,000 銀元一起送回 [51]。賴馬西沒有說明這位總督是誰，但無疑就是李瀚章，他從 1889 年起擔任兩廣總督，第二年起又兼任廣東巡撫，到 1895 年才因病開缺。十六年以後的 1907 年，另一位兩廣總督張人駿又對明心書院感到興趣，除了幾次派人參觀，還親自訪問明心書院；賴馬西說這是由於美國駐廣州總領事波賀勞(Leo Allen Bergholz)的好意安排，總督帶著大批隨從官員來學校訪問，看完後表示驚訝和滿意，隨後主動要總領事送來捐款簿。結果總督和六名官員合捐 600 銀元 [52]。

除了地方最高級官員捐款，廣東老百姓也出錢相助。賴馬西表示，廣州的一些中國基督徒雖然窮苦，卻共同捐獻 1,400 多銀元，遠多於總督和官員的捐款，其中一部份還是這些信徒向非信徒募來的錢 [53]。許多在美國的中國人也捐款協助明心書院，賴馬西在一篇文章中提到這件感人的事，原來是 1909 年她休假返美，順便在東部紐約州一帶募款，而西部舊金山一位美國婦女(Donaldina Cameron)知道此事後，轉告給當地一家中文報紙的主編，主編隨即在報上披露這項消息，結果獲得華人讀者的響應，捐款累計多達 3,105 元，交給賴馬西帶回廣州 [54]。這也是到當時為止，賴馬西收

[51] Niles, *A Sketch of the Light Giving School*, p. 3. *WWFE*, 16:1 (May 1895), pp. 1-7, Annie Wood (Wesleyan Mission, Canton), 'Better Days for Blind Children in Canton.' *Report of the Ecumenical Missionary Conference on Foreign Missions* (New York: American Tract Society, 1900), vol. 2, p. 243.

[52] BFMPC/CH, vol. 54, Canton Reports, Report of School for Blind, Canton, September 1907.

[53] Ibid.

[54] *MSSB*, p. 14.

到的最大一筆捐款，而本來蓋了一層樓後就缺錢停工的明心書院，也才能繼續蓋成三層樓的校舍，在第二年(1910)完工。

除了中國人捐款外，還有來自美國、德國、紐西蘭等地捐助的經費，在個別的外人捐款中，明心書院受惠最大的是以下兩人：一位是在廣州的美國醫生謝樂敦(Charles C. Selden)，他深為賴馬西教育中國盲女的義舉所感動，在 1906 年將位於珠江南岸花地的自有土地面積十五畝，只以當初買進的一半價錢(7,500 元)廉讓給賴馬西，而賴馬西進一步估計這樣的售價大約只是市價的四分之一[55]，就因為有謝樂敦的慷慨廉讓這塊土地，賴馬西才得以實現建立明心書院的校園；另一位是曾任廣州稅務司吉羅福(George B. Glover)的遺孀(Lucy Happer Glover)，也是長老會第一位廣州傳教士哈巴安德(Andrew P. Happer)之女，她過世後明心書院於 1917 年獲得其遺贈 17,834 金元[56]，這也是賴馬西歷年所獲最大的一筆現金捐款。

到 1915 年時，賴馬西報導由於廣東政府在這年捐了一筆 2,000 元的建築費，加上其他捐款，明心書院終於不再負債了[57]。

(二) 經營與教學

1910 年明心書院的校舍落成，這是明心書院歷史中明顯的分界線。在此以前，從 1891 年到 1910 年的 21 年間，書院的規模很小，學生人數不多，創校時只有四名學生，到 1909 年也不過 35 名而已，在經營上並不容易，最困擾的是學校先後搬了八次，遷徙不定，自然很難有所發展。創校時

---

[55] BFMPC, vol. 48, no. 53, M. W. Niles to A. J. Brown, Canton, 27 July 1907.

[56] *SCMPC, 1919,* p. 57. *MSSB*, p. 14.

[57] *ARBFMPC, 1915*, p. 180.

(1891)是借用博濟醫院的空間，第二年搬到珠江南岸租用的民房，1895 年為了避免學生受到鼠疫傳染而搬到澳門，兩年後遷回廣州借用真光書院的房舍，接著再搬進一位女傳教士新蓋出租的屋子，然後再度遷往澳門避免鼠疫，過後再回到廣州，到 1906 年時買下花地的土地後，限於經費只能先蓋臨時性的三間茅屋做為校舍，再蓋磚造校舍，因為經費不足只建一層即告停工，加蓋茅草屋頂後將就使用，可說是篳路藍縷、因陋就簡，直到 1910 年磚造校舍落成為止。

1910 年自建校舍落成，明心書院從此進入全新而擴充的時期。學生人數顯著增加，1912 年時應紐西蘭長老會的要求與捐款而新增男生部，稱為明理書院；隔年(1913)又應民國第一任廣東警察廳長陳景華的要求與撥款支持，增設正心書院，專門收容警察局查獲的賣唱盲女予以教育。在 1913 時原來的明心有 43 名女生，新增的明理有 16 名男生、正心則多達 71 名女生，三者合計為 130 名學生[58]。明理和正心都在明心書院的校園中分別新建校舍，也分開教學和生活，各有經費來源，有如「一個校園、三所學校」，但在行政管理上都由賴馬西統籌一致。1919 年時，因為第一次大戰結束後，香港政府遣送德國人離境，又將原來德國人所辦的心光盲人學校的學生 49 人送到明心就讀，全校學生達到 180 名左右[59]。1920 年時在全中國二十九所基督教界所辦的盲人學校中，明心書院的學生人數多達 184 名，遠遠超過其他學校，次多的福州聖公會所辦靈光盲人學校不過 54 人而已[60]。

---

[58] *ARBFMPC*, 1913, p. 176.

[59] *ARBFMPC*, 1919, p. 175.

[60] Milton T. Stauffer, ed., *The Christian Occupation of China: A General Survey of the Numerical Strength and Geographical Distribution of the Christian Forces in China* (Shanghai: China Continuation Committee, 1922), p. 366.

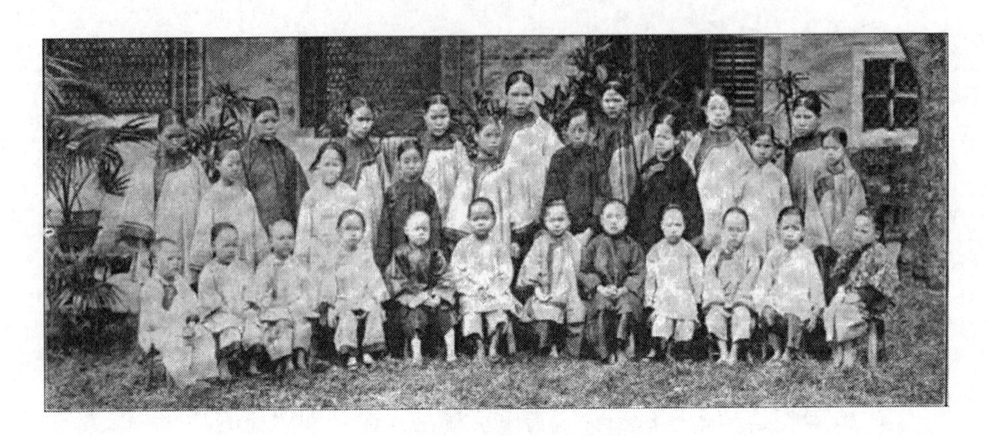

圖 8-3 1900 年代初明心書院學生

增辦招收男生的明理書院是應紐西蘭長老教會之請並贊助的結果。1906 年時，紐西蘭長老教會派遣代表來華籌建一家失明男生學校，代表來後發覺明心書院辦理良善，便轉而建議賴馬西兼辦男生部，並允諾給予經費支持。當時明心已有 2 名男生就學，隨後又增收 1 名，賴馬西認為他們學成後可以留校任教，於是接受建議兼辦男生部 [61]。此後四年中，紐西蘭方面持續籌款，以 1,650 英鎊為目標，而賴馬西也在明心書院校園中整地建造明理大樓，準備容納 40 名男生住宿與就讀 [62]。1913 年明理校舍落成啟用，入學男生 16 名 [63]。由於紐西蘭方面希望明理學校開辦後能自籌維持的經費，所以入學的男生原則上要繳納至少一部分的學費與生活費，這

[61] BFMPC/CH, vol. 54, Canton Reports, Report of School for Blind, Canton, September 1907; ibid., vol. 49, no. 34, M . W. Niles to A. J. Brown, Canton, 20 April 1908. 事實到 1913 年明理書院成立時，先前的這 3 名男生已經畢業離校，分別擔任傳道人、醫院按摩師，以及進入神學院深造了 (*WWFE*, 34:1 (March 1913), pp. 15-18, Lucy Durham, 'Meng Sam School for Blind')。

[62] BFMPC/CH, vol. 50, no. 49, M. W. Niles to A. J. Brown, Canton, 30 December 1909. *ARBFMPC, 1910*, p. 99.

[63] *ARBFMPC, 1913*, p. 176.

項措施影響了家長送孩子入學的意願，因此男生人數一直沒有大量增加，到 1924 年時，明理學校有男生 25 名，而從 1906 至 1935 年的三十年間，總共也只有 57 名男生入學 [64]。

和明理幾乎同時開辦的正心書院則有不同的緣起和過程。1912 年民國成立，廣東第一任警察廳長陳景華就職後，強力取締長期以來控制與剝削賣唱盲女（瞽姬）的民間惡習，他先在當年 6 月走訪明心書院，希望賴馬西協助安置和教育查獲的瞽姬，也承諾每月由警察廳撥經費辦理此事，並分期共捐贈 15,000 元興建大樓。賴馬西同意收容 100 名十歲以下的瞽姬，為她們開辦一所正心學校。結果 1912 年 8 月間，警察廳分兩批送來共 66 名瞽姬，其中有不少超過十歲以上者，也有許多年僅三至五歲幼童，賴馬西還得為她們開辦幼兒園 [65]。到 1913 年 9 月中，陳景華遭到廣東都督龍濟光以勾結亂黨之名逮捕槍決，而容納學生住宿與讀書的正心大樓於 1914 年 4 月開工時，建築費尚有 4,000 元未自警察廳撥到，賴馬西屢次交涉無效，便於 1915 年 2 月除夕傍晚到警察廳辦公室靜坐不去，長達六小時，直到 4,000 元付清為止 [66]，此後警察廳也繼續撥下每月正心的經費，從 1921 年才改由教育廳撥款支持 [67]。

在教師方面，賴馬西從一開始就聘有專職的老師負責。第一位老師是 1891 至 1896 年的林修(Lin Shau)，她是香港德國人辦的孤兒院出身，也是

---

[64] Alice M. Carpenter, ''Light through Work' in Canton, China: Ming Sum School for the Blind, 1889-1937.' (M. A. thesis, Graduate School of Education, Harvard University, 1937), Addenda, p. 2.

[65] *ARBFMPC*, 1913, p. 176. *WWFE*, 34:1 (March 1913), pp. 15-18, Lucy Durham, 'Meng Sam School for Blind.'

[66] *MSSB*, p. 14.

[67] Ibid.

失明的女性，賴馬西幾次提到她都相當稱讚，例如在 1893 年的年報中說，這位失明的中國老師持續展現不尋常的教學能力，也能維持學生的整潔和守規矩，並教所有學生都能讀出所有寫給她們的點字，有的還能書寫，也教所有學生都會編織[68]。另一年的年報中又說，林修教學能力良好，學生們在閱讀、書寫、編織、音樂和背誦方面都有進步，當時明心有 12 名學生和一名成年的婦人[69]。林修在 1896 年離職後，接任的老師是原來任教於真光書院的周惠慈，她不是盲人，但在明心服務長達 33 年，直到 1929 年才退休離職，擅長於音樂和聖經兩科的教學，賴馬西很滿意她奉獻盲女教育的精神[70]。

明心的校舍落成後，學生人數增加，又開辦明理與正心兩校，因此老師也相對增多，而且最遲從 1905 年起有畢業生留校任教[71]，1916 年時有 4 名畢業生留校任教[72]。除了中國人教師，有一些外國人主動到明心兼課，例如嶺南大學的一位女士(Mrs. C. N. Laird)從 1914 年起在明心教按摩，連續長達二十五年，而她最早的一名學生李雪姬學成後，從 1917 年起留校專教這門課，到 1939 年時仍然在職[73]。1937 年時，明心書院有 13 名專任教師(6 名失明)，其中兩名長老傳教會派遣的美國女教師，另外還有幾位兼課的外國人[74]。

---

[68] BFMPC/CH, vol. 50, Canton Mission Report, 1892-93.

[69] Ibid., 'ARCM, 1893.'

[70] *RAPMC, 1897*, p. 16. BFMPC/CH, vol. 50, 'ARCM, 1902,' p. 27. 關於周惠慈，參見 *MSSB*, pp. 16-17.

[71] Niles, *A Sketch of the Light Giving School*, p. 7.

[72] *ARBFMPC*, p. 181.

[73] *MSSB*, pp. 55, 80.

[74] Carpenter, ''Light through Work' in Canton,' p. 4.

在學生方面，若是被人遺棄的孩子，或是由政府送來的賣唱盲女，賴馬西都會接受，因為她們都已被家長或他人賣掉而無家可歸；若是由家長主動送孩子入學，家長必須承諾在寒暑假和畢業後要將學生帶回家中團聚，這是為了增進家長的責任感以及學生和家庭間的關係，賴馬西接受學生的原則是：「我們堅持不收當成禮物送來的孩子。[75]」

由於明心書院是學校而非收容所，因此學生在校是有期限的。到 1910 年為止，明心書院學生的修業年限為六年，自從花地的新校舍啟用後，環境和設施較為完善，因此從 1911 年起延長一年成為七年 [76]，在 1920 年的全國基督教界所辦盲人學校調查表中，列出明心書院的修業年限也是七年 [77]。但是 1922 年時教育部頒佈新學制，統一規定全國小學、初中、高中修業年限分別為六年、三年、三年，因此相當於小學的明心書院修業年限也從 1924 年起改為六年，但五歲及以下入學者先在幼兒園就讀 [78]。

在課程方面，賴馬西等人歷年提到過的學習科目可以歸納成以下四大類：(1)日常生活能力，(2)一般知識與基督教知識，(3)職業技能訓練，以及(4)體操健身及音樂等休閒活動。第(1)類的日常生活能力包含個人生活與家事能力，例如吃飯、收拾碗筷、穿衣、鋪床疊被、掃地、打水、洗衣活動等等。這些在正常的人是簡單不過的基本能力，但是對從小失明的明心學生卻是困難而需要學習的，以免任何事都得仰賴別人。但明心書院不教學生做飯，因為必須用火，對失明的孩子本身及公共安全是過於危險的事。

---

[75] *WWFE*, 34:1 (March 1913), pp. 15-18, Lucy Durham, 'Meng Sam School for Blind'

[76] *ARBFMPC, 1911*, p. 133.

[77] Stauffer, ed., *The Christian Occupation of China*, p. 366.

[78] Carpenter, ''Light through Work' in Canton,' p. 17.

第(2)類的課程是一般知識與基督教知識，包含國文、算術、珠算、地理、歷史、基本生理衛生、聖經知識，以及選讀的英文。這類課程的內容(聖經知識除外)和一般正常學生沒有太大的差異，所以明心的學生也具有和一般人相當的基本知識，不同的是在學習方法上，除了老師口頭講授，還透過閱讀盲人點字書(Braille System)吸收知識，賴馬西由在香港的德國傳教士(F. E. W. Hartman)協助，將西方語文及北京先用的官話點字書，改造成廣東話發音的點字書，學生學會這種閱讀工具後，也必須自行製作自用的點字書，進一步還製作點字書送往廣東各地教會主日學，做為盲人閱讀的教材。嫻熟點字的明心學生可以書寫得比漢字還快，1919 年時，加拿大籍佈道家顧約拿單(Jonathan Goforth)到廣州舉辦系列講道，邀請明心書院的女生紀錄講道內容，講道以英文進行並請人即席譯成中文，報導的女生一面聽取中文翻譯，同時以點字快速記下內容，講道結束時也記成了完整的內容，由女生讀出點字內容，聽者再寫出漢字即成[79]。

第(3)類課程是職業技能訓練，這是培養學生在經濟上自立及服務社會大眾的能力，也是明心課程的重要特色。初期賴馬西注重培養教會及醫院需要的工作人員，因此注重聖經知識和彈琴唱詩技能，以便學生畢業後擔任傳道人、聖經婦女、教堂司琴等職務。此外，編織衣物也是技能訓練的重點，賴馬西屢次報導學生的這些產品銷售情形很好，有不少外來的訂單，學生們可以獲得收入，有些畢業生回家後仍將作品送到學校代售[80]。1910 年校舍落成後，因為學生人數大為增加，而教會工作職缺有限，為了增加學生就業機會，明心的職業技能訓練範圍也擴大，增加編製竹片或棕葉製

---

[79] *ARBFMPC*, 1920, p. 183.

[80] BFMPC/CH, vol. 50, ARCM, 1904, pp. 49, 56; ibid., vol. 54, Canton Reports, Report of School for Blind for 1909. M. W. Niles, *A Sketch of the Light Giving School*, pp. 7, 10. *ARBFMPC, 1918*, p. 143.

品(如斗笠、竹帚、棕帚、床墊、竹簾、草席、坐墊、簍筐等)，以及製造各種毛刷與牙刷等等，也包含學習按摩、中英文打字等[81]。明心在校內布置了一家實習工廠，製造各種竹製或棕葉製品，自願進入工廠學藝的學生必須待滿兩年，各種技術純熟才能畢業[82]。

第(4)類課程是體育和音樂等健康休閒活動，這是增進學生身心體能的課程。明心書院初期健康不佳的學生不少，容易因病夭折，所以賴馬西一直想要購地建造足夠活動空間的校舍，在 1906 年買下花地的校地並先建臨時校舍後，賴馬西就報導在寬廣和清心空氣的新環境中，學生的精神已有明顯改善[83]。後來明心校園中也相繼增設各種體育休閒設施如啞鈴、木球、欄杆、鞦韆、滑梯等，讓學生有較多室外活動以增進體能的機會。音樂課也是明心的重要課程，學生常在校外人士前來參觀時表演歌唱，也在聖誕節等節慶表演。

(三) 學生出路與成果

明心書院辦學的目標是培養盲女在生活上與經濟上自立的能力，進一步成為社會上有用的人，因此從學生畢業後的前途來考察，可以相當程度地了解明心書院的教育成果。

1905 年賴馬西介紹明心書院時，表示到這年為止入學的學生共 56 人，

---

[81] *ARBFMPC, 1921*, p. 181.

[82] *ARBFMPC, 1918*, p. 143.

[83] BFMPC/CH, vol. 54, Canton Reports, Report of School for Blind, September 1907. *WWW*, 24:7 (July 1909), pp. 156-157, M. W. Niles, 'School for Blind Children, Canton.' *ARBFMPC, 1907*, p. 158.

其中有 10 人已經過世，1 人在畢業離校後過世。畢業生共有 14 人，其中 2 人已經結婚成家，生活美滿，其中一人編織技術很好，經常從老遠的家裡將作品送請學校代為銷售，另一人也是有用的人。賴馬西接著逐一點名，亞蟬(A Shim 怡姑)在連州的婦幼醫院擔任向病人讀聖經的工作，傳教士對她非常滿意，她還能唱出每一首讚美詩。金愛(Kam Oi)在柔濟婦幼醫院擔任聖經婦女，金曲(Kam Kuk)跟著一位女傳教士在肇慶工作，亞霞(A Ha)進入了女子醫學院，亞西(A Sai)由女傳教醫生波格絲(Dr. Boggs)雇用在診所向病人讀聖經，亞明(A Ming)留在明心書院當助教，亞鶯(A Un)教一名失明的男生讀點字書，男生再轉教給兩名男人 [84]。如此在 13 名健在的畢業生中，賴馬西提到 9 人，她們或者結了婚，或者擔任聖經婦女或老師的工作，如果沒有就讀明心書院，她們至少都得在生活上與經濟上依賴別人，甚至在他人剝削控制下賣唱或賣身。

上述由傳教女醫波格絲雇用的亞西，她的經歷應該很有代表性。早在 1895 年，循道會(Wesleyan Mission)廣州佈道站女傳教士伍安妮(Annie Wood)在一篇關於這些盲女的文章中提到亞西，說她即將被母親賣掉時，一位街坊鄰居的信教婦女勸亞西的母親，何不將女兒送到明心書院受教育，幾年後能讀能織便可以自立，那位母親想到賣掉女兒可以獲得二、三十元好處而有些猶豫，最後才勉強同意讓女兒進入明心書院 [85]。到十年後的 1905 年，亞西有如上述已是波格絲醫生在花地診所的聖經婦女。又過兩年(1907)，亞西應邀前往順德的桂洲地方教書，學生 17 名，每人每年交學費 1 元，出席率高者到年底時退費一半，賴馬西說自己查考亞西學生的學習成果，很令人滿意，而且亞西在教書之外又是當地教會的司琴，每天晚

---

[84] Niles, *A Sketch of the Light Giving School*, p. 7.

[85] *WWFE*, 16:1 (May 1895), pp. 1-7, Annie Wood, 'Better Days for Blind Children in Canton.'

上還主持禮拜儀式，亞西雖然才十八歲，但她教書、司琴和主持禮拜都很莊嚴而穩重，讓賴馬西感到相當驚訝[86]。如上所述，亞西本來即將被賣掉成為瞽姬，得以進入明心書院接受教育，成為聖經婦女、學校教師和教會禮拜主持人，不僅生活和經濟自立，還能在宗教信仰和知識上服務他人，並受人尊重，其間亞西個人的轉變相當巨大，也充分顯示了明心書院的教育成效。

1915 年時，明心書院的畢業生幾乎都在基督教界工作，分別由不同的傳教會雇用，其中 12 人從事傳教工作；有 7 人擔任學校教師，分布在開平、肇慶、廣州東山、西寧、德慶各地，她們的學生從 3 名到 36 名不等；有 1 人在丹拿護士學校教按摩，2 人教女傳教士中文，2 人在學習幼兒教育，1 人在梧州協和師範學校讀書，還有 4 名留在明心書院教書；此外有男生 2 人在博濟醫院擔任按摩師等[87]。若和 1905 年比較，到 1916 年時明心的畢業生出路擴大許多，在工作性質上有人擔任直接傳教，也有不少人在教書和按摩，而且明心的畢業生不僅為長老會工作，也受雇於其他宗派，在工作地點上也從廣東擴大到廣西。在已知的明心書院畢業生中，工作地點離廣州最遠的一人是余恩愛，1922 年時應邀獨自前往昆明創辦滇光盲人學校[88]。

到賴馬西退休離華的 1928 年為止，明心書院一直是小學程度的特殊教育學校，每年畢業的人數也只有數人至十餘人，但隨著二十世紀初年中國教育程度逐漸提升和學校教育較前發展，明心的學生畢業後繼續升學者不少，這是傳統社會的盲人罕見甚至難以想像的事。1900 年代明心畢業生一

---

86 BFMPC/CH, vol. 54, Canton Reports, Report of M. W. Niles, September 1, 1907.

87 *ARBFMPC, 1915*, p. 181.

88 *MSSB*, p. 78.

年只有三、五人，其中升學者大約一人而已，最早的一位是前述賴馬西於 1905 報導進入女子醫學院的亞霞，只是此後賴馬西再也沒有提起她的情形。再如 1907 年有 1 人升學進入丹拿護校學習按摩課程，畢業後在賴馬西教導下繼續學習人體構造的知識 [89]。又如 1909 年畢業 4 名學生，其中最優秀的一位進入真光書院就讀 [90]。

1910 年以後，明心的學生人數明顯增加，1910 年代中期後每年畢業生經常在 10 人以上，而繼續升學者也隨之增多，例如 1915 年時有 3 人分別就讀梧州幼兒教育傳習所、梧州協和師範學校和花地的培英中學 [91]。1922 年升學的畢業生 11 人，分別就讀廣州協和師範學校、梧州協和師範學校、梧州聖經學校、梧州幼兒教育傳習所、廣州真光書院、佛山循道會中學等 [92]。1924 年時有 2 名校友分別從梧州的協和師範和聖經學校畢業，還有 4 名女生也即將從廣州的協和師範學校畢業等 [93]。

以上這些明心書院的畢業生從事傳教、教書和按摩等各種工作，都是服務他人、貢獻社會的事，而繼續升學當然也是為了將來進一步服務他人、貢獻社會，這些畢業生服務的對象絕對不只同樣失明的人而已，也包括正常視力的人，一位在廣州的華南水上佈道會(South China Boat Mission)傳教士芮宜智(E. W. Raetz)說，自己在 1923 年初到中國時，見到一位明心的畢業生在教導幾個明眼的船娘學習讀聖經，這種盲人教導明眼人如何閱讀的

---

[89] BFMPC/CH, vol. 54, Canton Reports, Margaret Strathie, 'Report of the Turner Training School for Nurses [for 1907].;' ibid., Canton Reports, School for the Blind. *ARBFMPC, 1908*, p. 159.

[90] BFMPC/CH, vol. 54, Canton Reports, Report of School for Blind [for 1909].

[91] *ARBFMPC, 1915*, p. 181; ibid., *1916*, p. 179.

[92] *SCMPC, 1922*, p. 47.

[93] *Report of the Work of the South China Mission for the Year 1923-1924* (n,p., n.d.), p. 29.

奇異景象一直深刻在他心頭，歷經十多年也難以忘懷[94]。又如前述嫻熟點字書的明心書院女生，能書寫得比漢字更為快速，可以在牧師講道時擔任紀錄，這是明心學生服務正常人又一個傑出實例[95]。以這些情形對照前述1889年傳教會秘書反對賴馬西收容盲女的信上說，這些失明的孩子「必然」會成為佈道站的負擔，也不可能期待她們能夠對其他中國人產生影響，秘書的這種判斷毫無疑問是錯誤的，和明心書院的學生的實際表現完全相反。

結語

賴馬西不顧傳教會的反對，堅持為教育廣東失明女孩而設立明心書院，創校初期的規模很小，條件不足，發展的過程也很不容易，也不被看好會有甚麼成果，但經過第一個十年(1890年代)的奮鬥力爭上游，在第二個十年(1900年代)內顯現出成果，不僅學校基礎穩固下來，也開始有學生成材貢獻於社會，到第三、第四個十年(1910、1920年代)有更進一步的發展，成為全國學生人數最多並遙遙領先的盲人學校，明心的校友也在廣東、廣西和雲南各地發揮影響力，而且明心書院還成為示範性的盲人學校，兩廣總督親自參觀，並屢次派人觀摩學習，也是廣西梧州、雲南昆明、香港九龍等地同類學校效法模仿的對象。

賴馬西在1928年退休返美，明心書院仍繼續發展，對日抗戰期間陷入勉強維持的困境，到1949年以後被整併到其他機構，但目前廣州市盲人學

[94] *MSSB*, p. 112.

[95] *ARBFMPC, 1920*, p. 183. Stauffer, ed., *The Christian Occupation of China*, p. 365.

校的校史是往前追溯到明心書院的，也就是說，明心書院的精神繼續存在至今。對照十九世紀末、二十世紀初廣州很多盲女生活悲慘，成為受人控制下賣唱甚至賣身的「瞽姬」，明心書院的學生都有知識，也有一技之長和料理自己生活的能力，還能服務他人，成為社會上有用之才，作為廣東第一所盲人學校，明心書院的規模雖小，其實大有意義和成就。

9

笪達文與仁濟醫院

緒 言

英國人笪達文(Cecil John Davenport, 1863-1926)從 1905 年起擔任上海仁濟醫院的院長(Medical Superintendent)，直到 1926 年過世為止，在職二十二年之久，是仁濟自 1844 年創立至 1950 年為止任期最長的院長；而且，笪達文接任院長一職很有象徵性，這是仁濟由上海的外國人社區醫生(community doctor)主持了將近四十年(1866-1904)之後，從笪達文開始又回到創立初期由傳教醫生(medical missionary)主持管理的「傳統」，並因為成果卓著，在他過世後繼續由傳教醫生經營，直到 1942 年第二次世界大戰期間被日本人接收為止。

在主持仁濟醫院期間，笪達文發揮傳教士犧牲奉獻的精神，以溫和穩健但堅定的領導風格，摒除醫院先前的暮氣，建立病人付費制度，增加醫護人員並設立護士學校，改善空間和擴充規模，多方爭取捐款來源等，

* 本文曾於 2017 年 3 月 27 日在上海仁濟醫院第一屆院史論壇報告。

以提升醫療服務的水平，使得作為上海第一家西式醫院的仁濟醫院，在二十世紀初期上海醫療事業整體突飛猛進之際，得以維持歷史性的領先地位，稱職地扮演上海首屈一指大醫院的角色。

笪達文是二十世紀初期中國醫學史上重要但為研究者忽略的人物，本文主要利用他所屬的倫敦傳教會現存檔案，並參考當年仁濟醫院年報和上海中外報紙等文獻的內容，探討笪達文其人、仁濟醫院在十九、二十世紀之交的變化，以及笪達文院長任內的各項重要建設，以呈現二十世紀初期仁濟醫院的樣貌。

一、笪達文早年的經歷

1863 年 5 月 26 日，笪達文出生於澳洲南部的阿得雷德(Adelaide)。他的父親在 1843 年時從英國牛津移民澳洲，有七名子女，笪達文排行最小。他從阿得雷德的阿爾弗烈王子學院(Prince Alfred College)畢業後，隻身前往英國倫敦的聖巴索羅繆醫院(St. Bartholomew's Hospital)學醫，這是一家著名而古老的大醫院，創立於十二世紀，笪達文在 1887 年 5 月獲得外科醫生資格，即留院擔任住院醫生。

笪達文是虔誠的基督徒，學醫期間已發願擔任傳教士，成為醫生後不忘初衷，於 1888 年 10 月寫信向倫敦傳教會報名擔任傳教醫生，倫敦會於同年 12 月接受他的報名，並派他到中國重慶開辦醫藥傳教的工作 [1]。他先

[1] LMS/CP, no. 890, Cecil John Davenport to R. Wardlaw Thompson, 11 Christchurch Road, Hampstead, 4 October 1888; LMS/CM/CE, 11 December 1888.

從倫敦回到澳洲家鄉省親，再從澳洲搭船來華，於 1889 年底抵達上海，轉往漢口停留大半年後，在 1890 年 11 月初抵達目的地重慶 [2]。

笪達文是倫敦會重慶佈道站第一位傳教醫生，他抵達後租屋作為診所，開始為華人醫療，並在 1891 年底前往上海結婚，再攜同妻子回到重慶。1892 年，笪達文進一步在木牌坊街購買房地建立重慶仁濟醫院 [3]，並一度在佈道站欠缺講道的傳教士期間，獨自肩負佈道站的全部工作。在重慶工作四年後，他於 1895 年初休假一年回到澳洲。

在澳洲期間，笪達文接到倫敦會秘書信函，表示該會在武昌仁濟醫院的醫生過世，希望他前往接辦。1896 年 11 月，笪達文休假期滿抵達武昌，他感受到武昌的「西化」程度較高，不少中國官員和民眾都認同並贊助他的醫療工作，因此他在當地的工作比重慶勝任愉快 [4]，而他在武昌實施的一些新措施，例如對病人收費和男女病人分別就醫等辦法，在他到上海後也依樣實行。

1900 年夏間，笪達文染患傷寒，由家人陪同在牯嶺養病，因發生義和團事變，倉促由牯嶺逕往上海避難，再搭船返回英國。笪達文利用在英期間到倫敦熱帶醫學研究所(London School of Tropical Medicine)進修後，於 1902 年初再度來華，仍在武昌行醫，到 1904 年底抵達上海接掌仁濟醫院。巧合的是笪達文在華行醫的三家醫院，名稱都是仁濟。

---

[2] LMS/CH/CC/ 7.1.D., C. J. Davenport to R. W. Thompson, Chung King, 13 November 1890.

[3] Ibid., 7.3.D., Davenport to Thompson, Chung King, 7 October 1892. 《申報》1893 年 7 月 6 日第 2 版「蜀東餘墨」。

[4] Ibid., Reports, 2.5, C. J. Davenport's Report for 1897 & 1898.

二、接掌仁濟的原因與經過

仁濟醫院由倫敦會的傳教醫生雒頡(William Lockhart)創立於 1844 年，倫敦會卻在 1860 年代中失去仁濟醫院的經營權，直到二十世紀初由於上海英國商人的提議並贊助薪水，倫敦會和當時擁有仁濟產權的保產委員會(Trust)之下的醫院董事會協商，最終接受了董事會要求的嚴格條件後，才得以派出笪達文在 1905 年主持仁濟。造成倫敦會如此曲折委屈才重獲經營的權利，是仁濟醫院有別於一般傳教醫院的管理制度和倫敦會傳教士無能失職的結果。

雒頡租屋創立仁濟兩年後，於 1846 年購地興建醫院自有房舍。為了節省倫敦會的負擔，雒頡向上海的英國商人勸募興建經費，落成後的醫院也成為捐款人組成的保產委員會所有，但交給倫敦會的傳教醫生主持經營[5]。1857 年雒頡離開上海後仍然如此，到 1865 和 1866 年時情況丕變，先是倫敦會對主持仁濟的該會醫生韓雅各(James Henderson)產生誤會，認定他兼差為西人看病的行為不當，又進一步誤認他將辭去傳教醫生的職務，於是要求他退還該會先前為他付出的 450 英鎊赴中國船費等支出[6]。但是倫敦會此項要求的信件到達上海時，韓雅各不幸已先死於赴日本休假的旅途中，他的兩名遺囑執行人對於倫敦會的要求相當氣憤，回信表示韓雅各在上海為中國人看病五年，人盡皆知他的辛勞付出，倫敦會有何道德訴求

[5] *Statement Regarding the Building of the Chinese Hospital at Shanghae* (Shanghai: 1848), p. 2. LMS/CH/CC, 1.1.C., W. H. Medhurst & W. Lockhart to the Directors, Shanghai, 14 October 1846.

[6] LMS/BM, 30 May 18675.

或法律權利要索還 450 英鎊？兩名遺囑執行人進一步批評，倫敦會在給韓雅各的信中，稱仁濟醫院為「傳教醫院」(Mission Hospital)甚至是「倫敦會醫院」(London Mission Hospital)的說法實為無稽，因為該院的建築與土地都是上海本地英國人擁有與管理，他們更直率地說：「如果醫院的保產委員會決定要切斷和倫敦會的所有關係，本地的西醫將會有人樂意並義務來主持。[7]」

韓雅各死後，當時倫敦會上海佈道站唯一的傳教士慕維廉(William Muirhead)，也是仁濟醫院保產委員會的一員，他沒能積極維護倫敦會經營仁濟的權利，卻天真地認為如果倫敦會派來傳教醫生，最好是派往蘇州，勝於到洋化氣氛濃厚的上海，在蘇州可以更自由地發揮醫學專業和實現藉醫傳教的目標 [8]。1866 年 7 月間，慕維廉表示仁濟醫院已經由上海的社區西醫莊斯敦(James Johnston)主持經營了，而倫敦會佈道站和醫院的關係「如前」(same as before)，而且倫敦會可以省下經營醫院的費用負擔，因此慕維廉覺得「沒有遺憾」(no occasion for regret)[9]。他所謂關係「如前」，指的是佈道站的人仍然可以進到醫院中對病人傳教，至於醫院由誰經營他就不在意了，從此以後直到 1900 年慕維廉過世前，他不但沒有感到遺憾，還幾乎每年都在仁濟醫院的捐款人大會中，致詞感謝社區醫生為仁濟醫院的辛勞付出和成就，他渾然不覺因為自己無能失職導致倫敦會失去了一個重要的傳教據點，也讓遠在英國的倫敦會秘書百思不得其解而一再質疑 [10]，究竟是什麼原因使得慕維廉和倫敦會放棄了在上海的醫療傳教事業？

---

[7] LMS/CH/CC, 3.2.B., James Johnston & R. Maclean to A. Tidman, Shanghai, 2 September 1865.

[8] Ibid., 3.2.C., W. Muirhead to A. Tidman, Shanghai, 22 May 1866.

[9] Ibid., W. Muirhead to Joseph Mullens, Shanghai, 20 July 1866.

[10] LMS/CH/GE/OL, box 27, R. W. Thompson to H. Ll. W. Bevan, London, 17 July 1903; ibid., Thompson to W. H. Poate, 17 July 1903.

從 1866 年到 1904 年，專為華人服務的仁濟醫院由社區西醫經營長達三十八年，莊斯敦主持到 1883 年，再由一家聯合診所的多名西醫接替輪流主持。這些西醫雖然自願在為外人看病之餘義務照料仁濟醫院，但他們畢竟不能專注於仁濟，又是每人輪流一段時間前來兼顧，而且他們都不說中文，得透過翻譯和病人及醫院人員溝通，他們也只是選擇性地醫治重症病人，至於一般醫療和醫院行政都委諸中國醫生和其他助手處理[11]，社區醫生這種種表現都和傳教醫生的全心全力奉獻有別，長期下來便導致仁濟醫院的沉沉暮氣，笪達文描述自己剛上任時見到仁濟的情景，無法和上海其他西醫院競爭，情況很不理想，呈現「一種極為隨意和散漫狀態的中國式風格」(a very free and easy state of things existed '*a la Chinoise*')[12]。

有些上海的英國人感受到仁濟醫院需要一些改變，當長期領導倫敦會上海佈道站的慕維廉在 1900 年 10 月過世後，同會傳教士包克士(Ernest Box)獲選遞補為仁濟醫院保產委員，他在 1902 年初寫信給倫敦會的秘書說：「在仁濟醫院的支持者當中，有越來越多的人覺得，一名傳教醫生應該會比現在的社區西醫做得更好才是。[13]」

有這種想法的人之一是隆茂洋行(Mackenzie and Company)的總經理波

---

[11] 從 1891 年起在仁濟負責女性病患護理工作的女傳教士哈蕾(Ethel M. Halley)曾報導，自己為病人進行「許多」較小的手術如膿瘡、瘤腫、指頭疽等等(LMS/CH/CC, Reports, 2.4, E. M. Halley's report for 1897)，但她並非醫生，也不是專業護士，只是受過短期護理訓練而已。

[12] LMS/CH/CC, Reports, 6.2, C. J. Davenport, 'Decimal Report of Shanghai Medical Work.' 1901 年哈蕾小姐描述的一件個案，很可以代表當時仁濟醫護人員的態度，一名十歲女童因肺炎及營養不良入院，中國女看護嫌煩而要求趕快送走已瀕死亡邊緣的女童，醫生則表示再盡力也不會有甚麼效果。經哈蕾細心照料幾天後，女童病情好轉，讓醫生大為驚訝 (ibid., 3.3., E. M. Halley's Report for 1901)。

[13] LMS/CH/CC, 13.1.A, Ernest Box to George Cousins, Shanghai, 5 February 1902.

特(William H. Poate)[14]。他在1903年出手捐贈銀一萬兩，供倫敦會派遣一名傳教醫生主持仁濟醫院，為期五年[15]。於是倫敦會由上海佈道站代表和仁濟醫院保產委員會之下的董事會展開協商，倫敦會希望所派的傳教醫生能全權管理仁濟醫院，不受醫院董事會的指揮監督，同時倫敦會只負擔傳教醫生的薪水，至於仁濟醫院的經營費用則由董事會負責[16]。但仁濟董事會另有想法，他們雖然同意由倫敦會的醫生擔任仁濟醫院的院長，條件卻非常嚴苛：該名醫生必須接受董事會的唯一指揮與監督(exclusive direction and control)，同時董事會還要為仁濟任命一名兼有董事身份的顧問醫生(Consulting Surgeon)，也就是說倫敦會所派並負擔薪水的院長，只能聽命於仁濟的董事會而非倫敦會，並且還有一位監督與制衡院長的顧問醫生[17]。

倫敦會當然不能接受將一名傳教醫生連同其薪水平白送人的不合理條件，於是由上海佈道站要求仁濟董事會修改條件，將擔任院長的傳教醫生接受董事會唯一指揮監督的範圍限於醫院事務，以維持院長個人的傳教士身份，便於主持或參與醫院以外的傳教活動[18]；仁濟董事會也接受了這項修訂意見。此外，董事會還有其他嚴格的條件，例如院長任何時候要離開仁濟外出必須先得到董事會同意，以及院長雖然有權指揮院內中國人醫生和助手，但未得董事會事先同意不得予以解雇等等。但倫敦會上海佈道站

---

[14] 波特和倫敦會有一層特別的關係，他在1891年和倫敦會上海站的女傳教士 Clara J. Gilfillan 結婚，其妻婚後辭去傳教士職務。

[15] LMS/CH/CC, 14.3, E. Box to G. Cousins, Shanghai, 22 May 1903.

[16] LMS/CH/GE/OL, box 27, R. W. Thompson to H. Ll. W. Bevan, London, 17 July 1903.

[17] LMS/CH/CC, 14.4, Copy of letter received from the Secretary of the Hospital Committee, dated Shanghai, no day, December 1903.

[18] Ibid., 15.1, H. Ll. W. Bevan to R. W. Thompson, Shanghai, 28 April 1904.

認為，仁濟董事會願意修訂放寬對院長的控制權已相當難得，事實還有兩名董事反對讓步，試圖阻止董事會通過修訂後的合約，上海佈道站為免節外生枝，「強烈」(strongly)建議倫敦會接受修訂後的合約 [19]，倫敦會也終於在 1904 年 6 月 14 日的理事會議中批准 [20]。

在雙方協商談判期間，倫敦會徵求笪達文接下仁濟工作的意願。他一開始並無意接受，因為他在武昌的工作相當順利而不想調換地點，稍後他考慮到上海的氣候水土可能比較適合妻子，才改變心意而接受了這項任務 [21]。1904 年 12 月 20 日，笪達文和家人抵達上海，在 1905 年 1 月 1 日就任仁濟醫院的院長，這時倫敦會才算是失而復得重新獲有仁濟醫院的經營權利。

三、笪達文的性格與作風

在大都市上海擔任規模可觀如仁濟醫院的院長，對外要能滿足社會環境對醫院的需求，積極爭取中西各界的資源，還得面對其他醫院的競爭，對內則要領導中外醫護人員做好醫療服務，同時自己也要有精湛豐富的醫術等等，院長角色和工作的複雜艱巨，不是只需專注診治病人或主持小型醫院的大多數傳教醫生可以相提並論的；尤其仁濟醫院不同於一般傳教醫院的性質，在所有權與經營權分立而且前者凌駕後者之上的形勢中，如何在成員以商人為主的醫院董事會之下順利承擔院長一職，還要有助於自己

---

[19] Ibid.

[20] LMS/BM, 14 June 1904, 'Shanghai D.C.'

[21] LMS/CH/CC, 15.1, C. J. Davenport to R. W. Thompson, Wuchang, 10 February 1904.

所屬的倫敦會傳教工作，實在不是一件容易的事，有如 1913 年笪達文所說，自己同時為兩個團體工作，必須兼顧雙方的利益，這是一個困難而敏感的職位 [22]。

所幸笪達文的個性溫和穩健，沒有強勢的領導作風，也不追求鋒芒畢露，但他待人總是設身處地與人為善，對事則務實而立場堅定，因此普遍受人歡迎與尊重，非常有利於推動院務，連先前設下嚴密防範院長規定的醫院董事會，都轉而支持甚至依賴他。

董事會是仁濟醫院的決策部門，成員人數不定，保產委員、院長、顧問醫生、司庫、秘書等為當然董事，另外由每年的捐款人大會推舉數名董事組成。笪達文形容董事會是個強力、積極而有實權的團體，成員心目中在意的是仁濟醫院的最佳利益 [23]；又描述董事會的一些成員是有拼勁勇往直前的生意人，他們的要求就是仁濟醫院應以生意手法好好經營，而不在乎什麼傳教方法或目的 [24]。1905 年笪達文上任這年，董事會有十二名成員，多達八人是上述他形容的英國商人，其他四人是擔任保產委員的倫敦會傳教士包克士、秘書百立歐(Neil Macleod)、顧問醫生梅樂士(W. J. Milles)以及笪達文自己。百立歐和梅樂士都是上海的社區醫生，也都擔任過仁濟院長，梅樂士更是笪達文的前任，他們對於失去仁濟的舞臺多少是介意的，梅樂士堅持使用院長宿舍到最後一天，寧可讓提前到上海準備接任的笪達文一家人分散借住傳教士家 [25]；而百立歐則一直到笪達文接任院長六年後的 1911 年時，還試圖取回仁濟的經營權，並揚言中國人會比較歡迎社區醫

[22] Ibid., 24.1, C. J. Davenport to F. Lenwood, Shanghai, 30 January 1913.

[23] Ibid., C. J. Davenport to F. Lenwood, Shanghai, 18 March 1913.

[24] Ibid., 26.2, C. J. Davenport to F. H. Hawkins, Shanghai, no day May 1915.

[25] Ibid., 16.1, C. J. Davenport to George Cousins, Shanghai, 23 January 1905.

生而非傳教醫生[26]。

這種情形對笪達文自然不太有利，不過他溫和內斂，又能經由包克士瞭解董事會的情勢，而且促成倫敦會重回仁濟的波特也在1905年當選保產委員兼董事會的總董，成為笪達文經常諮詢請教的對象，這些因素讓笪達文很快就贏得董事會的支持。他上任三個月後，波特在寫給倫敦會秘書的信中說：「笪達文醫生似乎正以正確而適當的方式推動醫院的工作，我想也因此得以消弭了反對。[27]」笪達文任職整整一年後，波特又因為很滿意他推動院務的方式，特別捐助500兩銀給倫敦會上海佈道站[28]。波特並沒有明指笪達文的方式究竟如何，不過，1908年初笪達文曾向倫敦會報告：「董事會一直以最好而體諒的方式待我，沒有摩擦，也不帶情緒，幾乎可以說沒有拒絕過我的要求。[29]」在同一年稍後，上海佈道站的傳教士畢敦(W. N. Bitton)也寫道：「很少有人能像笪達文一樣，做得如此成功而鮮少與人摩擦。[30]」可見笪達文和董事會之間的良好互動關係是他成功的重要因素，他自己就任一年後給倫敦會的年報中說：

「在醫療工作方面，我很高興地說進行得平穩順利，我原先擔心的許多困難並未出現，原來的醫護人員、董事會成員以及中國醫護人員都非常親切有幫助。雖然介入一個老舊的機構並改變它的運作是一件困難而敏感的任務(尤其是在保守的中國)，但是我要

[26] Ibid., 22.2, C. J. Davenport to G. Currie Martin, Shanghai, 18 May 1911.

[27] Ibid., 16.1, W. H. Poate to G. Cousins, Shanghai, 31 March 1905.

[28] Ibid., 17.1, E. Box to G. Cousins, Shanghai, 4 January 1906.

[29] Ibid., 19.1, C. J. Davenport to G. Cousins, Shanghai, 18 January 1908.

[30] Ibid., W. N. Bitton to G. Cousins, Shanghai, 1 March 1908.

感恩地說，我在仁濟醫院已經做了一些改變，我相信沒有做壞，未來也會做得更多更好。[31]」

同時，笪達文在另外寫給倫敦會秘書的信上也表示：

「院務進行得非常順利，我也不懷疑將會繼續如此下去，五年期滿後我不相信如何可能回復到以前的老樣子，我敢說只要我仍然在職，會是促使波特先生繼續慷慨捐助，而董事會也將和倫敦會續約的有力因素。[32]」

這些說法不是憑空自誇，而是努力工作後的自信，事實也證明這種自信是對的，五年期滿後醫院董事會果然主動和倫敦會續約，此後也都是如此，直到笪達文於 1926 年過世為止。

笪達文不僅和董事會互動和諧，他和屬下醫護人員也有良好的關係，相當關心部屬的工作與生活狀況，而且總是不分中外醫護人員一體尊重，他經常在書信、公開的年報或會議中讚揚並感謝中國醫生和護士的表現[33]。仁濟醫院原有一位資深的潘姓中國住院醫生，頗獲得笪達文的讚賞，卻在他接任院長一年多以後病故，笪達文相當難過，在這年的醫院年報中以不少篇幅報導此事，並摘譯了一家中文報紙所刊紀念潘醫生的文章內

---

[31] LMS/CH/CC, Reports, C. J. Davenport's Report for 1905.

[32] Ibid., 16.4, C. J. Davenport to G. Cousins, Shanghai, 28 December 1905.

[33] 例如在 1919 年的醫院年報中，笪達文就表示，仁濟醫院的成功，多歸功於四位中國籍住院醫生與全體中國工作人員的堅守工作崗位，笪達文對他們的能力與奉獻表示感謝(*ARCHSc, 1919*, p. 9)。又如在 1920 年的捐款人年會中，主席讚揚笪達文的貢獻時，他隨即表示都是中外醫護人員的功勞，「特別是負擔最重的中國醫護人員」(*ARCHSc, 1921*, p. 7)。

容，認為是仁濟醫院的重大損失，也是這年仁濟醫院的兩件大事之一[34]。遞補潘醫生遺缺的是畢業於北洋醫學館的張汝舟，笪達文曾比較潘、張兩人，認為前者保守，是典型傳統的中國人，但富於組織的能力，後者則進步開明，更適合情勢迅速變化的當代中國[35]。笪達文對張汝舟醫療工作的熱忱與能力屢次表示滿意，到 1912 年時笪達文表示已將大部分內外科醫務交給張汝舟[36]，又一年後笪達文休假返英，據新到仁濟不久的英國住院醫生卜來士(Arthur C. Price)表示，笪達文將院務交由張汝舟負責[37]，可見對他是相當信任的。

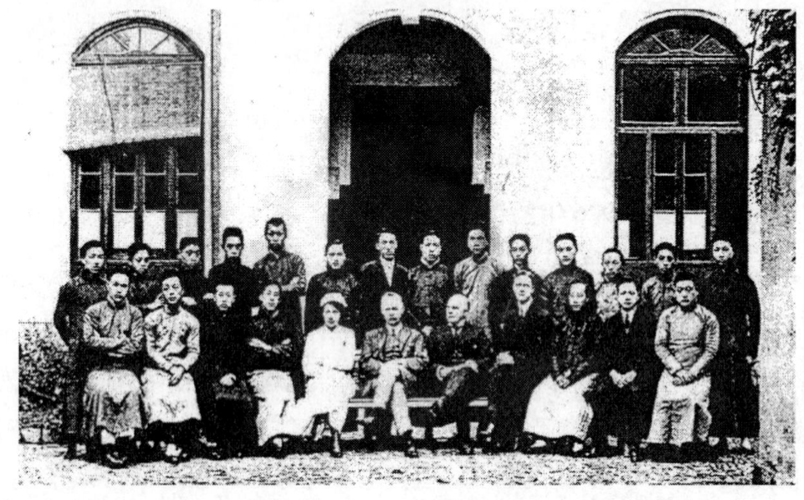

圖 9-1 笪達文與仁濟男醫院醫護人員(1916)

---

[34] LMS/CH/CC, Reports, C. J. Davenport's Report for 1906. *ARCHSc, 1906*, pp. 5, 7-8. 另一件大事為興建女醫院大樓。

[35] LMS/CH/CC, 5.1, C. J. Davenport's report for 1906.

[36] Ibid., 18.2, C. J. Davenport to G. Cousins, Shanghai, 29 May 1907; ibid., Reports, 5.3, Davenport's Report for 1907; ibid., 6.2, Davenport, 'Decimal Report of Shanghai Medical Work;' ibid., 6.3, Davenport's Men's Hospital Report for 1912.

[37] Ibid., Reports, 7.2, Arthur C. Price's Men's Hospital Report for 1913.

對於院內中國醫護人員的貢獻或另有高就，笪達文不忘表達謝意或祝福。例如一位梁庚長醫生，少年時在 1905 年進入仁濟醫院擔任學徒，逐漸晉升為藥劑師、內外科助手、住院醫生與病理專家，1915 年由東三省防疫處總辦伍連德聘往設在哈爾濱的附屬醫院任職，薪水遠高於仁濟醫院，定案以後隨即有卜來士要離職從軍參加第一次世界大戰的事，梁醫生考慮到仁濟醫院將因此嚴重缺乏人手，於是主動向笪達文表示願意放棄哈爾濱的職務，繼續留在仁濟服務；笪達文即在給倫敦會的書信和 1915 年的醫院年報中分別報導此事，就梁醫生對仁濟的忠誠和自我犧牲表達最誠摯的感謝[38]。到 1920 年時，梁醫生決定辭職自行開業，笪達文又在這年的醫院年報中披露此事，敍述梁醫生在院內的經歷及曾經為仁濟放棄高薪的往事，笪達文認為仁濟雖然將因梁醫生離去而蒙受損失，卻也顯示仁濟達成了為社會培育醫學人才的更寬廣崇高的目標[39]。

以上幾位都是在中國接受西醫教育出身的醫生，而留學英國習醫的牛惠霖則不同，他具有英國醫生的資格，自 1918 年起擔任仁濟的住院醫生，笪達文屢次稱讚他對於仁濟的幫助極大，不料牛惠霖卻遭到院內英國護士的抵制，原來這些深具優越感的英國護士不願屈居牛惠霖之下，也不願接受他的指示進行護理工作，甚至企圖排除他參加一向只有外國醫護人員出席的醫院每月會議，但笪達文堅持牛惠霖既然具有英國醫生資格，和其他英國醫生的地位和權利也相等，不能只因為是中國人而受到歧視[40]。

笪達文對中國醫護人員的關心與尊重獲得相當的回報，1923 年 5 月 26 日他六十歲生日當天，仁濟醫院全體中國人為他舉辦祝壽茶會，由中國醫

---

[38] Ibid., 26.3, C. J. Davenport to F. H. Hawkins, Shanghai, 17 August 1915. *ARCHSc, 1915*, p. 6.

[39] LMS/CH/CC, Reports, 8.5, C. J. Davenport's Report for the year 1920. *ARCHSc, 1920*, pp. 11-12.

[40] LMS/CH/CC, 30.2, C. J. Davenport to F. H. Hawkins, Shanghai, 28 August 1919.

生主持、演講及致贈生日禮物，並合拍照片，參與的中國人從工役到醫生共五、六十人[41]，上海的中英文報紙都刊登了這項祝壽茶會的消息。笪達文自己謙稱不敢當，但他也說茶會的氣氛就像一個大家庭的團聚一般[42]。

笪達文當然也關注英國醫護人員。例如有位住院醫生杜維(John E. Dovey)到職不久，工作相當專注，但逢妻子新生一子，杜維覺得自己難以在努力工作和照顧家庭之外，還能學好中文。為體諒杜維的窘境並減輕他的壓力，笪達文主動增加自己的門診負擔，從每週一天改為兩天，讓杜維能多出一天學習中文的時間[43]。又如因為上海的物價較高，生活費用昂貴，仁濟醫院的英國醫護人員都具有傳教士身份，領取的也是和傳教士相同的薪水，生活並不寬裕，1919 年笪達文向醫院董事會爭取每月補助水電瓦斯等費用，董事會也同意每月補助單身 25 元、攜眷 50 元[44]。此舉引起倫敦會上海佈道站的其他非醫生的傳教士要求倫敦會比照辦理，而倫敦會深恐此例一開將增加該會大筆經費支出，因此一再要求仁濟醫護人員退還董事會的補助款以示公平[45]。笪達文據理力爭，認為醫護人員的工作性質不同于其他傳教士，例如辦學的教育傳教士有寒暑假可以休息，醫護傳教士不但沒有寒暑假，還得二十四小時輪值當班，發生意外事故急救病患時更是不眠不休，因此工作只會比其他傳教士辛苦，既然不同工就應該不同

---

[41] 笪達文在一份報告中表示，1916 年時仁濟醫院有中國職工 53 人，其中 22 人為醫生、助理或護士(ibid., Reports, 8.1, C. J. Davenport's Report for 1916)。

[42] Ibid., 34.2, O. G. R. Beynon to F. H. Hawkins, Shanghai, 29 May 1923; ibid., C. J. Davenport to F. H. Hawkins, Shanghai, 30 May 1923;《申報》1923 年 5 月 26 日，第 15 版，「仁濟醫院為笪院長祝嘏」。 *NCH*, 2 June 1923, p. 600, 'Presentation to Dr. C. J. Davenport.'

[43] LMS/CH/CC, 38.2, C. J. Davenport to F. H. Hawkins, Shanghai, 30 October 1925.

[44] Ibid., 30.1, C. J. Davenport to F. H. Hawkins, Shanghai, 26 March 1919; ibid., 30.2, Davenport to Hawkins, Shanghai, 2 April 1919.

[45] LMS/CH/GE/CM, 17 & 18 November 1924; 16 & 17 November 1925; 13 March 1926.

酬，才是真正的公平合理，連董事會都同意這項補助是對醫護人員辛勞的合理回報 [46]。

儘管笪達文為醫護人員爭取待遇時主張不同工不同酬，但他自己雖然是院長，職責繁重得多，卻也是傳教士的身份，因此領取的同樣是傳教士薪水，一點也不高於屬下的醫護人員，甚至只是非傳教士身份的住院醫生牛惠霖薪水的一半而已 [47]，笪達文卻始終甘於此種犧牲奉獻的待遇。不僅如此，倫敦會上海佈道站的站務會議是合議制，笪達文、他的屬下及每位傳教士的地位都平等，有事需要投票決定時，他和其他人的票也平等。笪達文能在這種情形下獲得仁濟醫院醫護人員的敬重，並接受他的領導，是相當不容易的。

笪達文溫和而自信、善與人處但堅持原則的人格特質，充分體現在上述他與醫院董事會的和諧關係，以及他與屬下醫護人員的互相尊重之中，這些人格特質和良性互動關係，是探討他院長任內仁濟醫院各項發展時不能忽略的重要因素。

四、笪達文任內的重要建設

進入二十世紀後，上海城市繼續快速發展，人口大量增加，而新式交通工具和各種機械設施導致的意外事故也大增，都需要更多的醫院，笪達

[46] LMS/CH/CC, 30.4, C. J. Davenport to F. H. Hawkins, Shanghai, 18 October 1919; ibid., 39.1, Davenport to Hawkins, Shanghai, 19 January 1926; ibid., 39.2, Davenport to Hawkins, Shanghai, 24 June 1926.

[47] Ibid., Report, 8.3, C. J. Davenport's Report for 1918.

文在 1910 年報導，他剛到上海時只有四家醫院，1910 年已經增加到十五家以上，法國、德國、日本以及中國人都興建了新式的醫院，原有的醫院也在擴建改善，笪達文覺得仁濟必須迎頭趕上，他說:「留在原地就是退步」(To stagnate is to retrograde.)[48]。因為仁濟醫院專門服務中國人，所以笪達文特別注意上海新興的中國醫生與中國醫院，他發覺最近從外國留學回華的中國醫生很受同胞病人歡迎，而且他們主持的醫院或診所的規模都很可觀，設備也相當新穎齊備[49]。

面對這些醫院群起競爭的新情勢，笪達文在擔任院長的二十二年期間，致力於多樣重要的建設，包含:(一)建立病人付費制度，(二)增加醫護人員與開辦護校，(三)多方爭取捐款來源，(四)改善醫院空間與環境等。這些建設讓原已顯得老舊欠缺競爭力的仁濟醫院得以與時俱進，在二十世紀初期上海醫療事業蓬勃發展的新局面中，維持仁濟的歷史性聲譽，終能獲得富有的英人雷氏德(Henry Lester)巨額遺贈，建成新穎的現代化醫院，為中國人提供更好的醫療服務。笪達文任內的重要建設並非全是他一人費心盡力即可成功，但是身為院長主持大計，從籌畫執行到聯繫協調，他的任務最為艱巨。

(一) 建立病人付費制度

在華傳教醫生一向免費義診，從最早於 1834 年來華的伯駕(Peter Parker)開始就是如此。雒頡也不例外，1844 年他在上海縣城小南門外租屋

---

48 Ibid., 6.2, C. J. Davenport's Decimal Report of Shanghai Medical Work. *ARCHSb, 1909*, pp. 3-4.

49 Ibid., 6.1, C. J. Davenport's Report for 1909; ibid., 8.5, Davenport's Report's Report for 1920; ibid., 9.1, Davenport's Report for 1921; ibid., 9.3, Davenport's Report for 1923; ibid., 39.2, Davenport to F. H. Hawkins, Shanghai, 24 June 1926.

開設醫院時，還未定名「仁濟」，而是仿照中國人免費義診的作法稱為「施醫館」，他印發的傳單開宗明義是：「本館施醫賜藥，毫不索謝。[50]」在雒頡之後數十年間經營仁濟醫院的傳教醫生和社區醫生，以及在華的所有傳教醫生，都是同樣的作法。

十九世紀末年情況有所轉變，各地傳教醫院開始向病人收取低廉或只是象徵性的費用。笪達文在重慶期間是免費義診，在 1896 年調到武昌以後，從第二年起開始收費，例如門診病人收 20 文錢，不久又漲到 40 文錢，到病人家中出診則收 3 元等等，但凡是窮苦病人仍然免費；笪達文表示沒有病人抱怨付費，甚至求診人數還增加了，他認為這是中國人已經感受到西方醫藥與傳教醫生的價值，既然獲得利益就應付費，同時有些不需要上醫院卻貪圖免費而來的人會因為收費而卻步，因此減少醫療資源的浪費，使得真正需要的貧窮病人受惠更多 [51]。

到上海以後，笪達文也立即著手推動仁濟醫院實施收費制度，並在他第一次參加的 1905 年的捐款人大會中提出討論。不過，由於仁濟醫院免費施醫的傳統已長達六十年，總是有人覺得收費不盡符合前人開辦醫院的慈善宗旨，因此收費的提案雖然獲得超過四分之三的多數同意通過，並授權董事會決定收費標準 [52]，但是歷年捐款人大會罕見有議案經討論後不是全體一致同意通過的，可見從免費改為收費確是非常重大的改變，很難一下

[50] 此張傳單附在雒頡刻印的《新種痘奇法》書末，刻印年份不詳，但傳單最後署「館設上海小南門外」等字樣，而雒頡從 1844 年 5 月底在小南門外租屋，至 1846 年 7 月遷至北門外租界內新建房舍，故《新種痘奇法》一書及所附傳單應是刻印於 1844 年 5 月至 1846 年 6 月之間。

[51] LMS/CH/CC, Reports, 2.4, C. J. Davenport's Report for 1897; ibid., 2.5, Davenport's Report for 1897 and 1898.

[52] *NCH*, 21 April 1905, p. 125, 'The Chinese Hospital – Shantung Road;' ibid., 28 April 1905, p. 206, 'The Shantung Road Hospital – Annual Meeting.'

就說服所有的人，《北華捷報》(*North China Herald*)報導仁濟醫院這項新制度時也評論說，仁濟醫院從此將是「半慈善半自費」(semi-charitable and semi-self-supporting)的性質了[53]。

董事會決定的收費標準，凡窮苦病人以及雇主是仁濟醫院捐款者的病人不收費，其他的病人一般門診每次 10 文錢、正常時間外的門診每次 1 元、一般住院病房每天 100 文錢、個人病房每天 1 元等[54]。這些金額比起先前笪達文在武昌的收費標準有高有低，但以病人數量最多的一般門診而言，仁濟醫院只收象徵性的 10 文錢，遠低於武昌的 40 文錢，如果收費後武昌的病人數量不減反增，則仁濟更應該如此才是，結果卻非如此。從 1905 年 6 月開始收費後，這年仁濟醫院的病人數量減少了，門診從 1904 年的 96,747 人顯著降低至 1905 年的 80,573 人，住院也從 1,372 人降為 1,221 人；而全年都收費的 1906 年病人數量再度降低，門診只有 72,450 人，住院也降為 871 人；此後數年的門診人數都在六、七萬人之間，1909 年門診降至最低的 61,552 人，1912 年才又回升到 95,776 人[55]。

對於收費導致病人明顯減少的現象，笪達文認為這並不是壞事，一方面以往大量的病人實在難以好好看診，收費可以阻卻許多其實不需到醫院來的人，並使真正的病人獲得更好的醫療服務，而且每名病人所付不多，但合起來卻是可觀的收入，可以相當程度地支援醫院的「自養」

---

[53] *NCH*, 21 April 1905, p. 125, 'The Chinese Hospital – Shantung Road.'

[54] *CMMJ*, 20:5 (September 1906), pp. 231-232, 'Fifty-Ninth Annual Report of the Chinese Hospital (Shantung Road), Shanghai, 1905. 這些收費標準後來有所修訂。

[55] *CMMJ*, 20:5 (September 1906), pp. 231. *ARCHSc, 1906*, p. 8; *ARCHSb*, *1909*, p. 10; *ARCHSc*, *1912*, p. 10.

(self-support)[56]。笪達文這種看法並非病人減少後的自我安慰，他的確非常重視以收費來支持醫院的經營，「自養」一詞也經常出現在他的書信和年報中。仁濟醫院一向依賴捐款維持，但來源和多少並不穩定，易於受到人事變動和經濟景氣等等因素的影響，幾乎每年捐款人大會的討論都要涉及收支平衡的難題，因此由病人合理付費不失為可靠穩定得多的財源，有利於醫院的經營和預定工作計畫。仁濟醫院完整收費的第一年(1906)，病人付費 3,359.21 兩銀，占這年醫院總收入 11,795.32 兩的 28.5%，已經接近三成；到 1915 年時，病人付費 12,210.51 兩，占醫院總收入 28,493.59 兩的 42.85%，已超過了四成；再到 1925 年時，病人付費 41,138.02 兩，也占了醫院總收入 95,431.65 兩的 43.1% [57]，這些資料都顯示，病人付費制度對於笪達文期望仁濟醫院在經費和經營上能夠「自養」的重要性。

除了門診付費，病人住院也要付費，並分為一般病房(general ward)與個人病房(private ward)兩種，前者和窮苦免費者同病房但須付費，後者則另有單獨的空間。個人病房在笪達文建構的付費制度中是相當重要的一環，他會在仁濟醫院開設此種收費較高也較舒適的病房，一方面是掌握了許多病人對於隱私、自在和舒適的需求，另方面則是瞭解此種病房對於醫院的經費很有幫助。在武昌時，他已利用醫院樓上的病房接待願意多付費的中國病人 [58]；到上海後，仁濟醫院在 1907 年新建啟用的女醫院也有個人病房，並經常住滿病人，笪達文在同一年宣稱：生活較好的中國人是開放的，已經願意接受西醫治療與外科手術了，他們希望能住進個人病房，

---

[56] LMS/CH/CC, Reports, 5.1, C. J. Davenport's Report for 1905; ibid., Davenport's Report for 1906. *ARCHSc, 1906*, pp. 6, 8.

[57] *ARCHSc, 1906*, p. 23; ibid., *1915*, p. 16; ibid., *1925*, p. 21.

[58] LMS/CH/CC, Reports, 2.5, C. J. Davenport's Report for 1897 and 1898.

以期較為舒適並獲得醫院治療的各種好處[59]。由於女醫院個人病房的成功，笪達文接著積極籌設男性的個人病房，在 1910 年將自己的院長宿舍改建成 15 張病床的個人病房，此後笪達文、其他住院醫生和報紙在報導中，屢次提到這些病房相當適合病人的需要，也經常住滿了病人[60]，1911 年的醫院年報描述落成不久的男性個人病房正合中國人的心意，他們非常喜愛這些病房的安靜、舒適、整潔和不受打擾，有些病人甚至因此而捐錢給醫院以表感謝[61]。男性個人病房第一年(1911)接待 119 名病人，第二年隨即達到 253 名，擴大了一倍還多，病床也增加為 21 張[62]。這些都證明病人確實有此需求而醫院也能增加收入的雙重好處。

或許有人會質疑，笪達文建立向病人收費制度也就罷了，又開設收費較高的個人病房吸引經濟能力較好的病人，這種舉動是否只顧營利服務富人而忘了窮人，也背離了仁濟醫院的慈善宗旨？仔細研讀笪達文的書信報告後，可以知道並非如此：

第一，他是基於醫院經營的立場，避免專門依賴捐款而導致收入不穩定，也難以預定工作計畫，為期增加經費收入而以病人付費作為穩定的財源，進一步還希望最終能達到「自養」的理想目標。

第二，他沒有忘記窮苦的病人，而是要以來自富人的收入用於醫治窮

---

[59] Ibid., 5.3, C. J. Davenport's Report for 1907. *ARCHSc, 1907*, p. 6.

[60] Ibid., 6.2, C. J. Davenport's Report for Men's Hospital, 1910; ibid., 6.3, Davenport's Report for Men's Hospital, 1911; ibid., 7.2, Arthur C. Price's Men's Hospital Report for 1913. *ARCHSc, 1916*, p. 7. *NCH*, 8 April 1911, p. 97, 'The Chinese Hospital. The Lalcaca Memorial;' ibid., 9 March 1912, p. 641, 'Shantung Road Hospital – Annual Meeting.'

[61] *ARCHSc, 1911*, p. 7.

[62] Ibid., *1912*, p. 7.

人，有如他在 1910 年談論個人病房時說道：「這些新式病房將證明大有用處，也讓富人分擔窮人的需要(help the rich to provide for the poor)。[63]」以 1916 年為例，仁濟醫院的住院人數 2,209 人，其中住個人病房者 260 人，是到這年為止住個人病房人數最多的一年，但也只是全部 2,209 人的 11.8% 而已，可是這些病人付費 6,888.35 元，卻占了所有病人各項付費合計 25,330.22 元的 27.2% [64]。

第三，他希望藉個人病房創造有利於傳教的環境，吸引條件較好的中國人到仁濟醫院看病，讓這些病人和基督教有機會接觸。以往的基督教傳教士大都只能吸引低下階層的中國人，十九世紀後期傳教士藉著學校、醫院和出版品逐漸影響到中上階層，笪達文在武昌時已和地方官員紳商多所往還，他到上海後繼續藉醫傳教，個人病房是很有吸引力的設施。其實，這些個人病房並非豪華奢侈，1911 年仁濟醫院召開捐款人年度大會時，邀請與會者參觀個人病房，《北華捷報》的記者參觀後報導：「這些病房雖小而簡樸(small and plain)，卻是舒適和方便的典型。[65]」

因此，笪達文覺得個人病房的實用性(utility)和適當性(suitability)是無可置疑的，他說個人病房不只是對有能力負擔的病人有好處，對支援醫院整體經營而言，也是絕大的助力 [66]。

---

[63] LMS/CH/CC, Reports, 6.2, C. J. Davenport's Report for Men's Hospital, 1910.

[64] *ARCHSc, 1916*, pp. 7, 20.

[65] *NCH*, 24 February 1911, p. 428, 'Shantung Road Hospital – Annual General Meeting.'

[66] LMS/CH/CC, Reports, 6.3, C. J. Davenport's Men's Hospital Report for 1912.

(二) 增加醫護人員與開辦護校

在十九世紀內，仁濟醫院就是由一名傳教醫生或一名社區醫生負責，以下有數名中國醫生或學徒協助，開刀手術有需要再臨時請上海的其他傳教或社區醫生幫忙，這也是當時許多傳教或慈善醫院的通例。

1905 年笪達文接任院長後，由於工作日趨繁重，獨自一人很難做好龐大的醫療工作，而且醫學分科日漸專門，需要多人分工合作，因此他視情況需要陸續向董事會和倫敦會爭取增加醫護人員，包括增加男女住院醫生、延攬本地兼職醫生、增加護士與開辦護士學校等。這些新增的醫護人員顯著提升了醫療服務的效率與品質，也是仁濟醫院從傳統的傳教或慈善醫院蛻變成現代化大型醫院的重要基礎。

1. 增加住院醫生

仁濟醫院增加人手從住院醫生開始，先增加的是女醫生。1906 年仁濟醫院興建一幢女醫院期間，笪達文提議新增一名女醫生因應未來的需要，但董事會沒有接受 [67]。對於依賴捐款維持的仁濟醫院而言，增加專職的住院醫生不是簡單的事，因為這會增加許多經費上的負擔。女醫院落成啟用將近一年後，笪達文再度建議，這次他的要求是新增女醫生或男醫院的護士長，結果董事會選擇了護士長，並願意負擔薪水 [68]。倫敦會卻另有盤算，希望將在廈門的女醫生泰以理(Ethel N. Tribe)調往上海，因為泰以理是不領薪水的自費傳教醫生，倫敦會認為她調往上海將皆大歡喜，倫敦會不必負

---

[67] LMS/CH/CC, 17.2, C. J. Davenport to G. Cousins, Shanghai, 10 May 1906.

[68] Ibid., 18.4, C. J. Davenport to G. Cousins, Shanghai, 27 November 1907; ibid., 10.1, Davenport to Cousins, Shanghai, 18 January 1908.

擔她的薪水卻可以擴大在仁濟的影響力，醫院董事會同樣不必付她薪水卻多了一名女醫生。董事會果然接受了泰以理，她也在 1909 年 5 月到職 [69]。

經費問題同樣是增加男醫生過程中的關鍵因素。1911 年初作為男性個人病房使用的「利記醫生紀念病房」(Lalcaca Memorial Hospital)落成啟用，笪達文因此要求增加一名男醫生為自己分勞，董事會和倫敦會都同意了，但雙方都不願負擔薪水，幸好上海一名關切仁濟醫院的人匿名承諾支付五年的薪水，於是董事會的秘書和笪達文分別寫信請倫敦會派人 [70]，才有卜來士於 1913 年 3 月 24 日到職 [71]。

在笪達文擔任院長期間，仁濟醫院的英國住院醫生人數並不多，先後合計只有六人，但他們是醫療服務的主要力量，除了固定排班看診外，還不分日夜隨時應付急診，工作量與壓力都很大；而且他們放棄英國較好的醫生待遇，自願來華並領取低很多的傳教士薪水，這種奉獻的精神非常難得，何況他們來華後要先學習一年的中國語文才能行醫，自己或家人也必須適應上海的氣候水土和中西雜湊的社會生活，還要適應和英國不同的中國病人與較差的醫療設備等等。這些困難交織成複雜的壓力，形成對住院醫生個人的嚴格考驗，往往也造成仁濟醫院管理上的問題，例如泰以理服務三年後，自認難以承受繁重的工作而在 1912 年 5 月離職 [72]，倫敦會和醫院董事會都無意承擔後繼女醫生的薪水，笪達文只能請上海的社區醫生

[69] LMS/CH/OL, no. 2565, G. Cousins to W. Nelson Bitton, London, 4 June 1908; LMS/CH/CC, 19.2, Bitton to Cousins, Shanghai, 29 June 1908; ibid., 19.4, Minutes of Shanghai D.C. meeting held 4 September & 14 October 1908; ibid., 20.2, E. Box to Cousins, Shanghai, 19 May 1909.

[70] LMS/CH/CC, 22.2, C. J. Davenport to C. Martin, Shanghai, 18 May 1911; ibid., Edwin J. Malpas to C. Martin, Shanghai, 20 May 1911.

[71] Ibid., 24.1, A. C. Price to F. Lenwood, Shanghai, 25 May 1913.

[72] Ibid., 23.1, E. N. Tribe to C. Martin, Shanghai, 17 February 1912.

兼職照料女醫院，直到 1919 年 4 月董事會同意負擔專職女醫生的薪水，倫敦會又費了一年功夫才覓得人選陶爾絲(Agnes E. Towers)，在 1921 年 12 月抵達上海，轉往蘇州學習一年語文後，從 1922 年 12 月初起接下女醫院工作 [73]，也就是說泰以理離職十年半以後，仁濟醫院才又有了專職的女住院醫生，幸好陶爾絲持續服務到 1938 年才回英國，是六名住院醫生中在職最久也是僅有超過十年的一位。

男醫生也各有問題，例如卜來士是笪達文、醫院董事會和倫敦會三方都預定培養的未來院長人選，他來華兩年半以後，在 1915 年 10 月請纓擔任軍醫參加第一次世界大戰，到 1919 年 12 月重回仁濟醫院，笪達文很快就發覺卜來士的外科手術大為退步，尷尬的是竟然還不如卜來士自己的中國助手 [74]。笪達文認為技術上的生疏過一段時間就可以恢復純熟，令人煩惱的是卜來士的心理問題，他不但屢次抱怨難以承受繁重的醫療工作，而且不能和同事和諧相處，經常情緒失控以粗暴的言語態度傷害中外同事，即使倫敦會秘書寫信告誡，卜來士也表示懺悔，還特地前往北京協和醫院接受心理治療，卻很快又故態復萌，笪達文經常在寫給倫敦會秘書的信中討論卜來士引起的困擾，認為他就是醫院中唯一的麻煩問題；到 1924 年 11 月卜來士終於辭職離開了仁濟醫院 [75]。

---

[73] Ibid., 30.2, C. J. Davenport to F. H. Hawkins, Shanghai, 2 April 1919; ibid., 31.1, Davenport to Hawkins, Shanghai, 12 March 1920; ibid., 33.2, Davenport to Hawkins, Shanghai, 29 December 1922; ibid., Reports, 9.2, Agnes E. Towers' Report for 1922.

[74] Ibid., 31.1, C. J. Davenport to F. H. Hawkins, Shanghai, 12 March 1920.

[75] Ibid., 32.1, C. J. Davenport to F. H. Hawkins, Shanghai, 5 February 1921; ibid., 34.1, A. C. Price to Hawkins, Shanghai, 16 January 1923; ibid., Davenport to Hawkins, Shanghai, 22 March 1923; ibid., 34.2, Davenport to Hawkins, Shanghai, 20 April 20 1923; ibid., Davenport to Hawkins, Shanghai, 30 May 1923; ibid., 34.4, Davenport to Hawkins, Shanghai, 27 October 1923; ibid., 36.2, J. H. Teesdale to Hawkins, Shanghai, 25 November 1924.

在住院醫生中，中國人牛惠霖是唯一並非倫敦會派來的傳教醫生，而是由笪達文推薦經醫院董事會接受的，因此牛惠霖的薪水高達笪達文的兩倍，他和董事會簽約兩年，在 1818 年 3 月到職，笪達文屢次讚揚他對仁濟醫院的幫助極大 [76]。不過，牛惠霖也經常在外看病並到病人家裏出診，笪達文說這耗費了牛惠霖大量的時間和體力，「一個人是無法兩頭顧全的。[77]」兩年服務期滿後，牛惠霖自行開業，在仁濟醫院則先改任兼職醫生，再提升為顧問醫生。

在牛惠霖以外，仁濟醫院還有一些中國本地養成的住院醫生，男女性都有，笪達文雖然對他們的工作再三公開或在書信中表達感謝之意，不過中國醫生在醫院中的地位和待遇都不如英國醫生和牛惠霖，不能參加外國醫護人員的會議，也不列名在醫院年報的醫護名錄中 [78]。卜來士於 1921 年 8 月寫給倫敦會秘書的信中就說，在仁濟醫院少有中國醫生可以不在外國醫生經常而仔細監督之下獨立工作，而且整個中國都是如此 [79]。

除了上述的泰以理、陶爾絲、卜來士和牛惠霖四人，1925 年間仁濟醫院又陸續新到三名專職的住院醫生，但他們服務的時間都不長 [80]。

---

[76] Ibid., 26.4, C. J. Davenport to F. H. Hawkins, Shanghai, 7 October 1915; ibid., 26.4, W. H. Rees to Hawkins, Shanghai, 6 November 1915; ibid., 29.1, Davenport to Hawkins, Shanghai, 27 March 1918; ibid., 29.2, Davenport to Hawkins, Shanghai, 25 June 1918; ibid., 29.4, Davenport to Hawkins, Shanghai, 1 October and 2 December 1918.

[77] Ibid., 30.1, C. J. Davenport to F. H. Hawkins, Shanghai, 17 February 1919.

[78] 已知唯一的例外是 1906 年的仁濟醫院年報中，列有潘醫生的名字。

[79] LMS/CH/CC, 32.3, A. C. Price to F. H. Hawkins, Shanghai, 6 August 1921.

[80] 這三名住院醫生是 Robert V. Liddell、John E. Dovey 及 Dorothy Galbraith。Liddell 來華半年後在 1925 年 7 月離職，Dovey 服務兩年後於 1927 年 3 月辭職，Galbraith 則來華三年半後於 1929 年 2 月辭職。

2. 延攬兼職醫生

仁濟醫院的英國住院醫生人力不足，笪達文的對策是延攬兼職醫生來彌補。但是，他對於兼職醫生的印象前後卻有大幅度的改變。他延攬的兼職醫生幾乎都是上海本地的社區醫生，卻因過去主持仁濟的社區醫生總想取回仁濟，所以笪達文最初對於聘請兼職醫生有些疑慮，1912 年主持仁濟女醫院的泰以理辭職，當時仁濟才新增了作為男性個人病房的「利記醫生紀念醫院」，笪達文估計自己為此增加約百分之三十的的工作量，無法再承受泰以理辭職後留下的女醫院重擔，而倫敦會也因薪水問題無意加派專職醫生遞補，笪達文不得不另謀解決之道，請一位上海的社區男醫生寶得力 (H. Couper Patrick)來兼職，從 1912 年 4 月 1 日起主持女醫院，每月酬勞 100 兩銀還得由倫敦會支付 [81]。

雖然解決了女醫院的醫生問題，笪達文自己卻很不滿意，他寫信告訴倫敦會秘書，這是相當不幸的事，看起來就像是自己努力將一件事做得相當出色之後，卻輕易地讓別人來坐享其成 [82]。不過，笪達文很快就發覺寶得力的工作非常令人滿意 [83]，因此請他繼續兼職下去，直到 1919 年停聘，但 1920 年又請寶得力恢復兼職，因為卜來士一再抱怨工作量太大，實在無法承受，笪達文於是再請寶得力協助，每星期到仁濟三天，每月酬勞也增加為 150 兩銀，這相當於專職住院醫生的月薪了 [84]。

---

[81] LMS/CH/CC, 23.2, E. N. Tribe to C. Martin, Shanghai, 30 March 1912; ibid., Shanghai District Committee, Minutes of Meeting hold 14 June 1912.

[82] Ibid., 23.1, C. J. Davenport to C. Martin, Shanghai, 27 March 1912.

[83] Ibid., 23.2, C. J. Davenport to F. H. Hawkins, Shanghai, 25 May 1912.

[84] Ibid., 31.2, C. J. Davenport to F. H. Hawkins, Shanghai, 27 April 1920. 直到 1936 年的仁濟醫院年報中，寶得力仍然名列兼職醫生。

從寶得力開始，笪達文改變了對兼職醫生的態度，仁濟醫院的兼職醫生也逐漸增多，還開設眼科、耳鼻喉科等專科門診，這對於醫院和病人當然都有益處。不過，仁濟醫院的兼職醫生進一步制度化，是1918年底公共租界工部局的建議促成的，當時董事會報請工部局大力補助經費，工部局的答覆中包含兼職醫生的問題，表示基於仁濟醫院對上海的貢獻，工部局同意提高原有每年捐給仁濟醫院的5,000兩銀，但醫院應參照英國大醫院的作法，讓上海的社區醫生擴大參與仁濟的醫療工作[85]。醫院董事會接受了工部局的條件，笪達文也認為這是正確的作法，只要倫敦會派有數量適當的專職傳教醫生並且位居要津，就能掌握仁濟經營管理的方向和進行教育訓練，同時有助於傳教工作[86]。

從1920年4月底起，仁濟醫院實施新訂的兼職醫生制度[87]，這年仁濟醫生的結構，專職醫生只有笪達文和卜來士兩人，以及幾名中國醫生，兼職醫生則有牛惠霖和外國醫生等六人之多，而這年仁濟醫院的病人門診94,978人、住院2,794人、病床175張，兼職醫生不僅擔任門診工作，同時也負責部分住院的病人，每名兼職醫生掌握十幾至二十幾張病床，事實他們不可能常在仁濟醫院，他們不在的時間就由中國醫生照料住院病人。這項新制度擴大兼職醫生的參與，減輕專職醫生的負擔，同時加重中國醫生的責任。

兼職醫生對仁濟醫院有益，但也有些問題。笪達文和屬下傳教醫護人

---

[85] Ibid., 29.4, C. J. Davenport to F. H. Hawkins, Shanghai, 2 December 1918. 結果下年度(1919)工部局的捐款除原來的5,000兩銀外，新增特別補助金5,000兩銀。

[86] Ibid., 30.4, C. J. Davenport to F. H. Hawkins, Shanghai, 6 December 1919; ibid., Reports, 8.4, Davenport's Report for 1919.

[87] LMS/CH/CC, Reports, 8.5, A. C. Price's Report for 1920.

員都分別批評過，兼職醫生有自己的事業，到仁濟幫忙的時間有限，而且他們只關注涉及自己的部分事務，其他則不在意，他們也不說中文，得透過翻譯和病人溝通，也不見得很瞭解中國人，他們對醫院裏的傳教工作並不全然贊同等等[88]。儘管有這些批評，笪達文在 1823 年時談論兼職醫生制度時，有以下實事求是的四點看法：第一，兼職醫生確實有助於仁濟醫院的工作。第二，有些工作兼職醫生做得比專職醫生更好。第三，仁濟醫院接受上海外人社區的支持，也應接受社區醫生前來仁濟吸收經驗。第四，仁濟不但獲得兼職醫生的協助與贊同，還透過他們獲得外界更多的協助與贊同，例如最近仁濟獲得一筆 75,000 兩銀的巨額遺贈，是由醫院董事會成員傑克森(J. W. Jackson)醫生熱心促成的，而傑克森合夥醫院的一名醫生就是仁濟的兼職醫生，笪達文的結論是應該要引進更多社區醫生到仁濟醫院來共襄盛舉[89]。可以說，仁濟醫院的兼職醫生制度是相當成功的。

3. 增加護士與開辦護校

1905 年笪達文上任時，仁濟醫院並沒有合格的護士，只有一名受過訓練但不具護士資格的女傳教士哈蕾(Ethel M. Halley)照料女病人，還有幾名女孩跟著她學習護士實務；至於男病人則由一些男性「看護工」(nurse-coolie)照料，笪達文發覺這些看護工沾染太深的舊中國壞習性，完全沒有改變的希望，不利於病人，因此在 1907 年辭退了大部分的看護工[90]。

---

[88] LMS/CH/CC, 31.1, P. R. Acis Sharpe to F. H. Hawkins, Shanghai, 4 January 1919; ibid., 32.2, C. J. Davenport to Hawkins, Shanghai, 7 April 1921; ibid., 32.3, A. C. Price to Hawkins, Shanghai, 6 August 1921; ibid., 34.2, Davenport to Hawkins, Shanghai, 20 April 1923.

[89] Ibid., 34.2, C. J. Davenport to F. H. Hawkins, Shanghai, 20 April 1923. 這筆遺贈金額據仁濟醫院 1923 年年報記載為 50,000 兩銀(*ARCHSc, 1923*, p. 9)。

[90] LMS/CH/CC, Reports, 5.3, C. J. Davenport's Report for 1907.

和住院醫生一樣，要為仁濟醫院從頭建立合格的護士隊伍並不簡單，先要得到董事會同意支付薪水和旅費，其次倫敦會要派得出願意來華的合格護士，到職以後得先學習語文，並適應水土和生活的考驗等等，因此笪達文只能依據醫院發展的需要漸進地增加護士的人數。他先在 1907 年 11 月向董事會要求一名女醫生或一名男醫院的護士長，董事會選擇了護士長[91]，於是仁濟醫院史上第一位合格護士柯雅麗(Alice Clark)在 1910 年 1 月抵達上海，擔任男醫院的護士長，一年後哈蕾離職，柯雅麗轉任女醫院護士長。她的能力很強，有非常突出的表現，在女醫院的工作以外，又建立訓練中國護士的護士學校，並從 1912 年起擔任「中華護士會」(Nurses' Association of China)的秘書長。柯雅麗在職 10 年多以後，為爭取自己的權益而與笪達文有些意見不合，從 1920 年 5 月起自請離開醫院，轉任倫敦會上海站的傳教工作[92]。

第二位合格護士柯莉敦(Alice Clifton)於 1911 年 12 月到職，擔任男醫院護士長。不料柯莉敦身心都顯得柔弱，難以勝任仁濟醫院的繁重工作，幾經生病和休養後，於 1915 年 5 月返回英國。在後續的護士來華以前，笪達文幸運地找到一位隨夫在上海的合格護士司宓斯(Jane A. C. Smith)代理男醫院護士長，她表現得非常能幹，一再獲得笪達文的讚賞，她也持續代理了八年之久，直到 1923 年 4 月才離職。

從 1817 年起，合格的護士陸續從英國來華，人數仍然很少，但總算比較穩定了。同一年笪達文談論人力需求時，認為仁濟醫院最少應有英國護士六名，包括男女醫院各一名護士長，與四名分配在男女病房、手術室及

[91] LMS/CH/CC, 18.4, C. J. Davenport to G. Cousins, Shanghai, 27 November 1907; ibid., 19.1, Davenport to Cousins, Shanghai, 18 January 1908.

[92] Ibid., 30.2, C. J. Davenport to F. H. Hawkins, Shanghai, 28 August 1919. *ARCHSc, 1920*, p. 11.

夜間值班的護士，但實際上當時只有三名[93]。到 1920 年 9 月笪達文再度論及仁濟醫院的護士人力，仍表示理想的狀況應有六人，最低限度也該有四人，而當時還是只有三人[94]。1921 年 7 月終於有四名護士了，包含已任命尚未到職的一名[95]，算是勉強達到了最低的要求。

由於人手一直很有限，而病人的數量持續增加，因此護士的工作極為忙碌。1916 年 10 月時，柯雅麗以女醫院為例顯示過去七年間累積的工作負擔：1910 年住院病人經常在 12 名左右，1916 年已增加到 35 名；1910 年時門診病人每天平均 20 名，1916 年時則是 50 名；1910 年意外事故的急診傷患有 224 名，而 1916 年到 10 月為止已經超過了 400 名[96]。另一位在 1917 年 3 月到職的護士夏浦(P. R. Acis Sharpe)，一年後寫信說明女醫院的情形：

> 「每天有四位(有時候五位)醫生到班，這讓我的工作變得非常複雜，在柯雅麗的時期就只有竇得力醫生一位，明天我得準備好讓四名醫生為六名病人進行手術；後天我的幾名學生護士要參加考試，我訓練這些學生護士做到儘量不依賴我而病人也能滿意的程度，但這不是容易的任務。[97]」

這些忙碌的英國護士當然需人幫忙，而且從哈蕾在職的時候已經如

---

[93] LMS/CH/CC, 28.2, C. J. Davenport to F. H. Hawkins, Shanghai, 11 May 1917.

[94] Ibid., 31.3, C. J. Davenport to F. H. Hawkins, Shanghai, 22 September 1920.

[95] Ibid., 32.3, C. J. Davenport to F. J. Hawkins, Shanghai, 27 July 1921.

[96] Ibid., 27.4, A. Clark to the Hospital Committee, Shanghai, no day October 1916.

[97] Ibid., 29.1, P. R. A. Sharpe to F. H. Hawkins, Shanghai, 15 April 1918.

此，她在 1893 年加入仁濟醫院工作後，1894 年收了第一位中國見習護士，幾個月後那位見習護士覺得工作太辛苦而離開了[98]。此後哈蕾陸續又帶了一些見習護士，教她們各種護理實務，笪達文曾在 1907 年時稱讚哈蕾的五名見習護士表現良好，足以承擔一些日常工作[99]。柯雅麗到職後同樣帶有一些見習護士。

從 1914 年起，仁濟醫院的中國護士教育有非常不同的面貌。前一年(1913)，中華護士會為提升護士的資格與水準，公佈全國一致的護士證書會考規則，其中規定考生必須在中華護士會認可的護士學校畢業，至少肄業三年，修完規定的理論與實務課程，持有護校發給的畢業證書者才能應

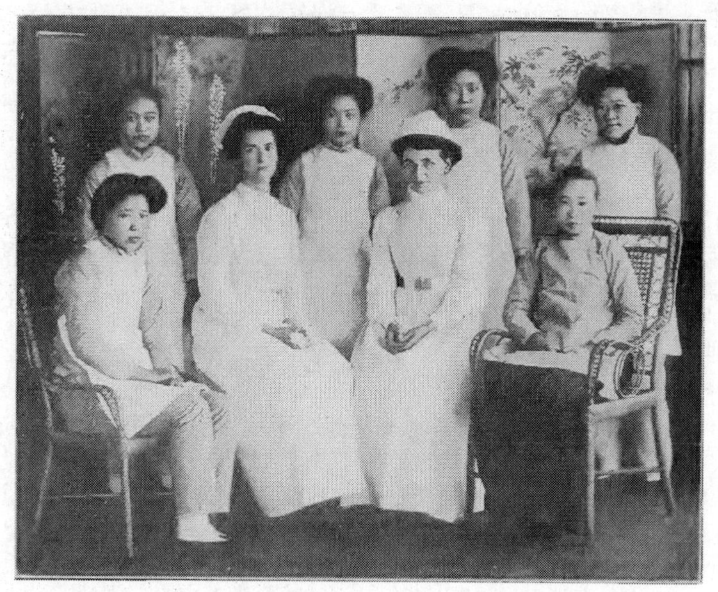

圖 9-2 仁濟醫院中外護士(1914)

98 LMS/CH/CC, Reports, 2.2, E. M. Halley's Report for 1894.

99 Ibid., 5.3, C. J. Davenport's Report for 1907.

考，考試及格者獲得護士證書[100]。仁濟醫院因應這項規則，在 1914 年向中華護士會註冊以女醫院作為護校，開設規定的理論科目以教育學生，不同於從前只重實務的作法；1919 年時再增加註冊男醫院為護校，仁濟醫院也從此具備完整的護士教育設施[101]。

護校初期由柯雅麗負責，1920 年起改由夏浦繼任。最初數年的學生人數不詳，1920 年時學生 20 人，男女各半[102]；1921 年學生 25 人(男 15 人、女 10 人)，分成高、中、初級三班[103]；1923 年學生 27 人(男 16 人、女 11 人)[104]；到 1925 年學生 26 人(男 15 人、女 11 人)[105]。讀四至五年畢業，實務課程分別在男女醫院進行，由英國和中國資深護士教導，理論課程則男女生集中一起學習，柯雅麗、夏浦及上過課的卜來士等人都表示，男女生一起上課的效果很好。理論課程共有九至十門科目，每天都要上課，由醫院的中外醫生和資深護士授課，以中文進行，初期柯雅麗曾表示由於中文的醫護課本都是文言文，她必須請來一位中國女士每星期兩天協助講解，而醫院的外國藥劑師也擔任調劑配藥科目的教學[106]。住院醫生卜來士負責教細菌學，他說學生們都很感興趣，但期末考試的成績並不理想，因為這科的教學內容本來就比較高深，對學生而言也是全新的知識[107]。在中

---

[100] *CMJ,* vol. 27, no. 6 (November 1913), pp. 411-412, ‘Nurses’ Association of China – Regulations Governing Candidates for the Association Diploma for Nurses.’

[101] LMS/CH/CC, Reports, 8.4, A. Clark’s Report for 1919. *Shanghai Times*, 13 March 1920, p. 3, ‘Meeting of the Shantung Road Hospital.’

[102] LMS/CH/CC, Reports, 8.5, P. R. A. Sharpe’s Report for 1920.

[103] Ibid., 9.1, P. R. A. Sharpe’s Report for 1921.

[104] LMS/CH/CC, Reports, 9.3, C. J. Davenport’s Report for 1923. *ARCHSc, 1923*, p. 13.

[105] LMS/CH/CC, Reports, 9.5, P. R. A. Sharpe’s Report for 1925. *ARCHSc, 1925*, p. 15.

[106] LMS/CH/CC, Reports, 8.1, A. Clark’s Report for 1916.

國教師方面，三名中國醫生教解剖學與生理學，女醫院的卓姓(Tsok)女護士教護理學，男醫院的吳姓(Woo)男護士長教藥物學和營養學等[108]。

學生畢業後參加護士證書會考，通過者留在仁濟醫院工作，或者前往其他醫院任職。1919 年畢業的五名男生全部留在仁濟醫院工作，笪達文覺得很滿意，因為護士學校可以持續不斷地培育仁濟醫院需要的中國護士[109]；而卜來士在 1920 年也表示，明顯感受到醫院的中國護士水準有大幅度的提升[110]。在 1925 年底參加中華護士會證書會考的六名仁濟護校女學生中，五名獲得優等(平均 80 分以上)通過，只有一名因幾分之差而失敗；同時應考的三名男生全數通過，其中之一獲得優等[111]；仁濟醫院特地為這八名通過的男女生舉行頒發證書茶會，由笪達文主持，醫院董事會總董也出席祝賀，笪達文的妻子婚前原是倫敦聖巴索羅繆醫院的護士，她也到場致詞並頒發證書[112]。

(三) 多方爭取捐款來源

仁濟醫院是依賴捐款維持的慈善醫院，大部分的捐款來自上海的外國機構團體與個人，大致可分為兩類：一類是單純慈善性不求回報的捐款(donation)，另一類是讓自己雇用的華人在仁濟醫院免費看病的捐款

---

[107] Ibid., 8.5, A. C. Price's Report for 1920.

[108] Ibid., 8.4, A. Clark's Report for 1919; ibid., 9.1, P. R. A. Sharpe's Report for 1921.

[109] Ibid., 8.4, C. J. Davenport's Report for 1919.

[110] Ibid., 8.5, A. C. Price's Report for 1920.

[111] *ARCHSc, 1925*, p. 19.

[112] *NCH*, 15 May 1926, p. 302, 'Chinese Nurses Graduate.' *The China Press*, 14 May 1926, p. 4, 'Eight at Shantung Hospital Get Certificates as Nurses.'

(subscription)。在笪達文任內，較引人矚目的單純慈善性捐款，例如上海跑馬會(Shanghai Race Club)從 1916 年捐款 100 兩銀，此後逐年攀升，1923 年時捐贈 7,700 元，到 1925 年時更達到 11,100 元 [113]，只是這類的捐款金額多少或有無都比較難以確定，仁濟醫院也只能被動地接受。至於為了讓自己的華人職工免費看病而捐款者，較顯著的例如下文討論的租界工部局、公董局及一些外國企業都是，這類的捐款收入較為穩定，通常也隔一段時間便會調高，因此醫院董事會和笪達文比較多費功夫爭取這類經費來源。

1. 租界工部局捐款

對仁濟醫院而言，工部局的捐款是每年金額最大的單筆收入，因此是非常重要的經費來源，以笪達文過世前一年(1925)為例，公共租界工部局捐款 20,000 兩銀、法租界公董局則是 1,000 兩，合計 21,000 兩，占了這年仁濟醫院總收入(95,431.65 兩)的 22% [114]。對於醫院董事會和笪達文而言，工部局捐款能達到這個數目並不容易，經過多年積極爭取才有這樣的成果。

從 1870 年起，工部局給予仁濟醫院捐款，每年 200 兩銀 [115]；1873 年醫院在山東路重建完成後，提高為每年 600 兩 [116]；持續將近三十年後於

---

[113] *ARCHSc, 1916*, p. 23; *ARCHSc, 1925,* p. 21.　*NCDN*, 9 February 1923, p. 9, 'The Shantung Road Hospital.'

[114] *ARCHSc, 1925*, p. 21.

[115] *Municipal Council of Shanghai Report for the Year Ending 31st March 1871* (Shanghai: Printed at the *North-China Herald* Office), p. 73.

[116] Ibid., *Municipal Council of Shanghai Report for the Year Ending 31st March 1874* (Shanghai: Printed at the *North-China Herald* Office), p. 118.

1901 年再提高至 1,000 兩[117]，這也是笪達文上任時的金額，一年後(1906)再倍增為 2,000 兩[118]。繼續獲得捐助不會有問題，但是在醫院的工作和費用連年增多的情況下，董事會和笪達文總希望工部局能相對增加捐款，於是在召開仁濟醫院捐款人年度大會時，曾經三度特別安排請工部局的總董擔任會議主席[119]，期望能因此拉近和工部局的關係，果然捐款從 2,000 兩、3,000 兩遞增到 1915 年起的 5,000 兩，而 1919 年還在 5,000 兩捐款以外又獲得 5,000 兩的特別補助金[120]。

不料，1920 年的捐款又回到原來的 5,000 兩，取消了特別補助金，笪達文難以接受，就在醫院年報中列舉仁濟對於工部局和上海租界的服務與貢獻：第一，仁濟醫院事實上承擔工部局醫院的角色，在 1920 年內免費醫治了 1,648 名工部局所屬各單位的華人職工。第二，仁濟醫院承擔租界員警醫院的工作，免費為各種刑案驗傷，並出具書面或在法庭上作證，每年達數百件之多。第三，仁濟醫院承擔上海各種意外事故傷患的救助工作，例如 1920 年急救各類自殺案件達 592 件，而交通事故傷患也從 1916 年的 498 人增加至 1920 年的 1,093 人。第四，仁濟醫院增進租界的公共衛生與健康，從事種牛痘與防治傳染病等等。因此笪達文理直氣壯地強調，仁濟醫院這些工作絕對值得工部局給予更多的捐款[121]。只是他的說法沒能改

---

[117] *NCH*, 6 March 1901, p. 436, 'The Chinese Hospital Annual Meeting of Subscribers.'

[118] LMS/CH/CC, 16.4, C. J. Davenport to G. Cousins, Shanghai, 28 December 1905. *NCH*, 11 May 1906, p. 304, 'The Chinese Hospital. Annual Meeting of Subscribers.'

[119] 1909 年大會邀請總董蘭杜(David Landale)主持，1915 年和 1918 年大會兩度邀請總董庇亞士(Edward C. Pearce)主持。

[120] LMS/CH/CC, 29.4, C. J. Davenport to F. H. Hawkins, Shanghai, 2 December 1918. *Shanghai Times*, 15 March 1919, p. 3, 'Shantung Road Hospital – Annual Meeting.'

[121] *ARCHSc, 1920*, pp. 9-11.

變工部局的決定。

《工部局公報》(*Municipal Gazette*)刊出拒絕給予仁濟醫院特別補助金的消息後，一位《字林西報》的記者對此覺得好奇，特地走訪仁濟實地考察，並撰寫了一篇長約 1,500 字的報導和評論，認為仁濟真是被人過份忽略了，人們只要對仁濟多一點認識，就會瞭解自己對這家成果顯著的醫院是有責任伸出援手的 [122]。

1920 年接下來的幾年，仁濟醫院獲得的工部局捐款都維持在 5,000 兩銀。1925 年時情況不同了，醫院董事會總董提斯德(John H. Teesdale)當選為工部局董事，隨即大力促成將仁濟醫院的捐款一舉提升到 20,000 兩銀之多 [123]。笪達文報導這件好消息，並說：「現在我們有了穩固合理得多的基礎。[124]」不僅如此，《工部局公報》接著刊登的局務會議紀錄聲稱：「仁濟醫院可視為在相當程度上具有上海市立醫院(Municipal Hospital)的地位，基本上和其他類似醫院不同。[125]」這是租界官方第一次對仁濟醫院獨特性的角色與功能予以認可，讓笪達文感到相當欣慰。其實，工部局大幅度提高捐款是應該的，有如上文笪達文所述，1920 年仁濟醫院免費醫治了 1,648 名工部局所屬的華人職工，這個數目在第二年(1921)增加至 3,131 名，幾乎成長一倍，此後到 1925 年為止，每年到仁濟免費看病的工部局職工人數都

---

[122] *NCDN*, 9 September 1921, p. 7, 'Shantung Road Hospital: Noble Work in Ignoble Surroundings.' 此文又刊登在 1921 年 9 月 10 日的《北華捷報》，第 797 頁。

[123] LMS/CH/CC, 37.1, J. H. Teesdale to F. J. Hawkins, Shanghai, 21 March 1925; ibid., 37.2, C. J. Davenport to Hawkins, Shanghai, 5 May 1925.

[124] Ibid., 37.2, C. J. Davenport to F. H. Hawkins, Shanghai, 5 May 1925.

[125] *The Shanghai Municipal Gazette*, vol. 18, no. 973 (14 May 1925), p. 197.

高居第一名，而且遠多於其他大企業職工到仁濟看病的人數 [126]。

2. 雇主捐款使職工免費看病

外人捐款給仁濟醫院而讓自己的華人職工免費看病的辦法行之已久，但仁濟原來就是義診，所以這個辦法的作用並不大。到了笪達文接任並對病人收費以後，情況和以前有了顯著的差別，因為華人既有固定的工作收入，不能再享有免費醫療，必須持有雇主給予的證明才有這種優待，而看完病後仁濟醫院會發給診斷書由病人帶回，讓雇主能確實瞭解其病情。如此病人得以免費看病，雇主也能瞭解其病情，而仁濟醫院還有捐款收入，可以說對三方面都有好處。

在此種辦法下，仁濟醫院有如捐款機構或個人的特約醫院一般，前述的工部局就是此種情形，有些雇用華人較多的企業也相當歡迎此種辦法，因為它們不需設置專門的醫護部門和人員，只要付出一些捐款給仁濟醫院，便能解決職工的醫療問題。1910 年一整年各外人機構與個人所屬的華人職工利用此法在仁濟看病者總共 1,560 人次 [127]；到 1925 年時，利用這種辦法看病最多的前兩家企業職工分別都超過這個數目：第一是上海電氣電車公司(Shanghai Electric Construction Co.)這年捐款 1,500 兩銀，其職工到仁濟免費看病者 1,678 人次；其次上海德律風公司(Shanghai Mutual Telephone Co.)捐款 750 兩銀，到仁濟免費看病的職工 1,579 人次，就連第三家企業英美煙公司(British and American Tobacco Co.)捐款 1,000 元，到仁濟免費看病的職工也有 1,450 人次 [128]。

---

[126] *ARCHSc, 1925*, p. 8.

[127] LMS/CH/CC, Reports, 6.2, C. J. Davenport's report for Men's Hospital, Shanghai, 1910.

[128] *ARCHSc, 1925*, p. 8.

這種由雇主捐款而職工免費看病的辦法，在笪達文任內將仁濟以往被動仰賴並感謝外人的捐款施捨，相當程度地翻轉成上海外人感謝仁濟醫院的服務而付費，展現了仁濟主動積極的新形象，有如笪達文在 1916 年 4 月寫給倫敦會秘書的信中說，自己收到許多商界人士來信感謝仁濟醫院的服務，他覺得這顯示仁濟在上海獲得更大也更穩固的支持，當然也帶來更大的責任與機會 [129]。在 1918 年的醫院年報中，笪達文表示有越來越多的外人機構和個人認為，這種類似特約醫院的辦法對他們屬下華人的健康很有幫助，過去五年中依此種辦法到仁濟免費看病者，從一年合計 2,000 人次大量增加到 9,000 人次，有的大企業歡迎此種辦法而主動增加對仁濟的捐款金額，許多小型商號和個人捐款者也樂意在雇人之前，先將人送到仁濟醫院進行健康檢查，笪達文認為這樣可以增加仁濟的收入，也增進仁濟的積極形象，對上海整體的公共衛生也有好處 [130]。

3. 設立免費病床基金

笪達文為嘉惠窮苦病人，從 1907 年起呼籲公眾認捐免費病床，每床每年費用為 5 英鎊或 50 元，此後也陸續有人認捐 [131]。到 1918 年時，笪達文為擴大這項捐款的效用而發起設立免費病床基金，辦法是捐款人每捐 1,500 元做為永久基金，其孳生的利息足以支持一張病床全年的費用，醫院則在入口大廳和床頭掛上捐款者或紀念者的姓名作為紀念。這個基金成立一年後，中國人的捐款已經足以支持 6 張免費病床，外國人則是 7 張 [132]。

---

[129] LMS/CH/CC, 27.2, C. J. Davenport to F. H. Hawkins, Shanghai, 14 April 1916.

[130] 引自 *Shanghai Times*, 15 March 1919, p. 3, 'Shantung Road Hospital – Annual Meeting.'

[131] *ARCHSc, 1907*, p. 10; ibid., *1912*, p. 9; ibid., *1917*, p. 16.; *ARCHSb.*, *1909*, p. 5.

[132] LMS/CH/CC, Reports, 8.4, C. J. Davenport's Report for 1919. *ARCHSc, 1918*, p. 17; ibid., *1919*, p. 11.

又一年後(1920)，病床基金累積到足以支持 18 張病床，同一年仁濟收治了 609 個免費的住院病人，合計住院 14,704 天，以每天每人費用 0.5 元計算，仁濟醫院共支出約 7,000 元，其中一部份由病床基金的孳息支應 [133]。據卜來士的報導，這項基金的病床大多數用於安置生病或受傷住院的黃包車夫 [134]。

到 1925 年結束時，免費病床基金已累積到 25,963.34 兩銀，一年孳生利息 1,446 元 [135]。非常有意義的是笪達文在 1926 年過世後，他的親友故舊包含仁濟醫院的現任與離職的中外醫護人員在內，共同捐款 2,600 多元給病床基金，以紀念這位仁心的基金創始人 [136]。此後這項基金也繼續存在，笪達文過世十年後的 1936 年醫院年報記載，病床基金已經增加到 54,326.77 元，一年孳息有 3,054.02 元 [137]。

4. 來自華人的捐款

仁濟醫院專門醫治中國人，但外人捐款者一直不明白何以中國人很少捐款給仁濟醫院。在每年的捐款人大會中，幾乎都會討論到這個問題。1898 年為此成立了名譽董事會，邀請六位中國紳商名流擔任名譽董事，希望他們捐款並帶動別人捐款，此舉果然有效，中國人的捐款從前一年(1897)的

---

[133] LMS/CH/CC, Reports, 8.5, C. J. Davenport's Report for 1920.

[134] Ibid., 8.5, A. C. Price's Report for 1920.

[135] *ARCHSc, 1925*, p. 25.

[136] *The China Press*, 8 September 1926, p. 2, 'Donations Given Honoring Memory of Dr. Davenport.' 此後同一報紙接連刊登這項捐款的後續消息，長達兩個多月，直到 1926 年 11 月 28 日為止，共有 2,629 元及 58.6 兩銀 (ibid., 28 November 1926, p. 21, 'News Brevities.')。據仁濟醫院 1926 年的年報所載，紀念笪達文的這項捐款，中國人捐了較多的 1,500 元，外國人則捐 1,014 元和 133.88 兩銀，中外合計為 1,960.90 兩銀(*ARCHSc*, 1926, p. 31)。

[137] *ARCHSd, 1936* (Shanghai: 1937), appendix: 'Accounts.'

255 兩銀猛然躍升至 1898 年的 3,776.98 兩，還遠多於同年的外人捐款 2,574.36 兩 [138]，可是好景只有一年，1899 年中國人捐款又下降至 752.99 兩 [139]。

此後名譽董事會仍繼續存在，但中國人的捐款再也難得踴躍了，外國捐款人繼續不解和批評中國人不願慷慨解囊，1905 年富商徐潤的妻子遺贈 10,000 兩銀建造女醫院，但這種大筆捐款只是偶而一見。1910 年時，仁濟醫院設定中國人的捐款以每年 10,000 兩銀為目標，結果根本無法達成，連年收到的金額都很有限，例如 1912 年竟僅僅收到十分之一約 1,000 兩而已，讓笪達文只能說「完全失敗」[140]。在 1915 年的捐款人大會中，擔任主席的英國上海最高法院法官邵斯美(Havilland de Sausmarez)慨歎，中國人是很感謝仁濟醫院的服務，但他們 1914 年的捐款金額只有外國人的四分之一而已 [141]。在 1918 年的捐款人大會中，擔任主席的工部局總董庇亞士(E. C. Pearce)又說，前一年仁濟醫院的支出費用 35,391.03 兩銀，而來自中國人的捐款僅有 8,350 兩，庇亞士認為這種現象是上海「中國富人的恥辱」(a disgrace to rich Chinese)[142]。再往後到 1921 年時，《北華捷報》的主編在檢視了仁濟醫院年報的捐款名單後評論道，上海的兩萬名外國居民捐款 15,651.1 兩銀，而中國居民有七十萬，是外人的三十五倍，卻只捐了 5,850.95

---

[138] *NCH*, 27 February 1899, p. 342, 'The Shantung Road Hospital.' 中國人捐款除 3,776.98 兩的一般捐款外，又捐了建築專款 2,742,40 兩，兩者合計為 6,519.38 兩銀。

[139] Ibid., 21 February 1900, p. 316, 'The Chinese Hospital Annual Meeting.'

[140] Ibid., 29 March 1913, p. 931, 'Shantung Road Hospital. Annual Report.' LMS/CH/CC, Reports, 6.3, C. J. Davenport's Reports of Men's Hospital for 1911 and 1912. *ARCHSc, 1912*, p. 10.

[141] *NCH*, 27 February 1915, p. 608, 'Shantung Road Hospital. The Annual Meeting.'

[142] Ibid., 9 March 1918, p. 594, 'The Shantung Road Hospital.'

兩，即外人所捐的三分之一略多而已[143]。

外人對於中國人支持仁濟醫院的期盼非常殷切，其實在笪達文的任內，至少有 1906 與 1916 這兩年中國人捐款是超過外人的。1906 這年中國人的一般捐款雖然只有 199.38 兩銀，但另外又捐了 2,741 兩給醫院的建築基金，兩者合計 2,940.38 兩，超過了外人所捐的 2,873.07 兩[144]。至於 1916 年，中國人捐款更為踴躍，合計達到 9,764 兩銀，超越了外人所捐的 8,913.36 兩[145]。這種難得一見的現象是由於以下兩個緣故：

第一，在 1916 年的捐款人大會上，擔任主席的庇亞士表示，當此世界大戰熾烈的時刻，上海的外人不可能再有更多餘力支援仁濟醫院，希望中國人能承擔更大的責任；庇亞士隨即交給笪達文一個裝有 1,800 兩銀及 25 元的封套，說明是自己為仁濟向中國朋友勸募的所得，庇亞士並說上海的中國人大都知道有仁濟醫院，只要有人肯進行勸募，相信就可以獲得和他同樣的結果[146]。庇亞士的呼籲和示範性的行動讓仁濟醫院的幾位中國名譽董事大有感受，他們約定分頭展開勸募行動，並請《字林西報》配合分批刊登捐款名單，果然中國人的捐款源源而來[147]。

第二，在 1916 年 6 月 24 日的下午，仁濟醫院舉辦開放參觀的活動，幾位積極勸募的中國名譽董事也特地出面接待，全部院區包含病房在內都對外開放，而最吸引參觀者的是實驗室各種儀器和人體器官標本。《申報》

---

143 Ibid., 5 March 1921, p. 575, 'The Shantung Road Hospital.'

144 *ARCHSc, 1906*, pp. 21, 22, 30.

145 *ARCHSc, 1916*, p. 20.

146 *NCDN*, 5 March 1916, p. 5, 'The Shantung Road Hospital: Annual General Meeting.'

147 *NCH*, 30 June 1916, p. 736, 'China and Foreign Medicine.'

《北華捷報》與《字林西報》都報導了活動的情形[148]，《字林西報》還說，仁濟主動邀請五百名中國人參加這項活動，約有三百人蒞臨，而上一次仁濟醫院在 1911 年舉辦同樣的參觀活動時，只有寥寥三十人左右應邀出席。結果在 1916 年的參觀活動之後，《字林西報》又刊登了幾批中國人的捐款名單。

可惜的是中國人捐款的熱情沒能持續長久，接下來 1917 年的捐款還能維持 8,269 元的水準，1920 年時卻低落到只有 5,850.95 兩，1922 年又彈升至 16,802.68 兩[149]；而 1925 年從 1 月至 8 月底則只有 1,801 兩，為此中國名譽董事在 9 月間開會，由各董事自行認捐並分頭勸募，才達到全年 8,948.53 兩的結果[150]，這些現象都顯示了中國人對仁濟醫院捐款相當被動而不穩定的情況。

(四) 改善醫院空間與環境

早在 1845 年時雒頡購買土地 11 畝，其中的 6 畝 1 分興建仁濟醫院，位於麥家圈的最西側。到 1861 年時仁濟董事會出售房地，改購入麥家圈東側面臨山東路的倫敦會土地 2 畝 1 分多，建造 30 張病床的新醫院。1873 年時又承租毗鄰的倫敦會土地重建醫院，病床增加至 70 張[151]。但上海從

---

[148] 《申報》1916 年 6 月 26 日第 10 版，「仁濟醫院成績展覽會紀事」。*NCH*, 30 June 1916, p. 736, 'China and Foreign Medicine: The New Wards at the Shantung Road Hospital.' *NCDN*, 26 June 1916, p. 10, 'China & Foreign Medicine: What Shantung Road Hospital Does for Her. A Visit to the New Ward.'

[149] *ARCHSc, 1917*, p. 24; ibid., *1920*, p. 27; ibid., *1922*, p. 41.

[150] 《申報》1925 年 9 月 27 日第 13 版，「仁濟醫院華董籌捐會議」。 *ARCHSc, 1916*, p. 30.

[151] 蔡育天編，《上海道契》(上海：上海古籍出版社，2005)，卷 1，英冊第 22 號、第 62 分地；卷 3，英冊第 875 號、第 882 分地；卷 16，第 4544 號。 LMS / CH / CC, 34.1, C. J. Davenport

太平天國之後的發展極為快速，人口大量增加的結果，仁濟醫院在十九世紀末年已經面臨空間不足與環境不良的問題，上述山東路新院舍落成後的1875年，門診病人56,624人次、住院病人542人；到1899年時，門診病人增加了3萬多人，達到86,908人次，住院病人也增加一倍以上，達到1,162人；再過五年到笪達文接任的前一年(1904)，門診病人更多達96,747人次、住院病人也有1,372人[152]，以致醫院空間不足與環境不良的問題極為嚴重，如何改善解決成為笪達文上任後的一大挑戰。

從笪達文留下的書信檔案可知，他在擔任院長的前十年中，主要是以改善既有的空間環境為主，並完成新建女醫院、利記醫生紀念病房及增建舊醫院三樓等三項具體建設。同時，笪達文也瞭解若要徹底解決空間環境的問題，勢必要先有足夠的土地才行，因此他倡議陸續購買倫敦會尚存的麥家圈土地，等到這些土地全部到手以後，他在院長任期的後十年中，便籌畫全盤重建醫院，並獲得雷氏德遺贈的重建經費。

1. 新建女醫院

直到十九世紀末年為止，仁濟醫院的男女病患雖然各有病房，並不是分開獨立的建築，1894年起以每年200元向倫敦會租用毗鄰的一棟閒置老舊平房，單獨成立有12張病床的女病房，由女傳教士哈蕾管理。由於房屋過於老舊，醫院董事會有意重建，卻因缺乏經費而未積極進行，1905年笪達文上任後，在4月舉行的捐款人大會中主張重建[153]，同年8月上海富

to F. H. Hawkins, Shanghai, 22 March 1923, enclosure: 'History of the Shantung Road Hospital.' E. S. Elliston, *Ninety-Five Years A Shanghai Hospital* (Shanghai, 1941), pp. 11-12.

[152] Elliston, *Ninety-Five Years A Shanghai Hospital*, p. 34, 'Services Rendered.'

[153] *NCH*, 28 April 1905, p. 206, 'The Shantung Road Hospital. Annual Meeting.'

商徐潤的妻子過世，經仁濟醫院中國名譽董事之一的陳輝廷介紹，遺贈10,000 兩銀做為女醫院建築費。自 1906 年 2 月動工拆除舊屋，至 1907 年 1 月 24 日新建女醫院落成啟用，共費 14,027 兩銀 [154]，清朝大臣、紅十字會會長呂海寰也參加啟用典禮，上海的中外報紙如《申報》《通問報》《北華捷報》《字林西報》等都報導了女醫院啟用的消息 [155]。

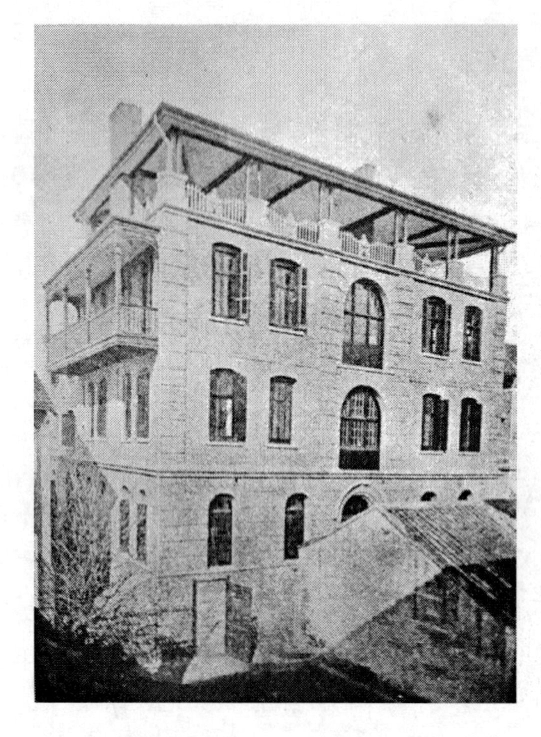

圖 9-3 仁濟醫院女醫院(1907)

[154] 徐潤，《徐愚齋自敘年譜》（臺北：文海出版社，1978 影印本），頁 234。 *NCH*, 25 January 1907, pp. 204-205, 'The Shantung Road Hospital – Opening of the Women's Hospital.'

[155] 《申報》1907 年 1 月 24 日第 17 版，「女醫院落成」；1907 年 1 月 25 日，「仁濟女醫院落成志盛。《通問報》1907 年 1 月，第 3 頁，「仁濟女醫院落成詳述」。 *NCH*, 25 January 1907, pp. 204-205, 'The Shantung Road Hospital – Opening of the Women's Hospital.' *NCDN*, 25 January 1907, p. 7, 'The Shantung Road Hospital – Opening of the Women's Hospital.'

新建的女醫院為一幢四層紅磚樓房，病床數量較原來倍增為 25 張，而且空間寬敞、設備新穎，一樓為門診、藥房、急診室，二樓外科病房、手術室、個人病房與婦產科病房、護士宿舍，三樓為內科病房，四樓做為花園。啟用後由哈蕾帶領五名中國女護士照料，第一年(1907)接待了 177 名住院病人，至於門診病人則有 12,385 人次[156]。在興建女醫院的同時，笪達文又籌畫增聘前文所述的專任女住院醫生，但直到 1909 年 5 月才有泰以理到職。1911 年時，又在女醫院四樓的花園增建有七張病床的兒童病房、兩間個人病房以及兩間護士宿舍，兒童病房的三面牆壁都是裝設玻璃的大窗戶，通風良好而光線明亮[157]。

2. 新增利記醫生紀念病房

女醫院開幕一個星期後，笪達文在向倫敦會報告這項消息的信中表示，接著要關注的是男醫院，他的構想是自己讓出院長宿舍搬到董事會新近向倫敦會購得的房屋中，院長宿舍改建成男性個人病房，但經費是個難題。到 1909 年時，遠在倫敦的一件政治謀殺事件卻促成其事，這年 7 月 1 日，一名英國印度殖民政府高級官員參加公開聚會時被人槍殺，站在旁邊的印度人醫生利記(Cawas C. Lalcaca)出手阻止而一併被害。這位利記醫生從 1880 年代起就在上海開業，醫治的對象包含許多中國病人在內，他又熱心公益事業，是仁濟醫院的捐款人，也經常出席每年捐款人大會，還協助醫院向中國人勸募。利記醫生在倫敦被害的消息傳到上海後，他的友人成立一個委員會接受捐款，準備建立紀念他的事物，經笪達文和醫院董事會

[156] *ARCHSc, 1906*, p. 5. LMS/CH/CC, Reports, 5.3, C. J. Davenport's Report for 1907. 哈蕾報告的病人數目略有出入，住院 178 人、門診 12,373 人(LMS/CH/CC, Reports, Halley's Report for 1907)。

[157] *ARCHSc, 1911*, p. 11.

出面爭取，委員會決定將全部捐款 5,907.08 兩銀用於仁濟醫院 [158]，於是笪達文改建院長宿舍為男性個人病房的構想得以實現。兩層樓的利記醫生紀念病房在 1911 年 2 月啟用，有 15 張病床。

3. 增建舊醫院三樓

仁濟醫院於 1873 年建造的二層樓房，到十九、二十世紀之交已經非常擁擠，董事會也有意改善，但是一則經費有問題，再則究竟加蓋一層或增建翼樓有些舉棋不定，結果拖延下來 [159]。笪達文在接連完成女醫院和利記醫生紀念病房後，深感這兩者只是稍微緩和擁擠不堪的情形，空間仍然嚴重不足，有時必須臨時在病房中增加病床，因此他在 1912 年提出加蓋舊院舍三樓的計畫，以期增加 40 張病床，董事會也瞭解這項計畫的必要性而予以同意 [160]。增建經費估計約 10,000 兩銀，笪達文在 1913 年 4 月報導，財源已經有了著落，工程在 1913 年 7 月開動 [161]。動工前笪達文已獲准休假回英，而工程也在 1914 年中完成，不料因為第一次世界大戰爆發的緣故，笪達文延遲到 1915 年 1 月初才抵達上海，增建的三樓也在同年 2 月啟用 [162]。

---

[158] LMS/CH/CC, Reports, 6.1, Davenport's report for 1909. *NCH*, 8 February 1907, p. 320, 'The Chinese Hospital;' ibid., 15 April 1910, p. 155, 'The Lalcaca Memorial Fund;' ibid., 8 April 1911, p. 97, 'The Chinese Hospital – The Lalcaca Memorial.'

[159] *NCH*, 27 February 1899, p. 342, 'The Shantung Road Hospital;' ibid., 21 February 1900, p. 316, 'The Chinese Hospital Annual Meeting.'

[160] LMS/CH/CC, 23.3, C. J. Davenport to F. Lenwood, Shanghai, 23 November 1912; ibid., Reports, 6.3, Davenport's Men's Hospital Report for 1912.

[161] *NCH*, 22 February 1913, p. 545, 'Shantung Road Hospital – Annual Meeting.' LMS/CH/CC, 24.1, C. J. Davenport to F. Lenwood, Shanghai, 5 April 1913; ibid., Reports, 7.2, Arthur C. Price's Men's Hospital Report for 1913.

[162] LMS/CH/CC, 26.1, C. J. Davenport to F. H. Hawkins, Shanghai, 13 January 1915; ibid., Reports, 7.3, Price's Report of the Men's Hospital for 1914.

到 1915 年初，笪達文接任院長正屆滿十年，仁濟醫院在這十年中陸續新建了女醫院、利記醫生紀念病房，又增建舊院舍三樓，合計增加病床 68 張，相當於他上任時已有的 70 張病床。單以這些空間環境的建設與改善成果而論，已經可以印證前文所述，早在在笪達文上任前，有些上海外人對仁濟醫院的期許：一名傳教醫生應該會比社區醫生做得更好才是。

4. 收購倫敦會土地

1905 年笪達文上任時，仁濟醫院擁有兩塊毗鄰共 4.952 畝的土地，都是從倫敦會買入的麥家圈土地；而倫敦會上海佈道站在麥家圈原有將近 25 畝的大片土地，從 1861 年起陸續出售給仁濟醫院和其他買主，到 1905 年時只剩下約五分之一左右，佈道站還想繼續分割出售，以便將傳教的重心從市區的麥家圈轉移到郊區的虹口。

作為上海站的傳教士，笪達文非常反對佈道站轉移到虹口，他主張佈道站仍應留在麥家圈，因為「此地多的是人，多的是大量待做的工作，從各方面考慮，我們身處在人群當中會有很大的好處。[163]」儘管如此，由於佈道站是合議制，而大多數傳教士都覺得出售麥家圈值錢的地可以換得更多虹口低廉的空間，比較有利於佈道站長期的發展，事實也已經有人和佈道站在洽商買賣的事宜。笪達文既無法改變其他傳教士的主意，他自己轉而從仁濟醫院的發展著想，認為醫院應該買下倫敦會的土地，以期雙方都能同蒙其利，於是向董事會積極建議，先在 1907 年以 55,000 兩銀購入一部份，因為金額巨大，無法一次付清而分期付款，還為此在面向山東路的地上興建五戶店鋪租給華人，以租金收入每年 2,400 元作為分期付款給倫

[163] Ibid., 17.1, C. J. Davenport to G. Cousins, Shanghai, 22 February 1906.

敦會的利息[164]。後來又在 1919 年以 37,778 兩銀購入倫敦會最後一筆麥家圈土地，仍然是分期付款，到 1922 年才完全付清[165]。

從 1919 年起，仁濟醫院擁有四筆共 8.74 畝的麥家圈土地，而且形成完整的一片地區，等到 1926 年雷氏德捐贈鉅款重建仁濟醫院時，這些土地提供良好的建築基地，並持續沿用到目前，事實笪達文早在 1907 年談論仁濟醫院購買倫敦會土地就表示，這不僅是這年醫院最重要的一件事，他也相信時間將會證明，這是對上海華人的福祉長遠有益的一項行動[166]。對照仁濟醫院至今的發展，他的信念是完全正確的。

五、仁濟醫院重建的問題

1915 年 2 月，仁濟醫院在舊院舍增建的三樓啟用，而同一個月提交捐款人大會的 1914 年醫院年報中，卻表示 1873 年興建的院舍竟然仍是醫院賴以發揮功能的主要建築，這四十年間累積的需求不會只因增建了三樓就

---

[164] Ibid., 17.2, C. J. Davenport to G. Cousins, Shanghai, 10 May 1906; ibid., Shanghai D.C., LMS – Minutes of Committee meeting held on 8 June 1906; ibid., 18.1, Davenport to Cousins, Shanghai, 31 January 1907; ibid., 18.2, R. W. Thompson to Cousins, Shanghai, 26 April 1907; ibid., H. Ll. W. Bevan to Cousins, 27 April 1907; ibid., Davenport to Cousins, Shanghai, 29 May 1907. *ARCHSc, 1907*, p. 16. *NCH*, 14 February 1908, p. 353, 'The Chinese Hospital.'

[165] Ibid., 30.2, C. J. Davenport to F. H. Hawkins, Shanghai, 30 May 1919; ibid., 34.1, Davenport to Hawkins, Shanghai, 22 March 1923, enclosure: History of the Shantung Road Hospital. *Shanghai Times*, 15 March 1919, p. 3, 'Shantung Road Hospital. Annual Meeting. *NCH*, 4 March 1922, p. 611, 'Shantung Road Hospital: Interesting Speeches at Annual General Meeting.' Elliston, *Ninety-Five Years A Shanghai Hospital*, pp. 14, 62.

[166] LMS/CH/CC, Reports, 5.3, C. J. Davenport's Report for 1907.

消除，因為這項增建是許多年前早應做而遲遲未做的事，而未來幾年中即將面臨無法避免的任務，就是以更大規模也更現代化的方式重建整個仁濟醫院[167]。這樣的說法在迎接增建三樓啟用的當下似乎有些不合時宜，卻十分清楚地顯示增建只是暫時減緩需求的急迫性，1873 年的住院病人 485 名、門診 41,684 人次，1914 年的住院病人 1,080 名、門診 87,383 人次，已是 1873 年的兩倍以上；再到 1922 年時，病人數量更多而擁擠，住院病人有 2,651 名之多，門診也突破 10 萬人次，達到 105,989 人次[168]，其實從 1910 年代起，由於仁濟的床位不足，許多必須住院的病人被勸往其他醫院，否則還不只以上的數目而已，另一方面笪達文在 1919 年的年報中表示：「醫院裡沒有任何閒置的角落了」[169]，因此重建更大而新式的仁濟醫院成為勢在必行而且急迫的事。

重建牽涉的問題很多，最直接相關的是土地和經費。土地問題如前文所述，仁濟醫院於 1919 年購入倫敦會在麥家圈的最後一筆土地，連同先前所購形成完整的一片建築基地。經費問題卻極為困難，如果購買土地的 3 萬 7 千多兩銀都得三年內分期付款才能還清，則董事會估計的 20 萬兩重建經費，或工部局醫官估計更高的 50 萬兩就更難以籌措了。從 1916 年起，重建經費是醫院年報和捐款人年度大會經常討論的話題，而《北華捷報》和《字林西報》也屢次由記者到仁濟醫院實地採訪後撰寫新聞報導，或由主編撰寫評論呼籲中外公眾出力協助重建，這些討論、報導和呼籲的共同點，都在強調仁濟醫院建築的老舊落伍，和其服務成效的卓著與醫護人員的熱忱形成強烈的對比。只是，前後大約八年間，這些言論都沒有得到具

---

[167] 引自 *Shanghai Times*, 15 March 1919, p. 3, 'Shantung Road Hospital – Annual Meeting.'

[168] *ARCHSc, 1922*, pp. 14-15.

[169] *ARCHSc, 1919*, p. 10.

體的回應，而英國駐上海總領事法磊斯(Everard D. H. Fraser)雖然在 1920 年稱頌仁濟醫院為上海中外之間的「親善大使」(An Abassador of Goodwill)[170]，但這位親善大使的房舍重建之舉，還得繼續等待機會。

到 1923 年時終於有人挺身而出了。筐達文在這年 10 月初寫信告訴倫敦會秘書，一位富人不但要捐助重建仁濟醫院的經費，還要給一大筆錢當作醫院的基金[171]。筐達文沒有指出富人的姓名，但當然就是在上海從事建築致富的英人雷氏德。雷氏德一向熱心捐助仁濟醫院，已知他從 1908 年起到 1925 年之間經常捐款，從最早的 25 兩銀起逐年增加，到 1918 年時已遞增到 700 兩銀，1921 年又增至 3,000 元，此外在 1920 年時除了捐 100 兩，還捐 2,300 兩給免費病床基金[172]。除了經常捐款，早在 1873 年仁濟醫院興建的院舍更是雷氏德設計施工的。雷氏德既然是捐款人，每年一定會收到仁濟醫院的年報，所以他必然很清楚醫院的情況，勢必也注意到了輿論對他所建的仁濟舊樓亟待重建的再三呼籲，這應當是他決定慷慨解囊實現仁濟醫院重建的緣故了。1926 年 5 月中雷氏德過世，遺囑捐贈仁濟醫院一百萬兩銀和四筆土地[173]，醫院重建的經費問題也迎刃而解。

在先前醫院的重建因經費難題而延宕的期間，筐達文於 1920 年 9 月寫給倫敦會秘書的信中表示，自己夫妻兩人年紀漸增，在華奮力工作也已超

---

170 *NCDN*, 13 March 1920, p. 7, 'Shantung Road Hospital Annual Meeting: An Instrument of Local Goodwill.' *Shanghai Times*, 13 March 1920, p. 3, 'Meeting of the Shantung Road Hospital.' *NCH*, 20 March 1920, p. 777, 'Shantung Road Hospital.'

171 LMS/CH/CC, 34.4, C. J. Davenport to F. H. Hawkins, Shanghai, 2 October 1923; ibid., 27 October 1923.

172 這些金額都得自仁濟醫院各年年報。

173 LMS/CH/CC, 39.2, C. J. Davenport to F. H. Hawkins, Shanghai, 31 May 1926. Elliston, *Ninety-Five Years A Shanghai Hospital*, p. 18.

過三十年，他提醒倫敦會應該是到了要著手準備後繼人選的時刻，或許四、五年後醫院重建能出現曙光，那就是新舊院長交替的最佳時機，新院長可以按照自己的構想建設全新的仁濟醫院[174]。只是，位於上海的仁濟醫院畢竟不是一般的傳教醫院，仁濟院長的職務也不是一般傳教醫生都能勝任的，倫敦會並不容易覓得合適的接替人選，笪達文雖有高血壓和神經發炎的困擾，仍必須堅守崗位。直到 1925 年 11 月中，倫敦會終於確定了笪達文的繼任者，但希望他能續任兩年到 1927 年底再卸下重擔[175]。不料，1926 年 9 月 4 日下午，笪達文在參加一場草地滾球比賽之後，因為心肌梗塞而過世，享年六十三歲。

結 語

笪達文接任仁濟醫院院長後，以犧牲奉獻的精神與溫和穩健的態度進行各項建設，將十九、二十世紀之交保守被動而欠缺競爭力的一家慈善醫院，逐步改造成積極有效經營與注重服務品質的現代化醫院，並且還不失做為慈善醫院的本質，笪達文也因此獲得中外雙方的一致贊許，1919 年召開仁濟醫院捐款人大會時，醫院董事會的總董當眾推崇笪達文：「若論有誰的工作能被公認是維護了英國在中國的聲望，那個人就是笪達文。[176]」對照他上任前醫院董事會設下嚴密防範院長的規定，這些英國董事態度的改

---

[174] LMS/CH/CC, 31.3, C. J. Davenport to F. H. Hawkins, Shanghai, 22 September 1920.

[175] LMS/CH/GE/CM, box 8, 16 & 17 November 1925; LMS/CH/CC, 39.1, C. J. Davenport to F. H. Hawkins, Shanghai, 24 December 1925.

[176] *Shanghai Times*,15 March 1919, p. 3, 'Shantung Road Hospital: Annual Meeting.'

變是何其巨大。接著 1920 年時中國政府為表彰笪達文在華醫療服務的貢獻，特地頒授五等嘉禾勳章給他，他在欣然接受之餘，又滿懷感觸地想起三十多年前初到中國時，受到「番狗」「鬼子」叫囂對待的情景[177]。

就笪達文自己而言，最後沒能執行仁濟醫院的重建工作當然是有遺憾的，但是他早在過世五年前的 1921 年時已準備好坦然面對，他說：

> 「將仁濟醫院帶到現在這樣的地步後，我自然希望親眼見到它發展成一家基礎穩固而適當的現代化醫院，但是我和妻子的健康情形，可能會要我們放棄這樣的計畫和希望，將它們留給他人去實現。[178]」

應該這樣說，就是因為笪達文費了二十二年的心力，奠定仁濟醫院做為現代化大醫院的良好基礎，得到人們一致的肯定與大力鼓吹，仁濟醫院終於獲得全盤重建的機會，邁入另一個嶄新發展的時代。

---

[177] 《政府公報》第 1480 號(1920 年 4 月 1 日)，頁 12-13，「大總統核議外交部請獎洋員笪達文等勳章文」。 LMS/CH/CC, 31.3, C. J. Davenport to F. H. Hawkins, Shanghai, 13 July 1920.

[178] LMS/CH/CC, 32.2, C. J. Davenport to F. H. Hawkins, Shanghai, 7 April 1921.

10
學習西醫的中國學徒

緒 言

十九世紀的傳教醫生免費為中國人治病，頗受中國人歡迎，上門求醫的人多，傳教醫生一個人無法應付忙碌的看診及給藥、換藥等所有工作，必須就地招收華人協助，同時傳教醫生也有意在華傳播西方醫學，而傳播的途徑之一是訓練這些協助自己的華人具備西醫知識與技術。傳教醫生有時稱這些華人為助手(helper, assistant)，有時稱為學生(pupil, student)，這些助手或學生一面協助傳教醫生工作，同時就在工作中學習西方醫學。但傳教醫生的助手包含並不學習西醫知識與技術的其他助手，例如負責傳教的助手，而稱為學生則易與後來醫學院校出現以後的學生相混淆，因此本文以「學徒」稱呼這些主要在工作中學習西醫知識與技術的華人。

最早的傳教醫生伯駕(Peter Parker)已招收學徒，直到十九世紀後期學校式的醫學教育興起後，學徒式的醫學訓練依舊非常普遍，不只有男性學徒，女傳教醫生也招收女生學徒，即使進入了二十世紀初年，仍然可以見到招收與訓練西醫學徒的記載[1]，因此將近一個世紀中這種西醫學徒的人數眾多，儘管他們在醫療活動上只是輔助性甚至打雜的角色，卻是西方醫學在華傳播不可或缺的人物。只是，十九世紀訓練中國西醫學徒不是簡單容易的事，傳教醫生在繁忙的醫療工作以外，是否還有時間和精力教導學徒，即使有之，也如合信所說有橫亙在前的四大問題：(一)以中文教學西醫極為困難，(二)無法進行人體解剖或實驗，(三)缺乏中文醫學教科書，(四)中國人根深蒂固的錯誤醫學觀念[2]。所以合信提醒支持他從事此種訓練的英國公眾，以學徒方式培訓中國西醫是可行的，卻不可有過大的期待。此外，學徒個人有無習醫的能力及其品行是否端正，對於訓練的成敗也大有關係。

傳教醫生的檔案文獻中雖然多少都會提到自己的學徒，但提到時經常只是簡略一筆帶過，甚至連學徒的姓名也沒留下，至於有所成就而聞名於世的學徒更是鳳毛麟角，比較為人熟知的恐怕只有伯駕的學徒關韜以及本書專章論述的黃春甫等一二人。正由於學徒的史料零散有限，所以幾乎沒有討論他們的論著，雒頡(William Lockhart)在其《傳教醫生在中國：二十年經驗談》(*The Medical Missionary in China: A Narrative of Twenty Years' Experience*)書中，敘述他和幾位初期傳教醫生訓練學徒的經驗[3]；王吉民與伍連德的《中國醫史》(*History of Chinese Medicine*)一書，則從伯駕的醫

---

[1] 例如上海仁濟醫院於 1905 年招收一位少年梁庚長為學徒，後來成為住院醫生，參見本書「笪達文與仁濟醫院」一文。

[2] B. Hobson, *RHKCd, from April 1848, to November 1849*, p. 38.

[3] W. Lockhart, *MMC*, pp. 138-142.

院年報等文獻中抄錄一些關於學徒的內容[4]。以上這兩種書也是一般論及學徒的研究者必備的史料依據。至於本書，除了以專文討論黃春甫外，筆者再從經眼的傳教士檔案中，採擷伯駕、合信與德貞三位傳教醫生的學徒史料撰成本文，儘管不可能完整呈現這些學徒的生平事蹟，至少可以比較清楚地看見他們在西醫來華過程中的身影。

一、關韜等人

伯駕的第一位助手不是中國本地的華人。在廣州眼科醫院第二季的報告中，伯駕說這位華人青年畢業於馬六甲的英華書院，在第一季中大力協助初創的醫院工作，但已回去新加坡了[5]。原來伯駕最初於 1834 年底來華後，隨即轉往新加坡，希望學習閩南方言，同時也為華人看病，由於伯駕只會說英語，便雇用英華書院畢業的「何先生」(Hoo Seen Seng)擔任自己和病人間的翻譯，伯駕對何先生的工作很滿意，於是在 1835 年 9 月偕他返回廣州，在新開的廣州眼科醫院幫忙，每月工資 10 元[6]。但何先生在翻譯以外，是否又向伯駕學習西醫知識與技術不得而知，而且廣州通行的是廣東方言，不同於何先生說的閩南方言，很可能就是這個緣故，他只工作三個月後便離職回新加坡去了。

---

[4] K. Chimin Wong and Wu Lien-Teh, *History of Chinese Medicine* (Shanghai: National Quarantine Service, 1936), pp. 317-318, 322, 336, 340-344, 348-352, 358-364, 368, 373-374, 405-406.

[5] *CRM*, 5:1 (May 1836), p. 32, Peter Parker, 'Ophthalmic Hospital at Canton: Second Quarterly Report, from the 4th of February to the 4th of May 1836.'

[6] ABCFM/Unit 3/ABC 16.3.8., vol. 1, Peter Parker's Journal, 18 January, 25 April, and 25 July 1834; ibid., P. Parker to Rufus Anderson, Canton, 12 September 1835.

何先生離去後，一名英人協助更短暫的期間後也回英國，伯駕辛苦地包辦醫院各項工作約半年，這種情形顯示即使廣州做為中國和西方交往的唯一口岸已久，廣州人對於西方醫學和外國醫生一開始仍不無疑慮。到1837年9月間，和伯駕同屬美部會的傳教士衛三畏(Samuel W. Williams)報導，伯駕終於有了三名學徒[7]。接著伯駕自己在1837年最後三個月的季報中，比較詳細地報導三名學徒的情形，他們分別是16、17和19歲，正在學習英文、協助配藥給藥，年紀最大的那位相當負責積極，每月工資5元，還能進行眼瞼內翻和翼狀胬肉的小手術，伯駕說他已經在醫院服務超過一年；年紀居次的中文程度在三人中最好，本來要考科舉功名，因當官的父親過世而改學西醫，還依賴馬禮遜教育會(Morrison Education Society)補助部分生活費；最年輕的一位則由父親支持生活，預計向伯駕學醫五年[8]。伯駕沒有提到三人的姓名，但最年長的那位就是後來相當知名的關韜(Kwan A-to)，他的叔父關喬昌(林官，Lamqua)在十三行地區開畫室，和伯駕友好，畫了許多伯駕的病人畫像，林官自己向在華英國畫家錢納利(George Chinnery)學西畫，又送姪子關韜向伯駕學西醫[9]。

伯駕和同會的傳教士裨治文(Elijah C. Bridgeman)、衛三畏等人，多次在寫回美國的信或日誌中提到這些學徒的情形，例如伯駕1839年8月4日的日誌寫著：

「我的學生們在英文方面已經大有提升，現在是有系統地展開他

---

[7] Ibid., vol. 1A, S. W. Williams to R. Anderson, Canton, 12 September 1837.

[8] *CRM*, 6:9 (January 1838), pp. 433-445, P. Parker, 'Ophthalmic Hospital at Canton: Seventh Report, being that for the term ending on the 31st of December, 1837.'

[9] *CMMJ*, 2:4 (December 1888), pp. 169-172, J. C. Thomson, 'Rev. Peter Parker, M.D., First Medical Missionary to China, and Dr. Kwan A-to, First Chinese Surgeon.'

們醫學教育的時候了，將在本星期內訂出實施計畫。[10]」

這個記載非常重要，顯示到當時為止的大約三年中，關韜等人都是從實際的醫療工作中學習，知其然卻不一定知其所以然，而當時要伯駕以中文講授西醫課程是難以想像的事，所以伯駕只能等學生們學習英文達到一定的程度，才準備以英文有系統地講授理論課程。只是伯駕所定的計畫內容究竟如何，已經難以追蹤查考。

雖然伯駕訂了計畫，廣州眼科醫院卻因鴉片戰爭的緣故關閉了，伯駕又在戰爭中於 1840 年 7 月返回美國，學徒們也中斷了工作和學習，裨治文於 1841 年 7 月記載：林則徐在遭貶離開廣州前，三番兩次派人找不著伯駕，改為要他的學徒亞錦(Akum)前去照料，亞錦聰明地婉拒了，他現在是一名行商的雇員，但表示有意願重回醫院；另一名學徒關韜沒做其他事，待在家中等待醫院重新開門，又一名學徒亞謝(Atse)住在裨治文家裡讀書，關韜和亞謝都已經具有相當可觀的醫學知識 [11]。

伯駕在回美國期間，鼓吹培育中國人西醫的新方式：派遣中國留學生到英美學習西方醫學。他在訪問倫敦及在紐約時，分別向兩地的醫學團體爭取也獲得具體的保證，將各贊助至少六名與三名中國醫學生在當地醫院免費學習 [12]。等到伯駕再度來華後，於 1843 年初向在華醫藥傳教會(Medical Missionary Society in China)提出派遣留學生的建議，但是當時有足夠的英文等能力到外國習醫的中國青少年從何而來，他們長期在英美的

---

[10] Yale Medical Library, Peter Parker Collection, Ms Coll 6, Parker's Journal, 1836-45, p. 59, '4 August 1839.'

[11] ABCFM/Unit 3/ABC 16.3.8, vol. 1A, E. C. Bridgman to R. Anderson, Macao, 1 July 1841.

[12] *Report of the MMS* (Macao, 1843), pp. 40-57, P. Parker, 'Report to the MMS.'

生活由誰照料，費用如何負擔，又如何能免於倫敦與紐約大都市不良生活的污染等等都是問題，在華醫藥傳教會認為一時沒有合適和足夠的留學生可以派遣，只有等待像馬禮遜教育會這類機構培養出學習中、英文多年，也深刻瞭解歐美文化的人才，留學英美習醫之舉才能實現，因此決議擱置了派遣留學生的建議 [13]。

鴉片戰爭結束後，伯駕於 1842 年 10 月再度抵達廣州，學徒們也回到醫院重新學習，可是 1844 年伯駕擔任戰後中美望廈條約談判的翻譯官，有半年之久不在廣州，醫院雖開卻完全交由關韜主持，六個月間醫治了 1,631 名病人 [14]。伯駕在 1844 年下半年美部會廣州佈道站的報告中談論他的四名學徒，表示他們的中英文學習都很純熟，資深的關韜治療眼科疾病很熟練而成功，進行白內障手術也很靈巧，已經完美地進行幾十次手術，當伯駕不在的四月至九月間還能一手承擔醫院的全部工作，但關韜即將自行開業；其次是二十一歲的錢簡(Chin Ken)，是四人當中唯一由醫院支持生活費者，他的中文很好，英文卻在一般水平以下，不過努力學醫的精神值得贊許；第三位梁少濤(Leang Shew Tow)，十七歲，為一名行商的親戚，是個非常溫和聰明的青年；最後一位梁先(Leang Sin)，十六歲，才開始學習不久，但很努力也很聰明，對醫學專業很感興趣 [15]。這次報導是伯駕歷來談論學徒篇幅最多的一次。

整整一年後，裨治文又於 1846 年初報導伯駕四名學徒的情況，表示其中三人能讀英文聖經，在伯駕舉行家庭禮拜時就由他們輪流讀經；他們也

---

[13] Ibid., pp. 58-59, 'Minutes of a Meeting of the Committee, March 27th, 1843.'

[14] ABCFM/Unit 3/ABC 16.3.3., vol. 1, P. Parker to the Prudential Committee of the ABCFM, Canton, 1 January 1845.

[15] Ibid.

學習閱讀和寫作英文、地理和英文文法；每天上午、下午和晚上都和伯駕一起在醫院中，最資深的關韜進行許多外科手術，例如切除腫瘤等等，技術良好又成功，其次的一名學徒也能進行不太困難的手術，裨治文認為他們的醫療技術都很受中國同胞們的讚賞 [16]。

看來學徒們的工作與學習似乎上了軌道，可是伯駕心有旁騖，並不專一於傳教醫生工作，而在 1845 年底接受任命為美國駐華使節團的秘書兼中文翻譯，美部會不希望傳教士兼差而要他有所選擇，伯駕再三爭辯希望能傳教與外交兩全，最後美部會堅持原則於 1847 年 8 月間主動撤銷了伯駕的傳教士身份 [17]，他從此不再是傳教醫生，但由於廣州眼科醫院本是在華醫藥傳教會的產業，並不屬於美部會，伯駕得以繼續主持醫院。只是，在醫院和外交兩頭忙的情況下，他如何還能兼顧學徒的學習是個問題，醫院年報也有好幾年不再提及學徒，直到 1850 至 1851 兩年合刊的年報才又出現關於學徒的報導，內容則集中在推崇關韜的技術，認為他已是普受中外敬重的眼科與外科醫生，在他成功施行的許多手術中，包含 1851 年成功切除困擾一位病人二十二年之久、重達 13¼磅的背部脂肪瘤病例；在關韜以外，這年伯駕的學徒有陳亞富(Chan Afú)與梁亞倫(Liang Alün)兩人 [18]。此後伯駕由於對華外交任務長年南北奔波，再無法顧及廣州一地的學徒了，並於 1855 年將醫院移交給嘉約翰(John G. Kerr)管理。

---

[16] ABCFM/Unit 3/ABC16.3.3, vol. 1, E. C. Bridgman to R. Anderson, Canton, 1 January 1846.

[17] Ibid., P. Parker to the Prudential Committee, Canton, 1 January 1844; ABCFM/Unit 1/ABC 2.1, vol. 9, R. Anderson to Canton Mission, Boston, 15 June 1846; ibid., R. Anderson to P. Parker, Boston, 3 October 1846; ibid., vol. 10, R. Anderson to Canton Mission, Boston, 25 June 1847; ibid., R. Anderson to P. Parker, Boston, 29 September 1847.

[18] *Minutes of Two Annual Meetings of the MMS in China, including the Sixteenth Report of Its Ophthalmic Hospital at Canton for the Years 1850 and 1851* (Canton: Printed at the Office of the Chinese Repository, 1852), pp. 22, 32-33.

從上述經過可知，伯駕訓練學徒的十餘年間，先後因為鴉片戰爭、他回去美國、協助談判望廈條約，以及兼任外交工作等緣故，以致訓練斷斷續續，每次停輟短則半年，長則兩年多，最後他還離職專辦外交，如此自然不利於學徒的學習，伯駕歷年所收約十五至二十名學徒中，成功出道並為人所知的只有關韜一人，這和他們的學習不能前後連貫多少有關。

關韜在伯駕離開醫院後仍繼續在職，但第二次鴉片戰爭起後，他先從廣州撤到澳門，再加入對太平軍作戰的清軍擔任軍醫，嘉約翰說在清軍和太平軍於福建的一次交戰中，關韜的醫院遭到破壞，損失所有設備，他也幾乎喪命，事後他獲得五品封賞和水晶頂戴，1860 年 7 月初關韜回廣州在嘉約翰的醫院工作 [19]。

1866 年 10 月，嘉約翰新建的博濟醫院落成，隨即開辦醫學班，嘉約翰教藥物學與化學，華人西醫黃寬教解剖學、生理學與手術，嘉約翰表示當時關韜正應四川總督駱秉章之邀前往該省，預期將會很快回廣州，在醫學班教臨床醫學和中醫 [20]。關韜作為第一位學徒出身的中國人西醫，如果真在中國第一個學校式的博濟醫學班任教，會是很有意義的事，但這樣的歷史場景並沒有實現，因為此後每年的在華醫藥傳教會和博濟醫院的兩者年報中，關於醫學班的報導都只提及並感謝黃寬，卻沒有片言隻字及於關韜的教學，如果他確實任教，絕不可能有這樣厚彼薄此的現象；到 1874 年 6 月關韜以五十六歲過世，博濟醫院的報導和有關他的生平傳略中，都記載他最後十來年在廣州開業應診，收入相當豐厚，也都未提他曾任教醫

---

[19] BFMPC/CH, vol. 6, no. 512, reel 193, J. G. Kerr to W. Lowrie, Canton, 4 July 1860; *Report of the MMS's Hospital at Canton, for the Year 1860*, pp. 14-15.

[20] *RMMSC, 1866*, pp. 2, 9.

學班的事[21]。

二、陳亞宗、陳亞本與何景門等人

倫敦會的傳教醫生合信(Benjamin Hobson)，是初期來華的傳教醫生中非常積極培訓中國學徒的一位。不過，研究者比較熟悉的是他譯著醫書傳播醫學知識的活動，對於他培訓學徒的事蹟則比較陌生，只有王吉民與伍連德的《中國醫史》書中幾次提及，但王、伍二人沒有利用傳教士檔案，以致所述相當簡略[22]。

合信於 1839 年 12 月抵達澳門，正值中英兩國情勢因鴉片問題極為緊張的時刻，他暫住在華醫藥傳教會的澳門醫院中，1840 年 7 月在華醫藥傳教會通過接受他入會，並自 8 月起主持澳門醫院，在此以前合信已經治療一些偶爾上門求醫的病人，其中一位名為陳亞宗(Chan Atsung)，還成為他的第一位學徒。當時亞宗還很年輕，也會說三種方言，但竟然已有七年鴉片煙癮，以致身體羸弱，財產耗盡，1840 年到醫院求治，由合信戒除他的煙癮，還雇用他為醫院學徒，協助照料住院病人[23]。不久伯駕回美國時帶他同行，不是為了學醫，而是要他抄寫伯駕準備的一些中文文獻[24]，任務

---

21 *RMMSC, 1872*, p. 19; ibid., *1874*, p. 5; *CMMJ*, 2:4 (December 1888), pp. 169-172, J. C. Thomson, 'Rev. Peter Parker, M.D., First Medical Missionary to China, and Dr. Kwan A-To, First Chinese Surgeon;' Wong & Wu, *History of Chinese Medicine*, p. 405.

22 Wong & Wu, *History of Chinese Medicine*, pp. 322, 358-359, 362-363.

23 *RMMSC, 1841-42*, pp. 26-39, 'Report of the Hospital at Macao from July 1841 to October 1842.'

24 Yale Medical Library, Peter Parker Collection, Ms Coll 6, Parker's Journal, 1836-45, pp. 77-78, '13 July 1840.'

結束後讓他於 1842 年 3 月間回到中國，繼續在合信的醫院擔任學徒。不幸的是亞宗再度染上鴉片惡習，又加上賭博而被合信開除，由英國駐福州領事李太郭(George T. Lay)雇為翻譯，惡習不改再度遭到解雇回到廣州，當時合信已從澳門轉到香港，再遷到廣州建立惠愛醫館，亞宗就住在惠愛附近，自己依賴行醫為生，也三番兩次到醫館請求合信雇用不果，終於在 1849 年底時貧病交迫而死，亞宗從最初 1840 年向合信求診求教後，未能把握幾次改變命運的機會，讓合信為他感慨不已[25]。

合信第二位也是他最重視愛護的學徒是陳亞本(Chan Apoon)[26]。1841 年 3、4 月間，合信的中文老師辭職後，合信遇見年輕聰慧並受過良好中文教育的陳亞本，決定請年僅十七歲的他協助自己讀中文，同時由自己和妻子教他英文和西方醫學[27]。亞本與亞宗一起協助照顧澳門醫院的住院病人，他的英文進步很快，一年半後合信表示亞本已有相當豐富的英文知識，每天和亞宗一起接受合信教導醫學、科學與神學[28]。

1843 年合信從澳門轉到香港，主持新建落成的在華醫藥傳教會香港醫院，陳亞本也住到醫院中。1844 年 2 月 7 日，合信安排中國醫學史前所未見的一幕場景：在香港的四名英國醫生全程以英文考驗亞本的眼科知識與技術。四名醫生為香港政府醫官安德森(Alexander Anderson)、醫院與艦隊視察官威爾遜(John Wilson)、一艘軍艦醫官芮德(John W. Reed)，以及東印

---

[25] LMS/CH/SC, 5.1.B., B. Hobson to A. Tidman, Canton, 27 January 1849. B. Hobson, *RHKCd, from April 1848, to November 1849*, p. 37.

[26] 合信有時將陳亞本的英文名字寫成 Apoon，有時則為 Apun。

[27] LMS/CH/ SC, 4.2.A., B. Hobson to W. Ellis & A. Tidman, Macao, 10 June 1841. 合信的信中稱呼陳亞本的名字為 Apoon，《中國醫史》則稱 Apun 或 Apún，但都是同一人。

[28] *RMMSC, 1841-42*, pp. 26-39, 'Report of the Hospital at Macao from July 1841 to October 1842.'

度公司助理醫官柯隆米林(H. B. Crommelin)。他們要求亞本詳細描述眼睛的解剖與生理、各部分的構造與用途、眼球與眼瞼各種症狀、病因與治療方法，在亞本描述中國人常見的眼科疾病後，隨即進行四個病例的臨床考試，包含兩個白內障手術及兩個眼瞼內翻手術，四名考官都對亞本的專業知識和技巧非常滿意而予以通過，共同具名發給亞本合格證書，並一起寫信向合信道賀[29]。四人中的安德森還為此在報紙上寫文章讚揚亞本和醫學傳教，威爾遜也在 1846 年出版的著作《關於中國的醫學筆記》(*Medical Notes on China*)中，稱道亞本在考驗中的各項表現，希望有更多這樣的中國人西醫出現[30]。最令人驚訝的是亞本自 1841 年 3、4 月間認識合信，到 1844 年 2 月初通過上述考驗，不過將近三年而已，確是非常難得的成就，他隨後跟著合信在香港經營在華醫藥傳教會的醫院。

陳亞本的事例啟發合信在香港成立醫學校招收中國學生的念頭。稍早伯駕建議派留學生赴英美不成，曾提出過類似的想法，但沒有進一步嘗試[31]。合信則因亞本通過考驗而大受鼓舞，並獲得香港總督德庇時(John Davis)承諾撥給香港醫院旁的土地免費租用，香港西醫界也表示支持[32]。1845 年間合信因妻子生病舉家回英，在英期間發起建校及募款活動，還定校名為「香港華人醫學校」(The Hong Kong School of Medicine for the Natives of China)，招收通商口岸教會學校畢業的中國學生，肄業三年，估計建校經

---

[29] WL/5839, no. 2, Alexander Anderson, *at al.*, to B. Hobson, Victoria, Hong Kong, 8 February 1844.

[30] B. Hobson, *An Appeal to ... Establish a Medical School for the Natives of China, in connection with the Chinese Medical Mission at Hong Kong* (Welford, 1846), p. 4. J. Wilson, *Medical Notes on China* (London: John Churchill, 1846), pp. 182-183.

[31] *RMMSC, 1841-42*, p. 53.

[32] B. Hobson, *An Appeal to ... Establish a Medical School for the Natives of China*, p. 6.

費(即募款目標)至少 1,000 英鎊 [33]。

合信在宣傳建校的活動時，為強調學生來源不成問題以及西醫教育在華的可行性，都以陳亞本的傑出表現做為標榜，可是募款的成果並不如預期，到合信於 1847 年再度來華時，收到捐款共 350 英鎊，只是預定 1,000 英鎊的三分之一稍多，加上原來同意協助建校的朋友先後離開香港，在經費和人手都不足的情況下，合信終於放棄了建立第一所華人醫學校的計畫，捐款則改為此後培訓學徒之用 [34]。

當 1845 年合信因妻子生病返英時，留下陳亞本代理主持香港醫院，不料他卻和到醫院視察的香港政府醫官狄勒(Francis Dill)發生爭論，亞本離開醫院和香港前往廣州自行開業，但生意不好而改任當地一家中國洋行的英文翻譯 [35]。王吉民與伍連德的《中國醫史》關於亞本的事蹟到此為止，還特地在敘述他改行當翻譯的句尾以一個驚嘆號做為結束，結果此後的研究者引用《中國醫史》談及西醫學徒時，亞本都成為半途而廢不能學以致用的負面例子，其實並非如此，在傳教士的檔案中還有王、伍兩人不知道的下文。

合信再度來華後，於 1848 年從香港遷往廣州，在西關金利埠開辦惠愛醫館，也與陳亞本再度重晤，合信沒有責怪他離開香港醫院一事，還約他進一步合作，由亞本在洋行工作之餘每週三個晚上到惠愛，繼續向合信學醫，而陳亞本則協助合信編寫《全體新論》的書稿片段，合信明確表示這

---

[33] Ibid.

[34] LMS/CH/SC, 4.5.C., B. Hobson to A. Tidman, Hong Kong, 26 November 1847; ibid., 5.1.A, B. Hobson to A. Tidman, Hong Kong, 29 January 1848. *CRM*, 17:5 (May, 1848), pp. 254-259, B. Hobson, 'To the Committee and Friends of the MMS, Hongkong.'

[35] LMS/CH/SC, 5.1.B., B. Hobson to A. Tidman, Canton, 27 January 1849.

是兩人的「互相幫助」(mutually assisting each other)；合信又說陳亞本並未信教，但已不再崇拜偶像，言行也很得當，合信非常期盼他能放棄收入豐厚的商業英文翻譯，回到醫學本業[36]。1851 年 6 月亞本果然回到了醫學行業，卻不是為合信工作，而是因美國長老會的廣州傳教士哈巴安德(Andrew P. Happer)開辦一家診所，聘請亞本為醫生，為期一年，最初六個月的薪水每月 12 元，接下來六個月每月 14 元[37]。亞本將診所經營得讓哈巴安德和合信都很滿意，每天有 100 名以上的病人，也有住院病房，亞本經常進行手術，包含為兩廣總督府一名高官的白內障開刀成功。一年聘期屆滿，哈巴安德準備提高薪水留用陳亞本，不過他希望自行開業而辭職了[38]。

陳亞本在西關離惠愛醫館不遠處開設診所，合信為了協助自己最關愛的學徒，特地將一些模型、骨架、圖表和圖書借給他陳列在診所中，以招徠病人，尤其一座栩栩如生的巴黎製作人體解剖模型最吸引觀眾，人數多到必須限定每星期只陳列一天的地步；合信也贈送陳亞本一批醫療器材做為鼓勵，又協助他直接向倫敦訂購醫藥[39]。雖然有合信的各種幫忙，更重要的還是亞本自己的醫術，他開業幾個月後，合信在 1852 年 10 月報導，亞本開業相當成功，還因為治癒一名為水腫所苦的病人，那位病人當高官的兄弟特地送來一面堂皇的謝匾、一大筆禮金、一頭烤豬和各樣的禮物[40]。陳亞本可說是第一位成功開業的中國人西醫，比關韜還早了十多年。

---

[36] Ibid. B. Hobson, *RHKCd, from April 1848*, to November 1849, p. 36.

[37] BFMPC/CH, vol. 6, no. 264, Andrew P. Happer to W. Lowrie, Canton, 22 July 1851.

[38] LMS/CH/SC, 5.2.A., B. Hobson to A. Tidman, Canton, 20 August 1851; ibid., 20 December 1851. BFMPC/CH, vol. 6, no. 282, A. P. Happer to W. Lowrie, Canton, 21 June 1852.

[39] LMS/CH/SC, 5.3.D., B. Hobson to A Tidman, Canton, 27 March 1853, enclosure, '*RHKCb*, 1852.'

[40] LMS/CH/SC, 5.2.C., B. Hobson to A. Tidman, Canton, 28 October 1852.

在陳亞本以外，合信還有其他學徒，廣州惠愛醫館合醫院和佈道站為一體，都由合信主持，所以他的助手人數頗多，也都按月領有工資，其中隨時有三至四位是醫學徒。合信經常提及自己教學情況，1850 年時他說自己每天都如常講授內科與外科學，但禮拜天除外 [41]，後來又改為每週上課三次，已經上完生理學，也利用了倫敦一個團體贈送的巴黎製作人體解剖模型，以及馬禮遜教育會贈送的骨架模型，兩者對他的教學都大有幫助 [42]。在 1851 年初寫給倫敦會秘書的一封信中，合信比較詳細地談論教學情形，顯示他是以中文和廣東話而非英文講課，他說自己必須研讀中文和閱讀英文醫學新知，以便能傳授正確的訊息給他的學徒：

> 「幾個月來，我們每星期上三堂課，每堂兩個小時，已經上完了生理學與一般解剖的課程，目前我們正接著上藥物學，隨後將是臨床醫學與外科。我的[中文]老師也是其中一名學生，他以草書記下我授課的內容，課後再寫成優美的中文，並送來讓我改正，這樣一部生理學的書幾乎就已完成到可以付印的程度了。[43]」

這部生理學書就是後來相當著名的《全體新論》，此外合信至少又選編一部藥物學講義，讓學徒們各自抄錄備用 [44]，但未見付印出版。

合信在廣州招收的學徒沒有人能如陳亞本同樣的聰慧而成功，有的還讓合信十分失望。例如陳亞榮(Chan Awing)是合信尊重的一位中文老師之

---

[41] Ibid., 5.1.C., B. Hobson to A. Tidman, Canton, 28 March 1850.

[42] *RHKCc, 1850.* 這是合信石印出版的惠愛醫館年報，3 頁，見 BFMPC / CH, vol. 6, no. 243.

[43] LMS/CH/SC, 5.2.A., B. Hobson to A. Tidman, Canton, 28 January 1851.

[44] B. Hobson, *RHKCb, 1851*, p. 3.

子，1848 年父親過世後由合信收為學徒，雖然不頂聰明，中文程度也不很好，合信仍對他頗有期待，到 1849 年底時陳亞榮已有豐富的醫學知識，也進行了許多眼科的手術，合信稱讚他的手藝靈巧，是個勤奮而品行端正的學徒[45]。合信曾細數 1850 和 1851 這兩年內亞榮開刀的手術病例分別是：白內障(3, 12)、翼狀胬肉(36, 113)、眼瞼內翻(115, 193)、切除小腫瘤(25, 38)、縫合分裂耳垂(35, 33)、兔唇(2, 3)、吞食鴉片自殺者(39, 許多)等等[46]。1850 年合信因病前往上海休養兩個月，代理主持惠愛醫館的就是亞榮；1851 年時合信身體違和減少工作量，每星期一天由亞榮和另位學徒何景門完全負責門診等所有醫療工作；合信又告訴亞榮，到 1851 年底時他可以學成自立了，同時也讓出學徒名額給新人[47]，不料就在 1852 年中國新年將近時，月薪 7 元的亞榮在外賒帳達 150 元，要商家向惠愛醫館收錢，自己則不告而別，讓合信痛心不已，甚至宣稱：「長期的經驗讓我不得不越來越相信，沒有一件事可以完全信任中國人[48]」。

幸好合信的極度失望從另一位學徒何景門身上獲得一些彌補。他原是理雅各在香港英華書院的學生，是一名基督徒，於 1850 年 2 月進入惠愛醫館，合信認為何景門資質不算特別聰明，學習英文的能力也不很好，但還足以學醫也用心在學，即使奉父母之命新婚，仍寧可留在醫館而不回鄉下的家裡[49]。1851 年底合信讚許何景門，覺得自己教導他醫學的心血沒有白

---

45 B. Hobson, *RHKCd, from April 1848, to November 1849*, p. 36.

46 LMS/CH/SC, 5.2.A., B. Hobson to A. Tidman, Canton, 28 January 1851. B. Hobson, *RHKCb, 1851*, p. 2.

47 LMS/CH/SC, 5.2.A., B. Hobson to A. Tidman, Canton, 28 January 1851.

48 B. Hobson, *RHKCb, 1851*, p. 3.

49 LMS/CH/SC, 5.2.A., B. Hobson to A. Tidman, Canton, 28 January 1851.

費[50]，陳亞榮的不幸事件發生後，何景門進而成為合信的主要助手，他的薪水也在三年間從每月 5 元逐年增加為 7 元，1853 年又大幅度提升為 10 元，當年 12 月合信健康不好休假三星期，由何景門代理主持醫館，合信又特地給予 20 元酬勞[51]。

在 1853 和 1854 年中，何景門包辦惠愛醫館所有比較簡單的手術，包含眼、耳、牙、膿瘡、小腫瘤及外傷等等，他也看內科，並經常急救吞食鴉片的自殺者全年 117 人，救回其中 75 人的生命[52]。1855 和 1856 年的情形也類似，何景門在 1856 年又因協助醫治許多和太平軍作戰受傷的官兵，獲得兩廣總督與廣東巡撫奏准皇帝封賞六品頂戴的榮譽，有意思的是合信在報導這件事時，也為自己抱屈說，何以學生有之而自己卻無，合信接著又自己解釋，或許中國官府心中明白，卻故意忽略外國人，不願輕易表達對外國人的感謝[53]。第二次鴉片戰爭起後，合信撤離廣州，經香港前往上海，惠愛醫館關閉一段時間後，由倫敦會的中國人傳教醫生黃寬於 1858 年 10 月重新開幕，除了他自己主持，也時常有其他廣州的西醫協助，包含傳教醫生嘉約翰、一般西醫狄克森(Walter G. Dickson)，和已經改由狄克森雇用的助手何景門[54]。

合信和惠愛醫館的名聲傳開，他的《全體新論》一書也為人傳誦，隨著就有人假冒他的名義行騙。1855 和 1856 年，合信分別報導兩名和三名

---

[50] Ibid., B. Hobson to A. Tidman, Canton, 26 December 1851.

[51] Ibid., 5.3.D., B. Hobson to A. Tidman, Canton, 20 January 1854.

[52] *A Report of the Missionary Hospital in the Western Suburbs of Canton, under the care of Dr. Hobson, from Jan. 1st 1853 to June 30th, 1854.*

[53] *RHKCg, 1855-56*, pp. 7-8.

[54] Wong Fun, *RHKCg,* [*1859-60*], p. 13.

他的學徒在廣州和鄉間執業而且收入不錯，他同時提到有不肖華人為牟利而謊稱是他的學徒，甚至還有受害者失去一眼後到惠愛求醫，才得以保住另一眼[55]。

三、白瑜與李紹祖

1864 年 3 月 29 日倫敦會傳教醫生德貞(John Dudgeon)抵達北京，從前輩傳教醫生雒頡手中接下「施醫院」的經營，這所醫院由雒頡創立於 1861 年，是北京第一家西式醫院，很受中國官民歡迎，曾經一天多達 800 名病人，雒頡表示自己和學徒都為之疲累不堪[56]。德貞接手後留用雒頡的學徒，其中一位名白瑜，字繼堂，滿族旗人，從施醫院成立就跟隨雒頡，又於 1863 年成為基督徒，雒頡在這年表示自己正在教導白瑜英文，以備協助即將來華但還不懂中文的德貞，雒頡又說白瑜是個安靜的好人，已經受過一些手術的訓練，德貞或許可以繼續教導他[57]。

德貞接手經營施醫院後，白瑜的醫術也逐漸純熟而有了表現的機會。1865 年底，北京西南百餘公里外的半壁店地方，一座佛寺的住持不知何故厭倦佛教生涯，竟主動要出讓佛寺給倫敦會，傳教士擔心惹來麻煩沒有接受，但組織了一個小型隊伍前往傳教，由白瑜攜帶藥品和一名講道人攜帶書刊，在一位傳教士帶頭下在半壁店活動了十三天。這是白瑜初次獨立行

---

[55] LMS/CH/SC, 5.4.B., B. Hobson to A. Tidman, Canton, 12 February 1855. *RHKCg, 1855-56*, p. 7.

[56] LMS/CH/NC, 1.1.B., W. Lockhart to A. Tidman, Peking, 6 December 1861; ibid., 1.2.A., W. Lockhart to the Directors of the LMS, Peking, 1 January 1862.

[57] Ibid., 1.3.A., W. Lockhert to A. Tidman, Peking, 12 March 1863.

醫，出發前還由德貞加強指點他各種病症的醫療技術，到目的地後白瑜每天治療約四十名病人，贏得許多感謝，而傳教士也對他此行的表現大為激賞，艾約瑟(Joseph Edkins)認為值得積極推廣此種藉醫傳教的方式，由傳教醫生訓練華人熟練醫學知識與技術後，深入各地設立診所為華人看病，再搭配一名講道兼分發書刊的中國助手，將會是有效的傳教力量[58]。

第二年(1866)，白瑜又有展現醫學能力的機會。施醫院位於北京東城，這年起在西城新設診所，派遣白瑜前往經營，德貞報導說西城診所的病人數目和施醫院不相上下，尤其婦女病人更多於施醫院，白瑜還經常應邀前往病人家裡出診，而病人贈予白瑜和德貞的謝匾多到「就快要沒有地方容納得下了！[59]」在這年的施醫院年報中，排印了共十六面病人的謝匾，其中九面題贈的對象都是德貞和白瑜兩人，一面特別贈送白瑜的則題他的齋名「存心堂」[60]。

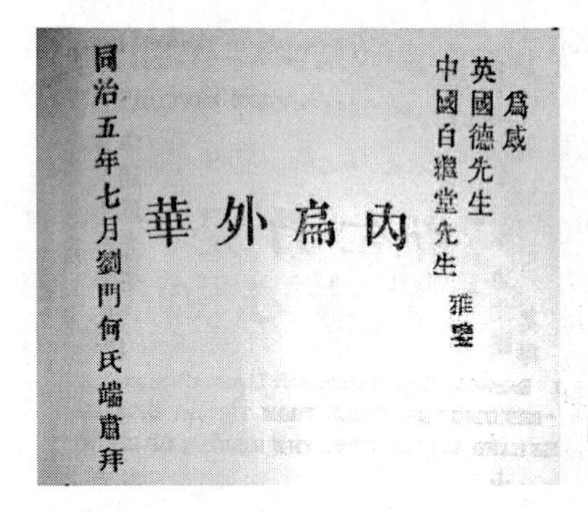

圖 10-1 病患贈德貞與白瑜匾(1866)

[58] Ibid., J. Edkins to A. Tidman, Peking, 13 January 1866.

[59] Ibid., Reports, J. Dudgeon to J. Mullens, Peking,13 October 1866.

[60] *RLMSPb,* 1866, pp. 35-43.

1868 年，白瑜獨當一面展露長才的時機到來，在天津的倫敦會佈道站決定建立一家華洋合一的診所，獲得當地各外國領事和商人的贊同，英國開業醫生傅瑞澤(John Frazer)也同意主持醫務，但他不可能有時間醫治數量眾多的中國一般病人，於是天津佈道站向北京佈道站求助，德貞同意派遣白瑜到天津相助，藥品也由北京供應，醫治一般病症，有重大病症才由傅瑞澤治療[61]。1868 年底天津診所開幕，白瑜報告說最初三週醫治了 300 個病例[62]。開幕半年後於 1869 年 5 月舉行的倫敦會北京天津傳教區年度會議中，讚揚白瑜將天津診所辦理得非常成功，德貞也有鑒於此而承諾多招收一些中國學徒，以備進行類似的醫學傳教事業[63]。

天津診所開辦初期很順利，不料卻在 1870 年 6 月發生天津教案，傳言外人迷拐幼童後挖眼剖心等等，法國領事在衝突中被人毆打致死，各國教堂遭到洗劫，中國基督徒四散逃逸，而白瑜齋名「存心堂」更容易引起聯想，他連忙攜帶家眷趕回北京避難，半年後事件平息才又到天津繼續醫療工作[64]。在 1871 年內，白瑜的病人已經超過 10,000 名，1872 年繼續增至 13,719 名、5,985 病例，他最擅長的是眼科，這年也有 436 個眼科病例，其他病例較多的有皮膚病(731)、瘧疾(533)、咳嗽(391)、傷寒(378)和痢疾(375)等[65]。接著從 1873 年 1 月至 1874 年 6 月的一年半期間，白瑜的病人

[61] LMS/CH/NC, 2.1.B., Johathan Lees to J. Mullens, Tientsin, 15 November 1868; ibid., a printed circular, 'Proposed Establishment of a Chinese and Foreign Hospital, in Connection with the London Mission, Tientsin.'

[62] LMS/CH/NC, 2.2.A., J. Dudgeon to J. Mullens, Peking, 29 January 1869.

[63] Ibid., 2.2.B., J. Lees to J. Mullens, Tientsin, 26 May 1869, enclosure: 'Minutes of Committee, May 1st to 4th.'

[64] *RLMSPb, 1870*, p. 5.

[65] *RCHDT, 1872*, pp. 3-4.

又達到 34,870 名、15,626 病例，為數較多的病例為皮膚病(1,589)、眼科(1,556)、瘧疾(697)、消化不良(583)、淋巴腺腫(570)、痢疾(558)、氣喘(530)、咳嗽(527)等 [66]。天津診所開辦後的五年間，除了 1870 年因上述教案的緣故而降低，白瑜治療的病例逐年增加：1869 年有 2,883 例，1870 年為 1,484 例，此後大幅度增加，1871 年有 2,771 例，1872 年增加一倍以上，達到 5,985 例，1873 年又又幾乎倍增為 10,918 例，而 1874 年前半年也有 4,708 例，傳教士認為這種現象正是診所和主持的白瑜獲得天津一帶居民信賴的證明 [67]。

1875 年華北發生大饑荒，傳教士將所有資源和人力用於賑濟，連診所都暫時關閉，1876 年 1 月起才重新開辦，這年白瑜醫治多達 16,501 名病人，有 7,128 病例，較多的為皮膚病(1,136)、眼科(603)、消化不良(256)、咳嗽(244)、氣喘(217)等。1877 年的病人數目減為 14,913 名，有 6,312 病例，較多的為皮膚病(968)、眼科(655)、梅毒(187)、咳嗽(167)等，這年病人減少的原因是白瑜自己在九、十月間三度累倒重病，不得不關門停業，等到他復原後，協助他照護婦女病患的妻子卻又一病不起而過世了 [68]。

天津診所開辦十年間，傳教士屢次稱道白瑜的醫術與服務態度，並說他在經費非常有限甚至拮据的條件下進行最大可能的醫療工作，實在不容易 [69]。可是，當 1879 年 3 月倫敦會派來的傳教醫生馬根濟(John K. Mackenzie)抵達天津後，一切都變得不對勁，馬根濟認為診所沒錢沒藥品，也覺得白瑜是「以非常中國的方式醫治病人」(treating his patients pretty

[66] *RCHDT, 1873-4*, p. 2.

[67] Ibid., p. 3.

[68] *RCHDT, 1876-77*, p. 4-5.

[69] *RCHDT, 1872*, p. 6; *1873-4*, p. 1, 4; *1876-77*, p. 4, 9.

much after the native fashion)[70]。馬根濟沒有說明什麼是中國的方式，但這肯定是負面的貶義；只是，接受雒頡和德貞多年西醫訓練的白瑜，其醫療方式如何會在馬根濟眼中變成負面的中國方式，實在令人很難想像。在馬根濟這樣的態度下，白瑜是否還繼續做得下去，或者回到了北京，有待更多的史料才能進一步考訂。

在白瑜以外，德貞還有其他學徒，人數從 1865 年時兩人，1866 到 68 年三人，1869 年四人，1870 年時由於白瑜在天津成功的緣故而多達七人，1878 年也有六人。德貞的學徒都是基督徒，滿漢族都有，初期的另一位姓單的學徒也是滿族旗人。這些學徒大多數是倫敦會的基督徒，但德貞也收過英國循道會和英國浸信會的學徒，代兩會培訓華人西醫。很特別的是有一名基督徒本是開業的中醫，卻於 1870 年初成為德貞的西醫學徒，學習兩年，兼具中西醫學後自行重新開業，另一名中醫也在 1877 年表示願學之意[71]。德貞每天上午為這些學徒講課和翻譯，包含內外科、手術、藥物學、化學等，他也在 1869 至 71 年以木刻印刷解剖圖集《身體骨骼部位臟腑血脈全圖》協助講解；每天中午 12 時至下午 3 時，學徒們跟著德貞在施醫院臨床學習，此外還得輪流日常在候診室及禮拜天在教堂講道，由德貞準備證道詞綱要，讓輪值的學徒宣講[72]。

在白瑜之後，德貞的學徒中能有所成就，長期在施醫院服務並獲得傳教士敬重的是李紹祖(字小川)。他是離北京約五十公里地方的人，生於 1857

---

[70] Mary E. Bryson, *John Kenneth Mackenzie, Medical Missionary to China* (New York: Fleming & Revell Company, 1891, 2nd ed.), p. 174.

[71] *RLMSPb, 1871,* p. 15. LMS/CH/NC, 3.1.D., J. Dudgeon to J. Mullens, Peking, 8 December 1877.

[72] *RLMSPb, 1870*, p. 7. *RLMSPc, 1861-1869*, 'Notice,' p. 3. LMS/CH/NC, 3.2.D., J. Dudgeon to J. Mullens, Peking, 12 December 1878.

年，大約 1880 年進入施醫院成為學徒，並受洗成為基督徒。李紹祖學習五年之後，德貞於 1885 年離開施醫院和倫敦會，李紹祖又在相繼接長施醫院的浦瑞查(Edward T. Pritchard)和克文(Eliot Curwen)兩名傳教醫生之下工作，在浦瑞查於 1893 年初回英後、克文於 1894 年底到任前，有人以高薪聘請李紹祖到南方工作，他因不忍施醫院無人照料而放棄[73]。1896 年克文因病回英國休養半年多，由李紹祖代理施醫院全部工作，並商請英國使館醫生卜世禮(Stephen W. Bushell)指點，而李紹祖代理期間表現良好，施醫院一切平安順利，獲得倫敦會的理事會發給銀 25 兩獎勵，他也以中文回信感謝，表示自己盡心代理是「職所當為，亦分所不容不為」[74]，他的書法非常工整圓潤而優美。1897 年因李紹祖工作優異，傳教士在報告中稱讚他實心盡力而為，成果卓越[75]，倫敦會也相當肯定，又主動撥發獎勵金 50 兩銀，但傳教士決議他獲得 35 兩，另一位華人助手分到 15 兩[76]。

1899 年 2 月，克文又因生病返英，李紹祖也再度挑起施醫院的重擔，當時施醫院每週看診六天，每天門診病人少則五、六十人，多至一百二十人，加上住院病人等，都由他負責照料，傳教士表示他做得令人讚賞，有事自己解決，儘量不麻煩傳教士[77]。李紹祖苦心代理將近一年半後，不幸在 1900 年遭逢義和團事變，施醫院和佈道站全部被人燒毀成一堆瓦礫，李紹祖的住家就在施醫院中，他和家人在燒毀前已東躲西藏，逃避義和團的殺害，先是藏身在一位非基督徒的朋友家中，幾天後躲到曾是他病人的皇

---

[73] Thomas Cochrane, 'A Chinese Medical Missionary,' in *Chronicle of the London Missionary Society*, new series, 17 (October 1908), pp. 191-194.

[74] LMS/CH/NC, 10.2.B., E. Curwen to Ralph W. Thompson, Peking, 10 July 1896, enclosure.

[75] Ibid., Reports, George Owen, London Missionary Society, East City, Peking, Report for 1897.

[76] Ibid., 10.6.D., E. Curwen to R. W. Thompson, Peking, 9 October 1898.

[77] Ibid., 11.2.C., T. Howard Smith to George Cousins, Peking, 16 May 1899.

族允公(Duke Yün)府中，三星期後再由允公手下一名非基督徒帶往離京三十餘公里外的鄉下避難，事變過後才回到北京[78]。

各國聯軍攻入北京後四個月，倫敦會在佈道站和施醫院重建之前，先在 1900 年底恢復了醫療工作，暫時租用施醫院原址旁一間廢棄的雜糧五穀商店，儘管房屋設備都不適合、光線與空氣不良，李紹祖還是因陋就簡在惡劣的條件與環境中看診，大亂之後亟需醫療服務的民眾也很快回流，僅僅一年之內已看了將近兩萬人次(19,473)，還進行了八十次的手術[79]。

1901 年 11 月，倫敦會新派來的醫生科齡(Thomas Cochrane)抵達北京，除了重建施醫院，隨後又新增創辦協和醫學堂的任務，而李紹祖在看診以外，協助科齡進行這兩項工作。重建施醫院還有清政府的賠款可用，創立協和醫學堂卻必須從頭籌款，科齡期望能獲得慈禧太后率先捐助，以便於接著向中國官僚勸捐，於是先由李紹祖出面，請一名中國官員代擬一份文情並茂並合於規範程式的陳情書，由科齡將陳情書透過英國公使交給外務大臣慶親王奕劻轉呈慈禧太后[80]；隨後因為李紹祖曾為許多宮中的太監看病而相識，包含慈禧太后的太監在內[81]，於是他安排科齡會見大太監李蓮英，請他在慈禧太后面前美言說項。如此公私雙管齊下的結果完全如科齡所願，慈禧太后捐銀一萬兩協助開辦協和醫學堂，而接下來科齡的募款活

---

[78] T. Cochrane, 'A Chinese Medical Missionary,' p. 193.

[79] LMS/CH/NC, 6.3, S. Evans Meech, 'Report of Peking and District for the Period January 1901 to December 1910.'

[80] Ibid., 15A.5, T. Cochrane to G. Cousins, Peking, 27 July 1904. 在科齡的傳記《醫生與龍》(Margaret Aitchison, *The Doctor & The Dragon: A Pioneer in Old Peking*. Hants, U.K.: Pickering & Inglis, 1983)中，慈禧太后的捐助過程變成小說或戲劇一般的情節，和科齡的書信檔案內容有不小的差異。

[81] T. Cochrane, 'A Chinese Medical Missionary,' p. 193.

動也順利得多了。

科齡當然感謝李紹祖在募款及醫療方面的大力協助，也在不同的信件和場合中表達謝意，例如科齡在 1906 年的個人年報中談到施醫院時說：

「我必須提及我們的中國同事李先生的熱切、忠誠和無私的努力，他在超過四分之一世紀的時期中堅守著醫院，經常是獨自一人承擔責任，也不顧一些要他離開傳教工作的金錢誘惑。明天的太陽或許不會升起來，但李先生必然會如同平常一樣到醫院來！[82]」

1906 年協和醫學堂成立，施醫院成為醫學堂的附屬教學醫院，李紹祖也名列醫學堂的教習之一，是唯一沒有學歷和醫生頭銜的教習[83]，他並沒有擔任教學，但是協和醫學堂 1911-12 年報的封裡頁，卻刊登他的全頁照片，並說明他在過去三十年間對北京醫療工作有極大的貢獻。特別的是協和醫學堂是當時中國最新的學校式醫學教育機構，其年報竟然在顯著的地位刊登舊式學徒出身的李紹祖肖像並加以表揚，這是對他的高度尊重了。

到 1916 年時，李紹祖已經五十九歲，他決定退休，倫敦會華北委員會通過決議表達對他的感念：

「據悉李醫生將離開自創辦以來一直密切關連的協和醫學堂，本會藉此表達對李醫生三十五年來卓越服務於佈道站與醫學堂的感念，本會記得他有多年是倫敦會在北京的唯一代表人物，也記得

---

[82] LMS/CH/NC, Reports, 5.2, Thomas Cochrane's Report for 1906, Peking, 31 December 1906.

[83] *Report of the Union Medical College, Peking, for the Year 1906* (Tientsin: The China Times, n.d.), p. 29.

本會醫院的名聲多年來和他的姓名聯繫在一起，他對醫學堂的貢獻已以一座病房以他為名的方式獲得表彰，本會建議在病房入口加上一面牌匾做為永久的紀念。[84]」

李紹祖於 1916 年退休，或可視為從 1830 年代以來學徒式醫學訓練結束的象徵，就在李紹祖退休這年，中國各地已有二十九所醫學院校[85]，每年培育數百名醫生，還有一些在國外接受醫學教育後回國的醫生，相形之下，已歷經八十年之久的學徒式醫學教育是走到了盡頭。

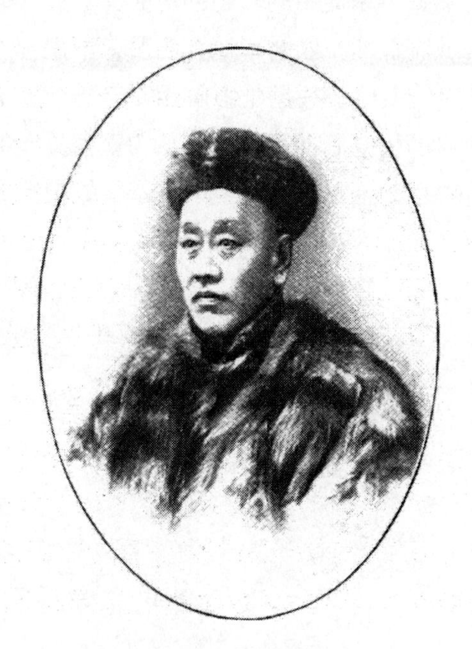

圖 10-2 李紹祖像

[84] LMS/CH/GE, North China District Committee, Minutes, United Chinese and English Meetings, Minutes of Meetings Held in Tsangchow, 24-28, July, 1916.

[85] *CRMJ*, 46:11 (November 1915), p. 655, 'Editorial.'

結 語

本文討論一些學習西醫的中國學徒事蹟，都是筆者從傳教醫生檔案與相關史料中發掘後，將零星所得排比整理的結果，這些多少可以讓我們比較瞭解這些西醫學徒的學習經過，和他們學成出師後的醫療生涯。但本文所及的只是十九世紀眾多學徒中的一小部份而已，在傳教士檔案中還有更多同樣的史料等待耙梳整理，西醫學徒在西醫來華過程中是不起眼但不可或缺的一大群人物，若要比較完整地瞭解西醫來華的歷史，就不應忽略這些中國學徒扮演的角色和他們具有的功能，希望有更多的研究者能深入傳教醫生的檔案中，耐心發掘整理出更多西醫學徒的史料。

縮寫表

一、檔案縮寫表

ABCFM Papers of the American Board of Commissioners for Foreign Missions

Unit 1 Official Letters from the Offices of the Board to Missionaries

ABC 2 Letters to Foreign Correspondence 1834-1919

2.01 – Preliminary series

2.1 – Copybook/Transcript Series

Unit 3 Letters from Missions in the Far East

ABC 16 Missions to Asia, 1827-1919

16.2.1 – Mission to Siam, Singapore

16.2.5 – Mission to Singapore: Treasury Department

16.2.6 – Mission to Singapore: Miscellaneous

16.3.3 – Amoy Mission, Borneo Mission, Canton Mission, Siam Mission

16.3.8 – South China Mission

BFMPC Presbyterian Church in the U. S. A., Board of Foreign Missions Archive

CH China Letters

EIC East India Company Records

G/12 China Records

R/10 Factory Records

LMS London Missionary Society Archives

BM Board Minutes

CM Committee Minutes

CE Candidates Examinations

CP Candidates Papers

UC Unaccepted Candidates

HO Home

IL Incoming Letters

CH China

GE General

PE Personal

OL Outgoing Letters

SC South China – Incoming Letters

CC Central China – Incoming Letters

NC North China – Incoming Letters

UG Ultra Ganges

PN Penang – Incoming Letters

BA Batavia – Incoming Letters

PCEFM Presbyterian Church of England Foreign Missions Archives

FO Formosa

WL Wellcome Library Archives and Manuscripts

5839 Western MSS. 5839 – Letters to Benjamin Hobson from others

5840 Western MSS. 5840 – Diplomas and Testimonials

5852 Western MSS. 5852 – Printed items acquired with the Hobson papers

二、其他縮寫表

ABCFM	American Board of Commissioners for Foreign Missions
ARBFMPC	*Annual Report of Board of Foreign Mission of the Presbyterian Church in the U.S.A.*
ARCHSa	*Annual Report of the Chinese Hospital at Shanghai*
ARCHSb	*Report of the Shantung Road Chinese Hospitals Shanghai*
ARCHSc	*Annual Report of the Chinese Hospital Shantung Road, Shanghai*
ARCHSd	*The Lester Chinese Hospital Shanghai Annual Report*
ARCM	*Annual Report of the Canton Mission of the American Presbyterian Church.*
BFMPC	Board of Foreign Mission of the Presbyterian Church in the U.S.A.
CMJ	*China Medical Journal*
CMMJ	*China Medical Missionary Journal*
CMR	*Customs Medical Reports*
CRM	*Chinese Repository*
CRW	*Canton Register*
CRMJ	*Chinese Recorder and Missionary Journal*
EIC	East India Company
LMS	London Missionary Society
MMC	*The Medical Missionary in China*
MMS	Medical Missionary Society
MMSC	Medical Missionary Society in China
MSSB	*Ming Sum School for the Blind*
NCD	*North China Daily News*
NCH	*North China Herald*
NYO	*New York Observer*
PCEFM	Presbyterian Church of England Foreign Missions

RAPMC	*Report of the American Presbyterian Mission in Canton.*
RCHDT	*Report of the Chinese Hospital & Dispensary, in Connection with the London Mission, Tientsin.*
RHKCa	*Report of the Hospital at Kum-le-fow, at Canton*
RHKCb	*Brief Notice of the Hospital at Kum-le-fau in Canton.*
RHKCc	*Brief Report of the Hospital at Kum-le-fow, Canton.*
RHKCd	*A General Report of the Hospital at Kum-Le-Fau, in Canton.*
RHKCe	*Report of the Hospital in the Western Suburbs of Canton.*
RHKCf	*Report of the Missionary Hospital at Kum-Lee Fow, in the Western Suburbs of Canton.*
RHKCg	*Report of the Missionary Hospital in the Western Suburbs of Canton.*
RLMSPa	*Report of the London Missionary Society's Chinese Hospital, at Peking*
RLMSPb	*Report of the Peking Hospital, in Connection of London Mission Society*
RLMSPc	*Report of the Peking Hospital, in Connection of London Mission Society, from 1861 to 1869*
RMMSC	*Report of the Medical Missionary Society in China*
RSMES	*Report to the Subscribers to the Medical Education Scheme*
SCMPC	*South China Mission of the Presbyterian Church in the U.S.A., Minutes of the Annual Meeting*
WL	Wellcome Library
WWW	*Woman's Work for Woman and Our Mission Field*
WWFE	*Woman's Work in the Far East*

參考書目

一、檔案

London Missionary Society Archives.

Presbyterian Church in the U. S. A., Board of Foreign Missions Correspondence and Reports, 1833-1911.

Papers of the American Board of Commissioners of Foreign Missions.

English East India Company Records.

Presbyterian Church of England Foreign Missions Archives.

Wellcome Library Archives and Manuscripts.

Yale Medical Library, Peter Parker Papers.

二、醫院報告、期刊

《上海新報》

《中西醫學報》

《中國教會新報》

《申報》

《政府公報》

《格致彙編》

《教育公報》

Annual Report of Board of Foreign Missions of the Presbyterian Church in the United States of America.

Annual Report of the Chinese Hospital at Shanghai.

Report of the Shantung Road Chinese Hospitals Shanghai.

Annual Report of the Chinese Hospital Shantung Road, Shanghai.

The Lester Chinese Hospital Shanghai Annual Report.

Asiatic Quarterly Review.

Ballou's Dollar Monthly Magazine.

A Brief Account of an Ophthalmic Institution, during the years 1827, 28, 29, 30, 31 and 1832, at Macao.

British Medical Journal.

The Canton Press.

The Canton Register.

China Mail.

The China Medical Missionary Journal.

The China Press.

The China Review.

The Chinese Courier.

Chinese Recorder and Missionary Journal.

The Chinese Repository.

Christian Advocate and Journal.

The Chronicle and Directory for China, Japan & the Philippines.

The Chronicle of the London Missionary Society.

Customs Medical Reports.

The Dublin Journal of Medical Science.

Edinburgh Medical Journal.

The English Presbyterian Messenger.

The Examiner.

The Gentleman's Magazine.

German Reformed Messenger.

Hongkong Daily News.

The Indo-Chinese Gleaner.

The Journal of Education for Upper Canada.

Journal of the Royal Geographical Society.

The Lancet.

Medical Missions at Home and Abroad.

The Medical Times and Gazette.

The Messenger and Missionary Record

Minutes of the Annual Meeting, South China Mission of the Presbyterian Church in the U.S.A.

Minutes of Two Annual Meetings of the Medical Missionary Society in China, including the Sixteenth Report of Its Ophthalmic Hospital at Canton for the Years 1850 and 1851.

Municipal Council of Shanghai Report.

The National Magazine

The New York Medical Times.

New York Observer

North China Daily News.

North China Herald.

Proceedings of the Royal Geographical Society.

Proceedings of the Royal Society of Edinburgh.

Report of the American Presbyterian Mission in Canton.

Annual Report of the Canton Mission of the American Presbyterian Church.

Report of the Chinese Hospital & Dispensary, in Connection with the London Mission, Tientsin.

Report of the Edinburgh Medical Missionary Society.

Report of the Hospital at Kum-le-fow, Canton.

Brief Notice of the Hospital at Kum-le-fau in Canton, during the Year 1851

Brief Report of the Hospital at Kum-le-fow, Canton.

A General Report of the Hospital at Kum-Le-Fau, in Canton.

Report of the Hospital in the Western Suburbs of Canton.

Report of the Missionary Hospital at Kum-Lee Fow, in the Western Suburbs of Canton.

Report of the Missionary Hospital in the Western Suburbs of Canton.

Report of the London Missionary Society's Chinese Hospital, at Peking.

Annual Report of the Peking Hospital, in Connection of London Mission Society.

Report of the Peking Hospital, in Connection of London Mission Society, from 1861 to 1869.

Report of the Medical Missionary Society in China.

Report of the Medical Missionary Society's Hospital at Canton.

Report of the Medical Missionary Society's Hospital in China.

The Hospital Reports of the Medical Missionary Society in China for the Year 1839.

The First and Second Reports of the Medical Missionary Society in China.

Report of the Medical Missionary Society in China, Containing a General Survey of Its Operations from March, 1843, to June, 1844.

Report of the Union Medical College, Peking.

Service List, Chinese Imperial Maritime Customs.

South China Mission of the Presbyterian Church in the U.S.A., Minutes of the Annual Meeting.

The Shanghai Municipal Gazette.

Shanghai Times.

The Singapore Free Press.

Statement Regarding the Building of the Chinese Hospital at Shanghae.

The Straits Times.

T'oung Pao.

Transactions of the Ethnographical Society of London.

University of Edinburgh Journal.

Wesleyan-Methodist Magazine.

Witness.

Woman's Work for Woman and Our Mission Field.

Woman's Work in the Far East.

三、論著

文慶等纂，《籌辦夷務始末 道光朝》 臺北：文海出版社，1970 影印本。

方行、湯志鈞整理，《王韜日記》 北京：中華書局，1987。

王韜，《瀛壖雜志》 臺北：新興書局，1962 影印本。

王韜，《弢園尺牘》 天南遯窟，1876。

王韜，《蘅華館詩錄》 弢園，1880。

佐佐木正哉編，《鴉片戰爭前中英交涉文書》 臺北：文海出版社，1984 影印本。

何小蓮，《西醫東漸與文化調適》 上海：上海古籍出版社，2006。

沈國威等，《遐邇貫珍》—附解題・索引 上海：上海辭書出版社，2005。

吳義雄，《開端與進展：華南近代基督教史論集》 臺北：宇宙光出版社，2006。

徐潤，《徐愚齋自敍年譜》 臺北：文海出版社，1978 影印本。

高晞，《德貞傳：一個英國傳教士與晚清醫學近代化》 上海：復旦大學出版社，2009。

梅威令，「種蔗製糖論略」，《格致彙編》第 5 年(1890)冬季號，葉 34-39；第 6 年(1891)春季號，葉 13-16；第 6 年(1891)夏季號，葉 11-17。

梁元生，《宣尼浮海到南洲：儒家思想與早期新加坡華人社會史料彙編》 香港：香港中文大學出版社，1995。

張大慶，《醫學史十五講》 北京：北京大學出版社，2007。

張在新，「名醫黃春甫先生事略」，《中西醫學報》3:5 (1912.12)，頁 1-2。

張嘉鳳，「十九世紀初牛痘的在地化—以《英吉利國新出種痘奇書》、《西洋種痘論》與《引痘略》為討論中心」，《中央研究院歷史語言研究所集刊》78:4(2007.12)，頁 755-812。

陳垣，《陳垣早年文集》 臺北：中央研究院中國文哲研究所籌備處，1992。

陳荊和、陳育崧編著，《新加坡華文碑銘集》 香港：香港中文大學出版社，

1970。

陳萬成，「《全體新論》的撰譯與早期版本」，《中國典籍與文化論叢》，13 (南京：鳳凰出版社，2011)，頁 200-221。

莊欽永，「伯駕醫生在新加坡」，《南洋商報》1982 年 9 月 13 日。

跛臣(Alexander Pearson)撰、斯當東(George T. Staunton)譯，《英吉利國新出種痘奇書》 廣州：1811(嘉慶 10 年)。

瑞麟等修、史澄等纂，《廣州府志》 1879(光緒 5 年)刊本，臺北成文出版公司影印本

董少新，《形神之間──早期西洋醫學入華史稿》 上海：上海古籍出版社，2008。

董少新，「牛痘入華：一項由多國多人共同完成的技術交流」，《文化雜誌》65(2007 冬)，頁 67-78。

雒頡，《新種痘奇法》 上海：1845。

潘恂如，「傳道教友黃吉甫逝世傳」，《中國教會新報》6:251(1873 年 9 月 6 日)，葉 3。

蔡育天編，《上海道契》 上海：上海古籍出版社，2005。

薛福成，《出使英法義比四國日記‧出使日記續刻》 長沙：岳麓書社，1985。

《奏定學堂章程》 臺北：臺聯國風出版社，1970 影印本。

錢存訓，「印刷術在中國傳統文化中的功能」，《漢學研究》8:2(1990.12)，p. 239-248。

顏清湟著、李恩涵譯，《星馬華人與辛亥革命》 臺北：聯經出版公司，1982。

韓雅各，《上海醫院述略第十四冊》 上海：1861。

譪如彤煇編，《黃如在堂族譜》 1920。

蘇精，《馬禮遜與中文印刷出版》 臺北：學生書局，2000。

蘇精，《基督教與新加坡華人 1819-1846》 新竹：清華大學出版社，2010。

蘇精，《鑄以代刻：傳教士與中文印刷變局》 臺北：臺大出版中心，2015。

鷹取田一郎撰《臺灣列紳傳》 臺北：臺灣總督府，1916；臺北：華夏書坊影印本，2009。

Margaret Aitchison, *The Doctor & The Dragon: A Pioneer in Old Peking*. Hants, U.K.: Pickering & Inglis, 1983.

Peter Anderson, 'Medical Mission Work in Formosa.' *The Messenger and Missionary Record*, 5 (2 August 1880), p. 156.

Patricia A. Baxter, 'Dr. Wong Fun (1828-1878) MD 1855.' *University of Edinburgh Journal*, vol. 36, no. 1 (June 1993), pp. 40-43.

Arthur N. Birch and William Robinson, eds., *The Colonial Office List for 1867*. London: Harrison, 1867.

Mary E. Bryson, *John Kenneth Mackenzie, Medical Missionary to China*. New York: Fleming & Revell Company, 1891, 2nd ed.

William Warder Cadbury and Mary Hoxie Jones, *At the Point of a Lancet: One Hundred Years of the Canton Hospital 1835-1935*. Shanghai: Kelly and Walsh, 1935.

Alice M. Carpenter, ''Light through Work' in Canton, China: Ming Sum School for the Blind, 1889-1937.' M. A. thesis, Graduate School of Education, Harvard University, 1937.

'Cleghorn Letters in J. H. Balfour's Incoming Correspondence at Royal Botanic Garden Edinburgh.' Vol. 4, no. 159, Hugh C. Cleghorn to J. H. Balfour, Madras, 10 October 1852. http://www.rbge.org.uk/assets/files/science/Cleghorn/RBGECleghorn.pdf (retrieved 14 February 2018.)

Thomas Cochrane, 'A Chinese Medical Missionary.' *Chronicle of the London Missionary Society*, new series, 17 (October 1908), pp. 191-194.

Thomas B. Colvin, 'Arms Around the World: The Introduction of Smallpox Vaccine into the Philippines and Macao in 1805.' *Review of Culture*, no. 18 (2006), pp. 71-88.

Conference on Missions Held in 1860 at Liverpool. London: James Nisbet & Co., 1860.

Warren R. Dawson, ed., *The Banks Letters*. London: The British Museum, 1958.

Dictionary of National Biography (London: Oxford University Press, 1917-), vol. 4, p. 787, 'Thomas Richardson Colledge.'

Ronald B. Dietrick, *The Man the Church Forgot: And Other Early Medical Missionaries Who Made a Difference*. Maitland, Fl.: Xulon Press, 2007.

William A. Duff, 'Scottish Protestant-trained Medical Missionaries in the Nineteenth Century and the Rise of the Edinburgh Medical Missionary Society.' MLitt. in Medical History Thesis, Faculty of Law, Business and

Social Sciences, University of Glasgow, 2010.

E. S. Elliston, *Ninety-five Years a Shanghai Hospital 1844-1938*. Shanghai: 1940.

David James Evans, *Obstetrics: A Manual for Students and Practitioners*. Philadelphia: Lea Brothers & Co., 1900.

John K. Fairbank, *et. al.*, ed., *The I. G. in Peking: Letters of Robert Hart, Chinese Maritime Customs 1868-1907*. Cambridge, MA.: Harvard University Press, 1975.

Edward V. Gulick, *Peter Parker and the Opening of China*. Cambridge, Mass., 1973.

Charles Gutzlaff, *The Journal of Two Voyages along the Coast of China in 1831 & 1832*. New York: 1833.

Charles Hardy, *A Register of Ships Employed in the Service of the Honorable the United East India Company, from the Year 1760 to 1810*. London: Black, Parry and Kingsbury, 1811.

B. Hobson, *An Appeal to the Religious and Benevolent Public on Behalf of a Proposal to Establish a Medical School for the Natives of China, in Connection with the Chinese Medical Mission at Hong Kong*. Welford, 1846.

Nan P. Hodges and Arthur W. Hummel, eds., *Lights and Shadows of a Macao Life: The Journal of Harriett Low, Travelling Spinster*. Woodinville, WA: The History Bank, 2002.

S. W. F. Holloway, 'Medical Education in England, 1830-1858: A Sociological Analysis.' *History*, 59: 167 (October 1964), pp. 299-324.

House of Commons Parliamentary Papers, 1847 (654), *Report from the Select Committee on Commercial Relations with China*.

House of Commons Parliamentary Papers, 1849 (601), *Salaries, Pensions, &c. Return to an address of the Honourable the House of Commons, dated 7 March 1849*.

Robert Hudson, *The New East India Calendar for 1801*. London: Printed for J. Deerett, 1801.

A. P. Hughes, *Dr. William Lockhart, 1811-1896: Medical Missionary to China*. n. p., 1995. Typescript.

O. P. Jaggi, *Medicine in India: Modern Period*. Oxford: Oxford University Press, 2000.

George Keir, *An Account of the Introduction of the Cow Pox into India*. Bombay: Moraba Damotherjee, 1803.

Joan Lane, *The Making of the English Patient: A Guide to Sources for the Social History of Medicine*. Stroud: Sutton, 2000.

Susan C. Lawrence, 'Private Enterprise and Public Interests: Medical Education and the Apothecaries' Act, 1780-1825,' in Roger French and Andrew Wear, eds., *British Medicine in an Age of Reform* (London: Routledge, 1991), pp. 45-73.

Lectures on Medical Missions. Edinburgh: Sutherland and Knox, 1849.

Angela Ki Che Leung, 'The Business of Vaccination in Nineteenth-Century Canton.' *Late Imperial China*, 29:1(June 2008), pp. 7-39.

List of the Graduates in Medicine in the University of Edinburgh, from 1705 to 1866. Edinburgh: Printed by Neill & Company, 1867.

W. Lockhart, *The Medical Missionary in China: A Narrative of Twenty Years Experience*. London: Hurst and Blackett, 1861.

W. Lockhart, 'A Treatise on Midwifery.' *The Dublin Journal of Medical Science*, 20:60 (January 1842), pp. 333-369.

W. Lockhart, 'A Short Treatise on the Preservation of Infants by Inoculation.' *The Dublin Journal of Medical Science*, 23:67 (March 1843), pp. 41-54.

W. Lockhart, 'the Yang-Tse-Keang and the Hwang-Ho, or Yellow River.' *Journal of the Royal Geographical Society*, vol. 28 (1858), pp. 288-298.

W. Lockhart, 'On the Miautsze or Aborigines of China.' *Transactions of the Ethnographical Society of London*, vol. 1 (1861), pp. 177-185.

W. Lockhart, 'Notes on Peking and Its Neighbourhood.' *Journal of the Royal Geographical Society*, no. 36 (1866), pp. 128-156.

The Lockhart Correspondence: Transcripts of Letters to and from Dr. William Lockhart (1811-1896) and His Family. n. p.: A. P. Hughes, 1995.

Irvine Loudon, 'Medical Education and Medical Reform,' in Vivian Nutton and Roy Porter, eds., *The History of Medical Education in Britain* (Amsterdam, Atlanta, Ga.; Editions Rodopi, 1995), pp. 229-249.

Goodeve Mabbs, *Catalogue of Books Contained in the Lockhart Library and in the General Library of the London Missionary Society*. London: London Missionary Society, 1899.

Charles Mackinnon, *Mr. Mackinnon's Memorial to the Honorable Court of Directors of the Hon. East-India Company*. London: Printed by Lewis and Roden, n. d.

Patrick Manson, 'The Science and Practice of Western Medicine in China – An Inaugural Address, delivered at the opening of the College of Medicine for Chinese, Hongkong (October 1st 1887).' *The China Review*, 16:2 (1888), pp. 65-73.

Frances Mary Martin, *Thomas Richardson Colledge*. Cheltenham: Looker-On Printing Co., n.d.

Walter H. Medhurst, *China: Its State and Prospects*. London: John Snow, 1838.

Ming Sum School for the Blind, Fong Tsuen, Canton, China, 1889-1939. Hong Kong: Printed by the Standard Press, 1939.

Isabel Morais, 'Smallpox Vaccinations and the Portuguese in Macao.' *Review of Culture*, no. 18 (2006), pp. 113-124.

Eliza A. Morrison, *Memoirs of the Life and Labours of Robert Morrison*. London: Longman, 1839.

Robert Morrison, *A Parting Memorial*. London: printed for W. Simpkin and R. Marshall, 1826.

Robert Morrison, *Admonitions, Addressed to a Mixed Congregation from Various Nations*. Macao: Printed at the Albion Press, 1833.

Hosea Ballou Morse, *The Chronicles of the East India Company Trading to China 1635-1834*. Cambridge: Harvard University Press, 1926.

W. W. Myers, *Report to the Subscribers to the Medical Education Scheme*. Shanghai: American Presbyterian Mission Press, 1889.

T. J. Newbold, *Political and Statistical Account of the British Settlements in the Straits of Malacca*. London: 1839.

M. W. Niles, *A Sketch of the Light Giving School for Blind Girls Canton*. Shanghai: Printed at the American Presbyterian Mission Press, 1905.

E. P. Oberholtzer, *Philadelphia: A History of the City and Its People*. Philadelphia: S. J. Clarke Publishing Co., 1912.

Alexander Pearson, 'Report Submitted to the Board of the National Vaccine Establishment, Respecting the Introduction of the Practice of Vaccine Inoculation into China, A. D. 1805: Its Progress since that period, and its actual state, dated Canton, February 18th 1816,' in *The Chinese Repository*, 2:1 (May 1833), pp. 36-39.

Reports from Committees, Session 19 February – 10 September 1835, vol. 6 (1835).

Report from the Select Committee on Medical Education, part. II, Royal College of Surgeons, London. 1834.

Rugby School Register, from 1675 to 1867 inclusive. London: Whittaker & Co., 1867.

Edward E. Salisbury, ed., *Biographical Memoranda Respecting All Who Ever*

Were Members of the Class of 1832 in Yale College. New Haven: Tuttle, Norehouse and Taylor, 1880.

Malcolm C. C. Seton, *The India Office.* London: G. P. Putnam's Sons, 1926.

James Y. Simpson, *Physicians and Physic: Three Addresses.* Edinburgh: Adam and Charles Black, 1856.

Richard J. Smith, *Robert Hart and China's Early Modernization: His Journals, 1863-1866.* Cambridge, Mass.: Harvard University Press, 1991.

Milton T. Stauffer, ed., *The Christian Occupation of China: A General Survey of the Numerical Strength and Geographical Distribution of the Christian Forces in China.* Shanghai: China Continuation Committee, 1922.

George B. Stevens & W. Fisher Markwick, *The Life, Letters, and Journals of the Rev. and Hon. Peter Parker, M.D.* Boston, 1895.

H. P. Tait, 'Medical Education at the Scottish Universities to the Close of the Eighteenth Century,' in F. N. L. Poynter, *The Evolution of Medical Education in Britain* (London: Pitman Medical Publishing Company, 1966), pp. 53-68.

Sara Tucker, 'The Canton Hospital and Medicine in Nineteenth Century China 1835-1900.' Ph.D. dissertation, Dept. of History, Indiana University, 1982.

Paul A. Van Dyke, *The Canton Trade: Life and Enterprise on the China Coast, 1700-1845.* Hong Kong: Hong Kong University Press, 2005.

R. Milnes Walker, *Medical Education in Britain.* London: The Nuffield Provincial Hospitals Trust, 1965.

Pelham L. Warren, 'Report for the Year 1890 on the Trade of Tainan (Formosa), pp. 13-25, Appendix.' *Annual Report on the Trade of South Formosa 1887-1909.* Taipei: Ch'eng Wen Publishing Co., 1972, reprint.

John O. Whitehouse, *London Missionary Society Register of Missionaries, Deputations, etc., from 1796 to 1896.* London: London Missionary Society, 1896, 3rd ed.

John Wilkinson, *The Coogate Doctors: The History of the Edinburgh Medical Missionary Society, 1841-1991.* Edinburgh: Edinburgh Medical Missionary Society, 1991.

J. Wilson, *Medical Notes on China.* London: John Churchill, 1846.

K. Chimin Wong and Wu Lien-The, *History of Chinese Medicine.* Shanghai: National Quarantine Service, 1936, 2nd ed. New York: AMS Press, 1973, reprint.

Yung Wing, *My Life in China and America.* New York: Henry Holt and

Company, 1909.

Alexander Wylie, *Memorials of Protestant Missionaries to the Chinese*. Shanghai: American Presbyterian Mission Press, 1867.

國家圖書館出版品預行編目(CIP) 資料

西醫來華十記 / 蘇精著. -- 初版. -- 臺北市 : 元華文創, 2019.03
面 ; 公分

ISBN 978-957-711-061-9 (平裝)

1.醫學史 2.東西方關係

410.92 108002158

西醫來華十記

蘇精 著

發 行 人：陳文鋒
出 版 者：元華文創股份有限公司
聯絡地址：100 臺北市中正區重慶南路二段 51 號 5 樓
電　　話：(02) 2351-1607
傳　　真：(02) 2351-1549
網　　址：www.eculture.com.tw
E-mail：service@eculture.com.tw
出版年月：2019 年 03 月 初版
定　　價：新臺幣 560 元

ISBN：978-957-711-061-9 (平裝)

總 經 銷：易可數位行銷股份有限公司
地　　址：231 新北市新店區寶橋路 235 巷 6 弄 3 號 5 樓
電　　話：(02) 8911-0825　　傳　　真：(02) 8911-0801